小説みたいに楽しく読める

免疫学講義

小安重夫

羊土社

はじめに

皆さん、こんにちは。免疫学者の小安重夫です。複雑に見える免疫をなるべくわかりやすくお話しして、免疫に少しでも興味がある人に免疫のおもしろさを理解してもらいたいと思い、一九九七年に羊土社から『免疫学はおもしろい』という本を出版しました。幸い多くの方に読んでいただいたので味を占め、二〇〇八年に『免疫学はやっぱりおもしろい』という本を出版しました。こちらも予想以上に多くの方に読んでいただきました。さすがにそれ以上は悪のりが過ぎると思っていたのですが、新型コロナウイルス感染症のパンデミックを前に、感染症と戦う免疫のことをもっと皆さんに知っていただかなくてはいけないという思いが募り、今一度筆を執ることにしました。この二年間、いろいろな方から新型コロナウイルスのこと、ワクチンのことを質問されました。さらに、小学校や中学校でも授業をしましたが、免疫のことをわかりやすく説明するのは口で言うほど簡単ではありませんでした。かつて河合隼雄さんと梅原猛さんが書かれた『小学生に授業』（朝日文庫、二〇一三年）という本には、「小学生に授業ができないようでは大学の教授は務まらない」という一文があります。この本は、私が小学校で授業をする際にいろいろと考えるきっかけになりました。これらの経験を活かし、さらに多くの方に読んでいただきたいと思い、羊土社からのお題である「小説みたいに楽しく読める」という高いハードルを自らに課してみました。ただし、正確な記述には努めなければなりませんので、やはり難しいところはあるかもしれません。評価は読者の皆さまに委ねます。

目次

コラム

序章

新型コロナウイルスと戦う免疫を知ろう

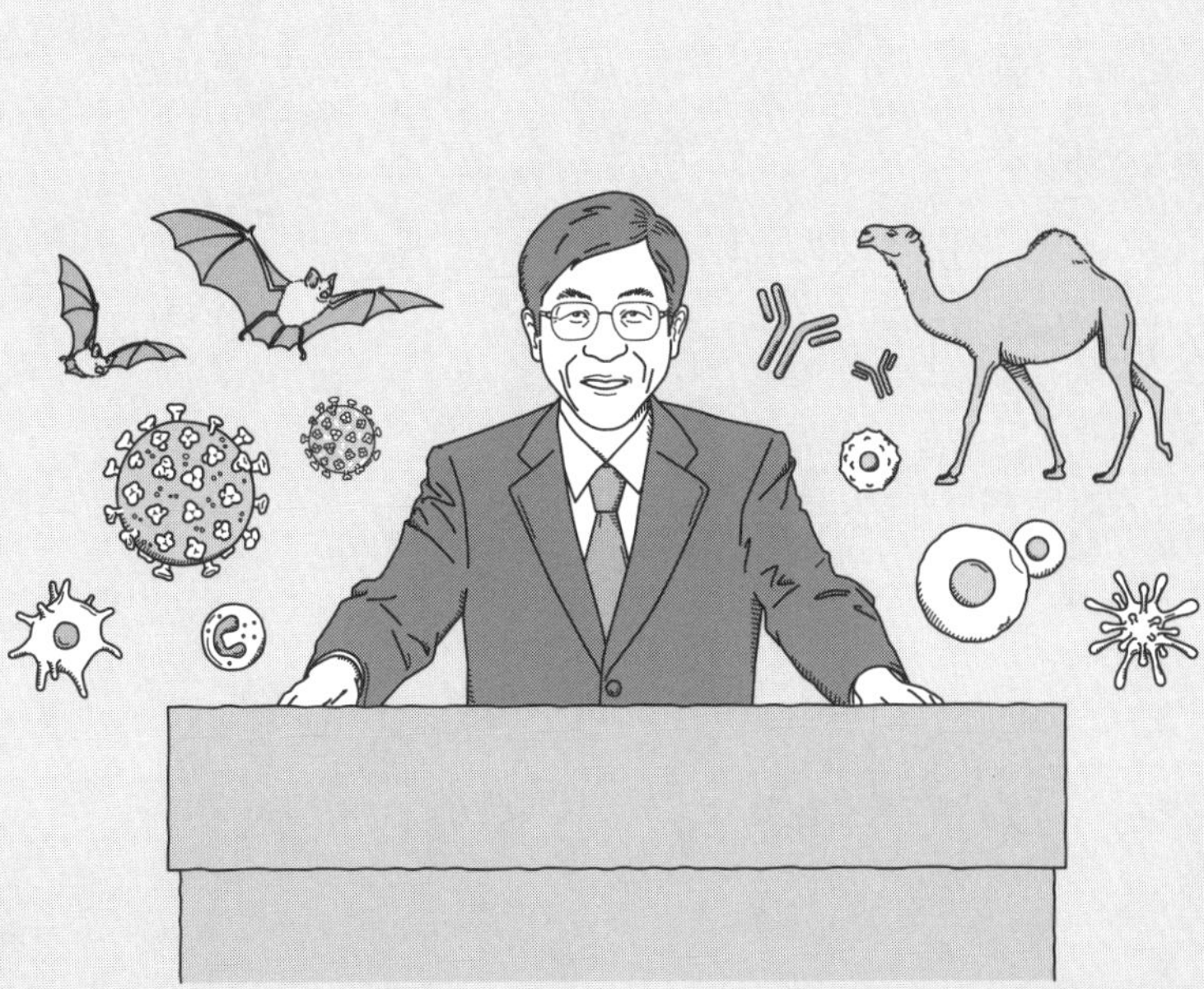

新型コロナウイルス

新型コロナウイルスが私たちの生活を大きく変えました。当たり前だったことが当たり前にできず、不自由な生活が二年以上も続いています。新型コロナウイルス感染症は高血圧や糖尿病などのメタボリックシンドロームの人たちや高齢者にとってはかなり厄介な感染症で重症化する人が多いのですが、若者にとってはそれほど恐ろしい感染症というイメージはないかもしれません。死亡率も高齢者と若者とでは二桁も違います。それゆえに、私の周りでも、年寄りのためになぜ僕らがこのような不自由な思いをしなければならないのだ、という若者の声がたくさん聞こえてきました。一理ありますね。一年という時間は、高齢者と若者とでは大きく意味が違います。大学生が四年間の学生生活の半分以上を友達とも会えず、サークル活動もできない状況におかれたことは、本当に気の毒です。

新型コロナウイルスは、もともとコウモリのウイルスだったものがヒトの世界にやってきたと考えられています。このような例は以前にもありました。二〇〇二年にSARS（重症急性呼吸器症候群）という感染症が勃発しました。コウモリ由来のコロナウイルスによる感染症で、致死率が一四～一五％と非常に高いのが特徴です。幸い報告されてから一年足らずの間で日本に入ってくる前に終息しました。SARSの場合には感染するとほぼ一〇〇％発症したので、患者さんを隔離することで終息させることができました。二〇一二年には、やはりコロナウイルスによるMERS（中東呼吸器症候群）が出てきました。こちらはコウモリからヒトコブラクダを経由してヒトに感染したことがわかっています。MERSは致死率がもっと高く、約三五％と報告されています。コロナウイルスのように動物とヒトの両方に感染するウイルスは珍しくありません。インフルエンザウイルスが典型ですね。ヒトだけでなく、ブタやトリにも感染します。このような感染症を人獣共通感染症といいます。ただし、同じウイルスが感染しても動物によって症状の重さは違います。ブタでは全く症状が出なくてもヒトでは症状が出たりするわけです。コロナウイルスもコウモリにとっては病気を起こすウイルスではないようです。

新型コロナウイルス感染症の場合には、致死率はSARSやMERSほど高くありません。**問題は、感染しても無症状の人が多いことです。つまり、感染していることを知らずにウイルスをはき出して周りの人にうつしてしまうわけです**。ウイルスとしては賢い戦略ですね。自分では増えることができないウイルスにとっては感染する相手は大事なお客さんです。お客さんを殺してしまっては商売になりません。お客さんを重症化させずに適度にウイルスを広めてもらうのが一番というわけです。実はコロナウイルスはヒトにとっては身近なウイルスで、これまでに四種類のコロナウイルスがいわゆるかぜのウイルスとして知られていました。これらのウイルスはうまく人間界に入り込んで生き延びているわけです。ですから、新型コロナウイルスもいずれはかぜウイルスとして人間と共存するのではないかと思います。

問 ウイルスは生物？

ウイルスというのはどんな生き物でしょうか？ いや、そもそも生き物なのでしょうか？

私たちのからだは細胞という単位からできています。細胞の中には細胞質と核があり、核の中には染色体があり、さらにその中に私たちの遺伝子であるＤＮＡが折りたたまれて入っています。ＤＮＡはアデニン（Ａ）、チミン（Ｔ）、シトシン（Ｃ）、グアニン（Ｇ）の四つの文字（これを塩基といいます）がつながったひものようなものです。ひもは二重のらせんになっていて、Ａの相手にはＴが、Ｃの相手にはＧが来るようになっています（**図序-1**）。細胞が分裂して増殖する前にこのＤＮＡが複製されてコピーがつくられます。その際に鋳型となるもとのひもの相手がＡならＴが、ＣならＧが来るように新しいひもがつくられるのです。結果として最初と同じ二重らせんが正確にでき、鋳型となったもとのひもと新しく合成されたひもでできていることから、これを半保存的複製とよんでいます（**図序-2**）。こうして複製された遺伝子のセットが分裂した細胞にわたされていきます。ＤＮＡが私たちのからだ全体の設計図ですが、そこから私たちのからだができていくためには、この設計図が読まれていかなければなりません。そのために、遺伝子であるＤＮＡの情報がメッセンジャーＲ

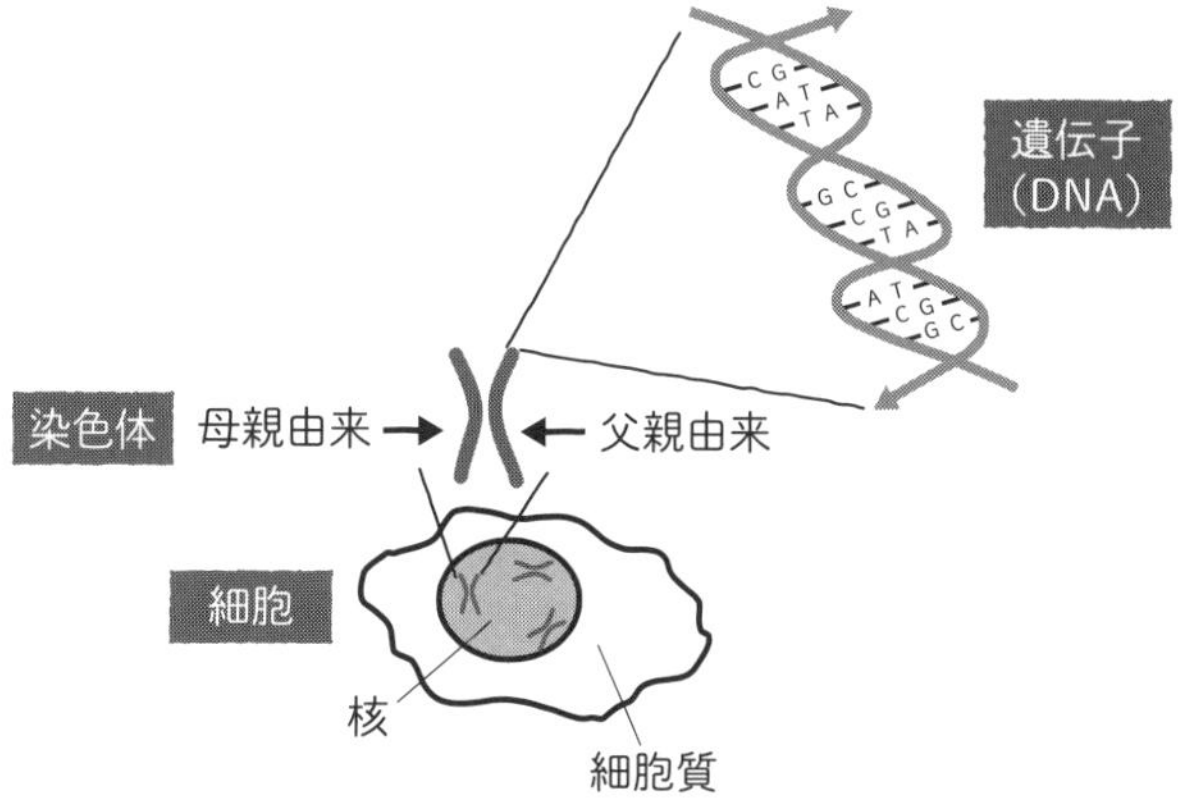

図序-1　**遺伝子であるDNAは核にある**

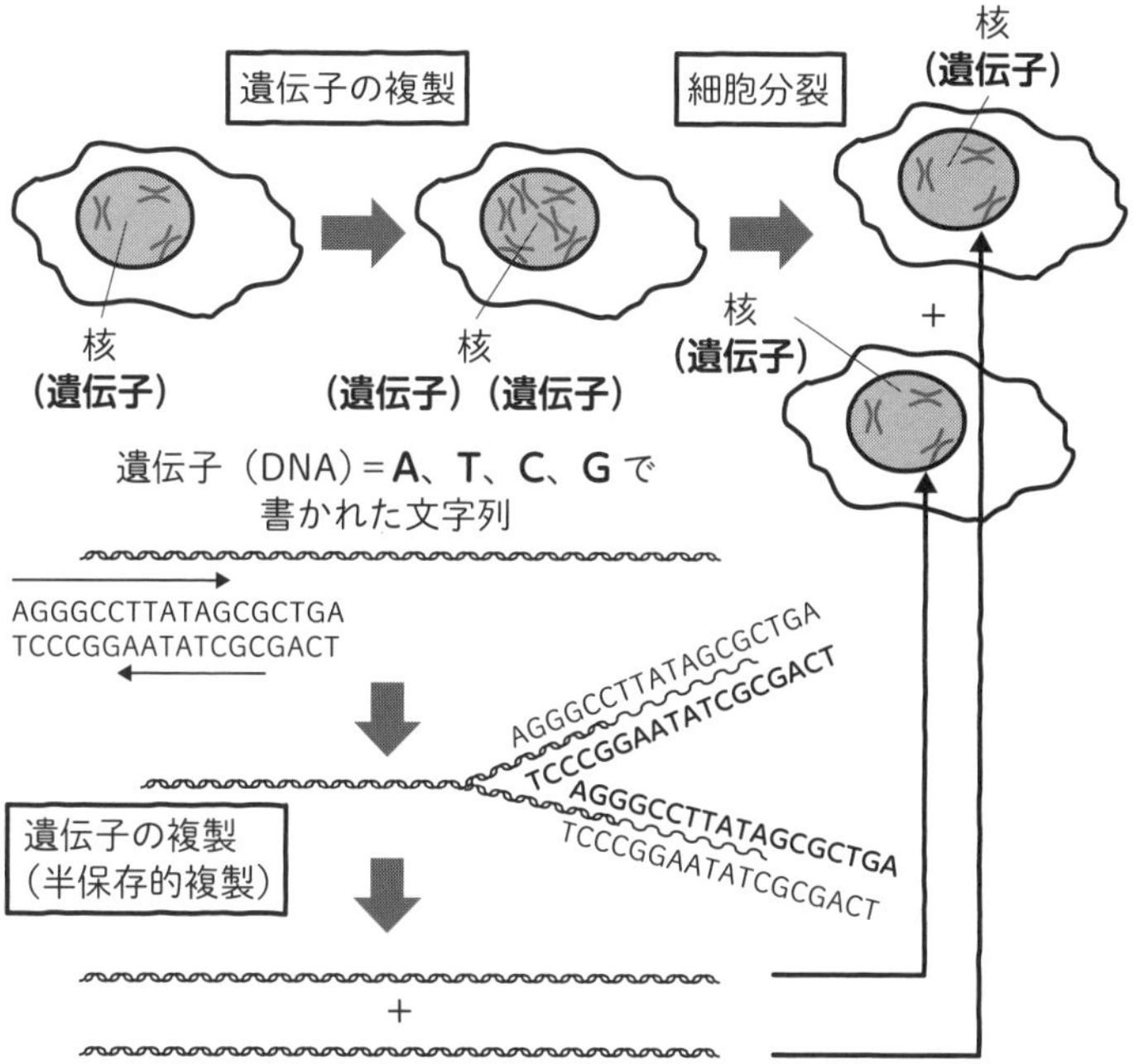

図序-2　**遺伝子の複製と細胞分裂**

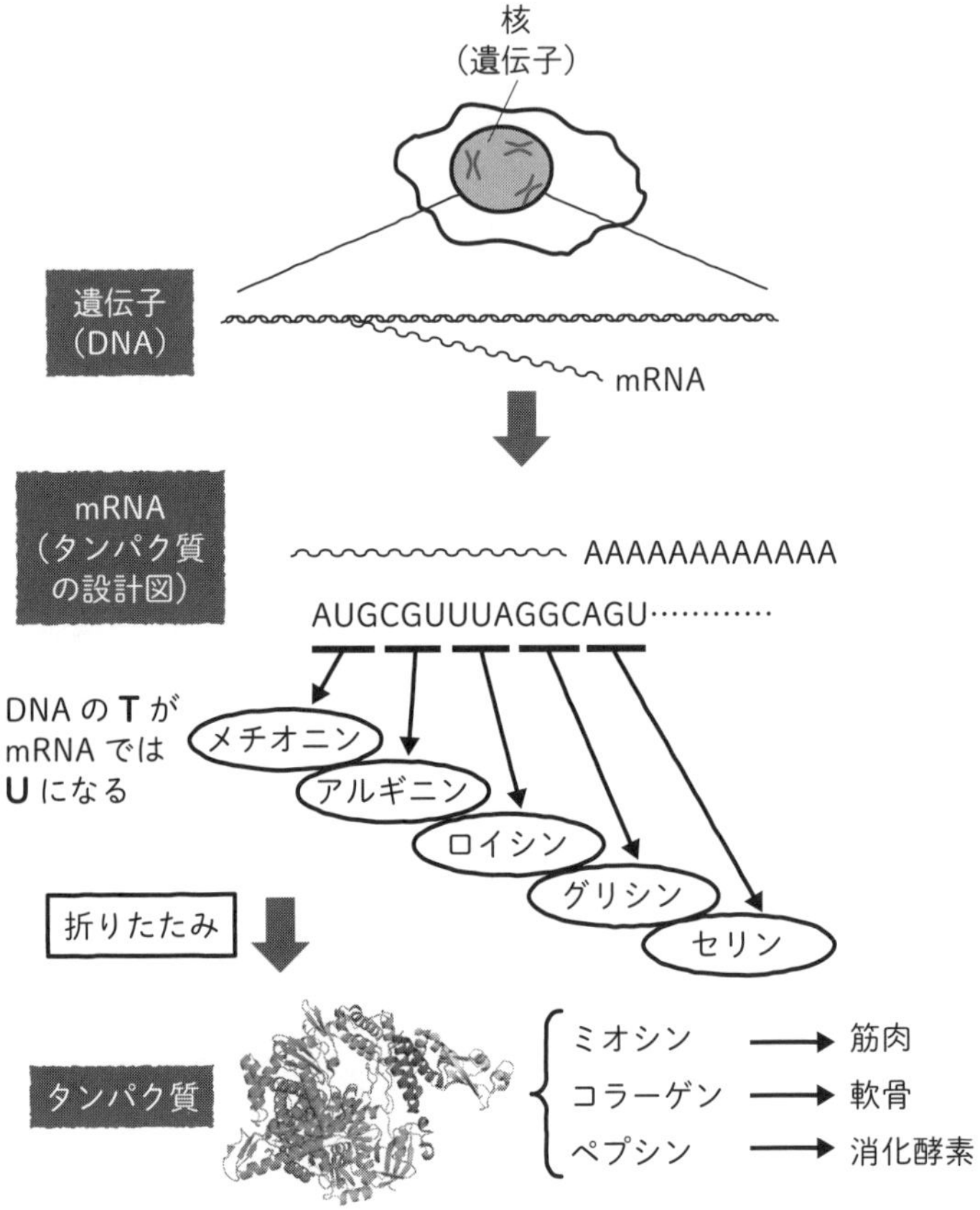

図序-3　遺伝子からタンパク質がつくられるまで

NA（mRNA）に変換されます（図序-3）。mRNAはDNAの情報を読みとった一本のひもですが、この際にDNAがCならmRNAにはG、GならC、TならAが当てられます。DNAと違うのは、Aに対してはTではなくウラシル（U）が当てられることです。こうしてつくられたmRNAから、さらにタンパク質が細胞質でつくられます。mRNAはタンパク質の設計図です。タンパク質は二〇種類のアミノ酸がつながったひもで、mRNAの文字の三つが一つのアミノ酸に対応します。例えば、AUGはメチオニン、CGUはアルギニンのように対応します（図序-3）。こうしてアミノ酸がつながってできたタンパク質は、ひものままではなく折りたたまれてそれぞれ特有の形になります。こうやってできたタンパク質はミオシンなら筋肉をつくり、コラーゲンなら軟骨をつくり、ペプシンなら胃の中で消化酵素としてはたらきます。酵素というのはアミノ酸をつなげてタンパク質をつくったり、逆にタンパク質を分解したり、デンプンをブドウ糖に分解したり、いろいろなはたらきをするタンパク質の総称です。このような細胞の分裂や遺伝子のはたらき方は、基本的にはヒトから大腸菌などの細菌まで同じです。

では、ウイルスはどうでしょうか？　実はウイルスは自分では増えられません。細胞を乗っとってその細胞がもっているしくみを使って増えます（図序-4）。新型コロナウイルスの場合をみてみましょう。新型コロナウイルスの表面にはスパイクタンパク質と名前の付いたタンパク質があります。このタンパク質が私たちの肺の細胞がもっているACE2という

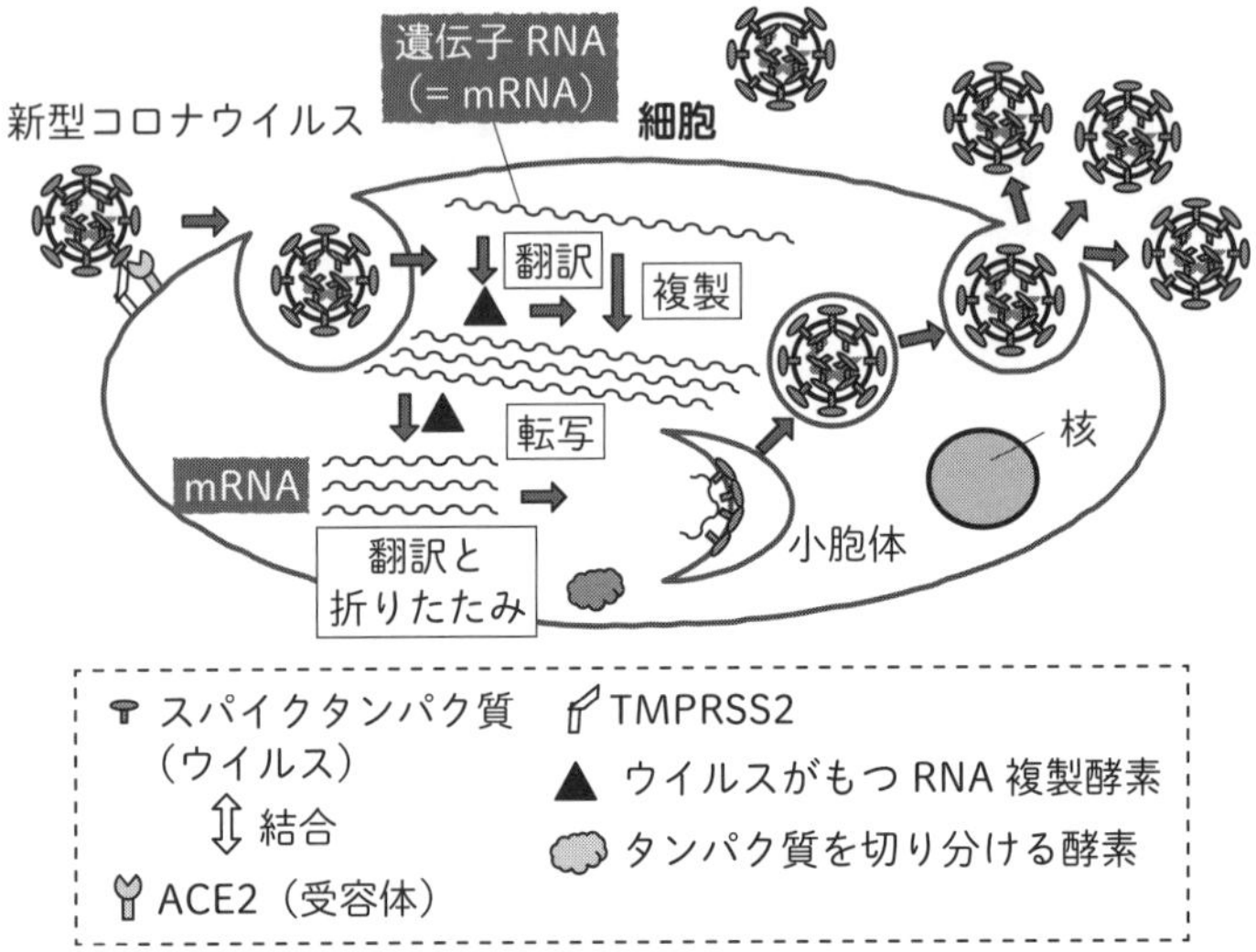

図序-4　ウイルスは細胞を乗っとって増える：新型コロナウイルスの場合

受容体（これもタンパク質です）にくっつきます。さらにこれも肺の細胞がもっていてタンパク質を分解するTMPRSS2という酵素によってスパイクタンパク質の一部が切られると、ウイルスのもっている膜と私たちの細胞の膜がくっついてウイルスが細胞の中に入り込みます。ウイルスにはDNAを遺伝子としてもつウイルスとRNAを遺伝子としてもつウイルスがありますが、新型コロナウイルスの遺伝子はRNAです。このRNAはmRNAにもなります。新型コロナウイルスのRNAが細胞の中に入ると、**mRNAからタンパク質をつくる私たちの細胞のしくみを使って、ウイルスのRNAに書かれている情報からウイルスが使うタンパク質がつくられます**。最初につくられるタンパク質の一つがRNAを複製する酵素です。私たちはRNAからRNAをつくることができませんから、ウイルスは自分で道具をもっているのです。そのRNAからRNAをつくる酵素によってウイルスのRNAがたくさんつくられます。また、ウイルスそのものをつくるのに必要なタンパク質もどんどんつくります。効率良くいろいろなタンパク質をつくるために、たくさんのアミノ酸をつなげて大きなタンパク質をつくり、それを切って別々のタンパク質をつくることもします。このような大きなタンパク質を切るタンパク質分解酵素（プロテアーゼ）も自分の遺伝子の中に設計図としてもっています。こうやって私たちの細胞の中でウイルスの遺伝子やタンパク質をたくさんつくり、それを組み立てて新しいウイルスが生まれるのです。一個のウイルスから一〇〇〜一〇〇〇個のウイルスが生まれ、小胞体とよばれる部分を通って外へ出ていきます。このときに私たちの肺の細胞は壊れて死んでしまいます。それによって肺の機能が下がり、さらにウイルスをやっつけようとたくさんの免疫細胞が集まってきて炎症を起こします。それによって肺炎になるのです。

一般に、**ウイルスは自分では増えられないことから生物とはいえませんが、私たちの細胞に入り込んで増え、細胞の性質を変化させせたり細胞を殺したりすることによって病気を起こします。**

ウイルスと戦う免疫

ウイルスと共存できるようになるまでは私たちは自分自身をウイルスから守らなければなりません。現在、新しい感染症と戦うためには大きく二つの方法があります。**一つは治療薬の開発、もう一つはワクチンの開発です**。どちらも通常は五～一〇年、長いとそれ以上かかりますが、新型コロナウイルスではとても早く開発されました。これには理由があります。SARSやMERSが出現して以来、世界中でその治療薬やワクチンの開発が続けられてきたので、コロナウイルスに関する知識はたくさん集積されていました。それが活きたわけです。治療薬に関していえば、以前出現したSARSやMERSのウイルスに対して開発してきたもののなかに新型コロナウイルスにも効くことがわかったものがいくつもあります。

治療と並行して予防も大切ですね。手洗いや消毒をこまめにして三密を避けながら感染しないように予防することが大切ですが、ワクチン接種はもっと積極的な予防法です。新型コロナウイルスではワクチンもとても速いスピードで開発されましたが、これも過去の経験が活きています。新型コロナウイルスではじめて使われたmRNAワクチンも、遡れば二〇年くらいの研究の歴史のうえに開発されました。

ワクチンの原理は〝**二度なし**〟現象です。はしか（麻疹）にかかればはしかには二度とかかりませんが、水ぼうそう（水痘）にはかかります（**図序-5**）。逆に、水ぼうそうにかかれ

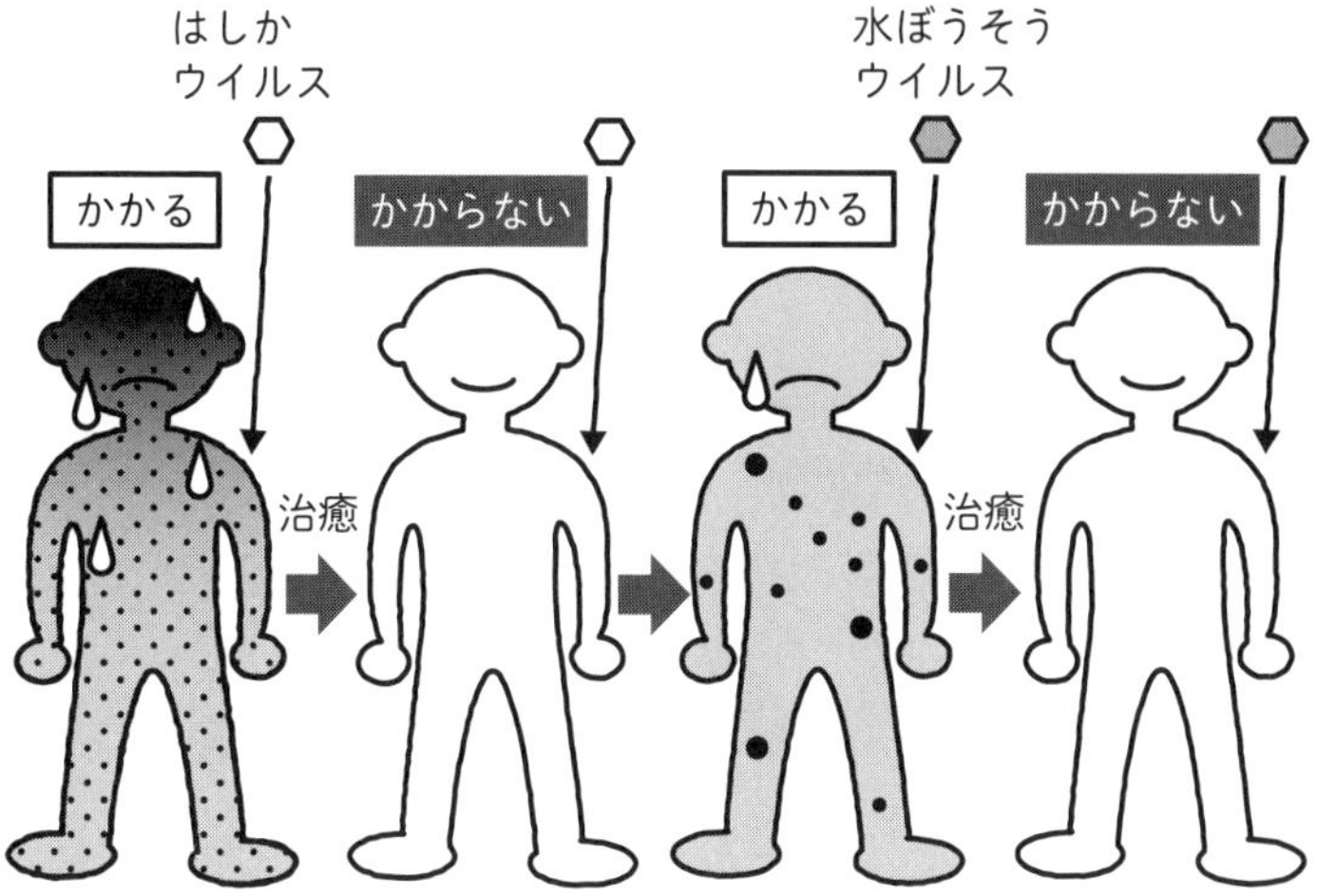

図序-5　二度なし現象

ば二度と水ぼうそうにはかかりませんが、はしかにはかかります。このように、私たちのからだは過去に感染したウイルスなどの微生物を記憶できる能力をもっています。これが免疫の力です（**図序-6**）。はしかにかかると、はしかウイルスにくっついて感染させないようにする〝**抗体**〟というタンパク質がからだの中でつくられます。抗体をつくるのは白血球の一種のB細胞とよばれるリンパ球です。また、はしかウイルスが感染した細胞を見つけ出して殺すキラーT細胞という、これまたリンパ球の一種のT細胞が現れます。私たちのからだは約三七兆個の細胞でできていますが、そのなかの一兆個がリンパ球です。リンパ球は一つひとつが別のウイルスや細菌などの異物を見つけ出して戦う能力をもっています。私たちのからだの中にははしかウイルスや水ぼうそうウイルス、さらには新

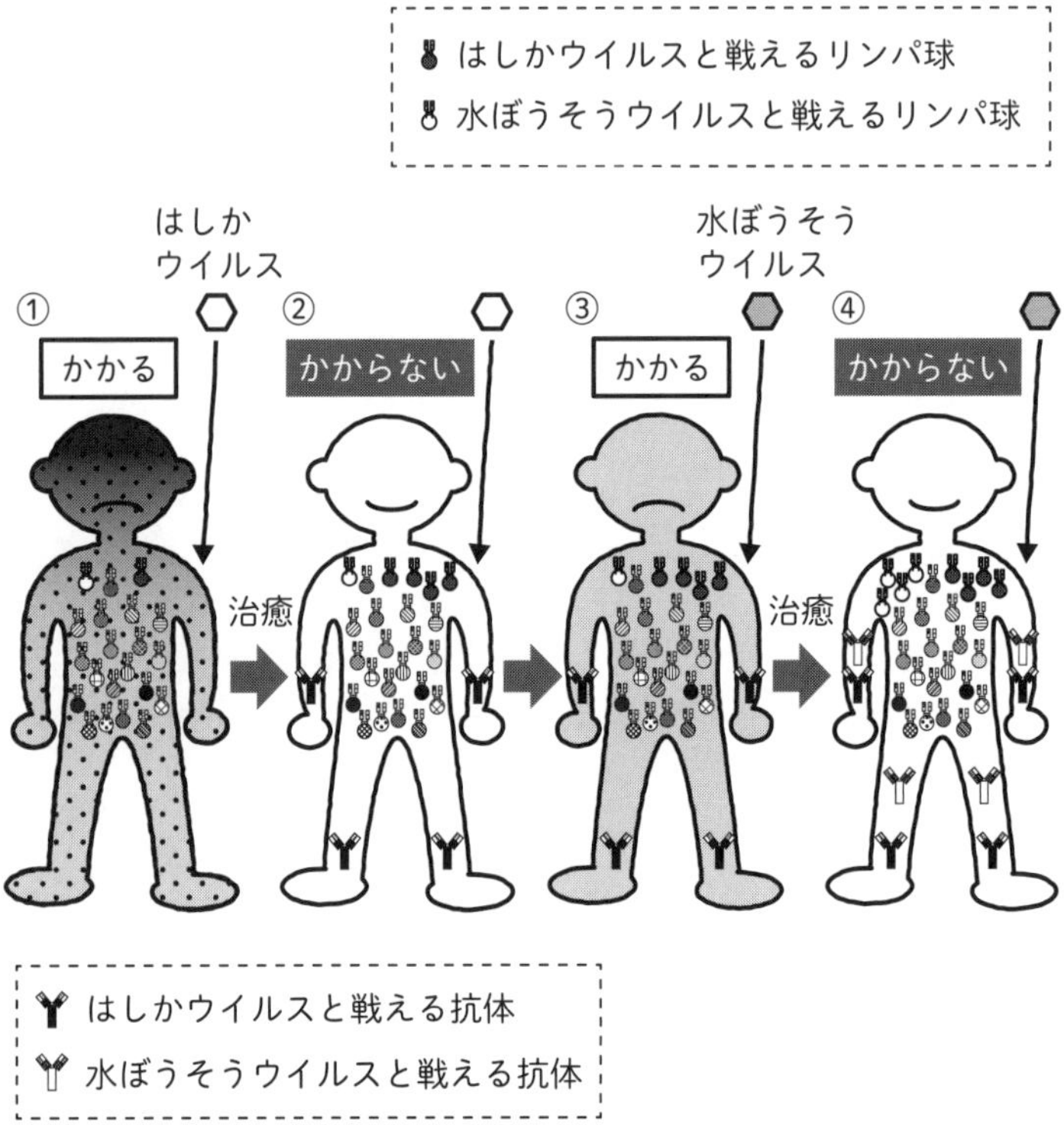

図序-6　二度なしのしくみ

型コロナウイルスと戦えるリンパ球がもともといるのですが、その数はとても少数です（**図序-6①**）。はしかに感染すると、はしかウイルスと戦えるリンパ球が急激に増えます。そしてB細胞は抗体をつくり、T細胞ははしかウイルスに感染した細胞を殺すキラーT細胞になります。これらのはたらきではしかが治ると、その人のからだの中でははしかウイルスと戦えるリンパ球が一〇万倍以上に増え、血液中にははしかウイルスにくっついて感染を抑える抗体ができています（**図序-6②**）。そのために、これらのリンパ球や抗体のはたらきで、二度目の感染の際にはすみやかに戦って発症を防いでくれるのです。実は、**二度目は「かからない」という意味は「感染はするが発症はしない」という意味です**。発症する前にウイルスを処理してしまうために、発症しないかあるいは発症しても軽症で終わるのです。はしかにかかって治った人のからだの中では、水ぼうそうウイルスと戦えるリンパ球は増えていませんね。だからこの人は水ぼうそうにはかかります（**図序-6③**）。でも、はしかのときと同じようなことが起こり、水ぼうそうが治った後には、この人のからだの中には水ぼうそうウイルスと戦えるリンパ球がたくさんに増えていて、水ぼうそうウイルスにくっついて感染を防ぐ抗体もつくられるようになるのです（**図序-6④**）。本書では免疫が私たちのからだの中ではたらくしくみについて詳しくお話ししていきます。

新型コロナウイルスワクチンを接種する目的は、**新型コロナウイルスと戦えるリンパ球をからだの中で増やし、新型コロナウイルスにくっついて感染を防ぐ抗体をつくらせ、新型コロナウイルスが感染した細胞を殺すキラー細胞を増やすことで、新型コロナウイルスに対する免疫を獲得することです**。新型コロナウイルスのワクチンを接種したヒトが感染すると〝ブレークスルー感染〟といって騒いでいますが、感染するのは当たり前です。感染しても無症状か軽症で終わらせるのがワクチンの目的なのです。そして、その人からはき出されるウイルスの数を少なく抑えることもワクチンの目的です。ワクチンについては本書の後半で詳しくお話ししましょう（第7章1参照）。

免疫は難しい？

免疫というと、「興味はあるのですがとても難しいです」といわれます。その一つの理由は耳慣れない言葉がたくさん登場するために、迷子になってしまうことが多いからのようです。一方で、「予防接種（ワクチン）をすれば小児マヒに免疫ができる」というように、免疫という言葉はそれなりに身近な言葉ではないでしょうか？　私は好きではありませんが「免疫力」という言葉もあちこちで出会います。免疫と訳される英語の immunity の語源はラテン語の immunis あるいは immunitus で、税金や役務・徴用を免がれるという意味です。税関における外交官特権にも検査や関税を免れるという意味で immunity が使われます。これが病気（疫）から逃れるという意味にも使われるようになったわけです。学問としての免疫の歴史は一三〇年くらいありますが、不思議な現象が多く、分子生物学という学問が確立するまでは物質レベルでの説明が難しかったので、どちらかというと理論が先行することが多かったように思います。実態がわからないにもかかわらず、〝何とか因子〟とよばれるもの（実態がわからないので因子とよんでよいのかどうかもわかりませんね）は、一時期には一〇〇以上もありました。

　このように免疫の話をするときは、わけのわからない言葉を使って議論を進めるので、専門ではない人には何が問題になっているのかすら、さっぱりわからないのです。私自身は、一九八〇年代にリンパ球を使って細胞がどのようにして分裂・増殖するのかを研究しはじめたのですが、結果的にそれが免疫との出会いでした。リンパ球というのは免疫で登場する細胞なので、免疫を勉強しなくてはと考えて日本免疫学会の発表会に参加したのですが、その場は驚きの連続でした。まず、誰かが発表をはじめると、すぐにマイクの前に質問者の列ができるのです。まだ発表していないのにですよ？　後から聞くと、ある現象を説明するのにいくつかの理論があり、誰がどのような理論で話をするのかあらかじめわかっているので、違う意見をもつ人はこれから話す人に自分の意見を言うために最初から並んで意見を言う機会を確保しようとしていたそうです。驚きました。そしていったん口を開けば当時の私にとっては意味不明な言葉を駆使しながら口角泡を飛ばして議論をするわけです。一瞬、外国へ来たような錯覚を起こしたのを記憶しています。それから二、三年してようやく〝言葉の壁〟を乗り越えたときには、免疫のおもしろさや巧妙さにすっかり魅せられてしまっていました。考えてみれば、一九八〇年代というのは実験手法の劇的な発展があり、免疫でみられる多くの現象が遺伝子やタンパク質などの物質をもとに理解されるようになりはじめた時代でした。そこで起こったことは、それまでは雲をつかむような話だった免疫を、いわば生命科学の共通語で語ることを可能にしてくれたということでした。

誰もが知っている免疫のはたらき：靴擦れとツベルクリン検査

傷口が化膿するとうみ（膿）が出ますし、ひどい靴擦れをつくると脚のつけ根のリンパ腺が腫れますね。これは誰でも経験している身近な免疫のはたらきです。うみは白血球が微生物と戦った死骸です。ちなみに、「リンパ腺」は正確には「リンパ節（lymph node）」というのですが、「リンパ腺」という呼び名には歴史的な経緯があります。かつて、リンパ節はホルモンなどをつくる内分泌器官と考えられていた時期があり、それゆえに内分泌器官をあらわす「腺（gland）」とよばれたのです。一九五〇年代の論文には「lymph gland」と記載されています。後述する胸腺と扁桃腺も同様で、かつてはホルモンをつくる場所と考えられていました。英語では「thymus」と「tonsil」ですが、日本語ではここでも「腺」という言葉が残っています。

腫れるといえば、皆さんツベルクリン検査を受けた経験があるでしょう。ツベルクリン検査は結核に対する免疫の有無を調べる検査です。結核菌の成分を皮下に注射して、その部分が腫れるかどうかを調べます。皆さんが小学校で検査したときには皮膚には何の反応も現れない陰性の人がたくさんいませんでしたか？　その場合、免疫を誘導するために、ＢＣＧというヒトにはほとんど病気を起こさないウシの結核菌を注射します。ＢＣＧに対して免疫ができると、ツベルクリン検査をしたときに結核菌の成分を注射した部分が赤く腫れて陽性になるのです。この検査は、免疫ではたらく細胞のなかでも特にT細胞とよばれるリンパ球のはたらきを自分の目で見ることができる数少ない機会です。T細胞が重要な役割を担っているる免疫のはたらきを〝**細胞性免疫**〟とよんでいます（第6章4参照）。これに対して、抗体が重要な役割を果たす免疫のはたらきを〝**液性免疫**〟とよびます（第6章3参照）。

拒絶反応という言葉を知っているでしょう。角膜や腎臓などの移植はしばしば行われておりうまくいっていますが、やけどの治療をしようとして他人の皮膚を移植しても、まず絶対に成功しません。現在注目を浴びているiPS細胞による再生医療においても拒絶反応を避けることは大きな課題です（第7章4参照）。なぜかというと、免疫は、T細胞が中心となって自分以外の組織や細胞を見分けて殺してしまうからです。T細胞は、ウイルスが感染した細胞を探し出して殺す役割ももっています。**拒絶反応もウイルスに対する戦いも細胞性免疫が関与します**。

ワクチンの話で出てきたように、〝二度なし〟が免疫の大きな特徴です。過去に感染したウイルスなどを記憶できることから、このような記憶を免疫記憶とよんでいます。また、免疫記憶を伴う免疫のはたらきを〝**獲得免疫**〟といいます（第1章1参照）。獲得免疫の主役はT細胞とB細胞です。ワクチンやツベルクリン検査は獲得免疫の応用です。これに対し、細菌の感染でうみが出るのはどのような細菌に対しても起こります。ここでの主役は好中球やマクロファージとよばれる白血球です。このような、一見何にでもはたらく免疫を〝**自然**

免疫〟とよんでいます（第1章2参照）。T細胞はウイルス感染細胞を殺すだけではなく、B細胞が抗体をつくる際に手助けをしたり、好中球やマクロファージに作用してその殺菌作用を増強するさまざまな物質をつくったりします。**液性免疫ではB細胞が、細胞性免疫ではT細胞が主役ですが、B細胞とT細胞は共同して自然免疫とともに私たちのからだを感染から守るために重要な役割を果たしています。**

とても複雑で難しそうな免疫ですが、一つひとつひもといていくと、複雑さゆえの巧妙さに、皆さんもきっと魅せられるはずです。それでは、免疫の世界へ皆さんをご案内することにしましょう。

第1章

それは伝染病からはじまった

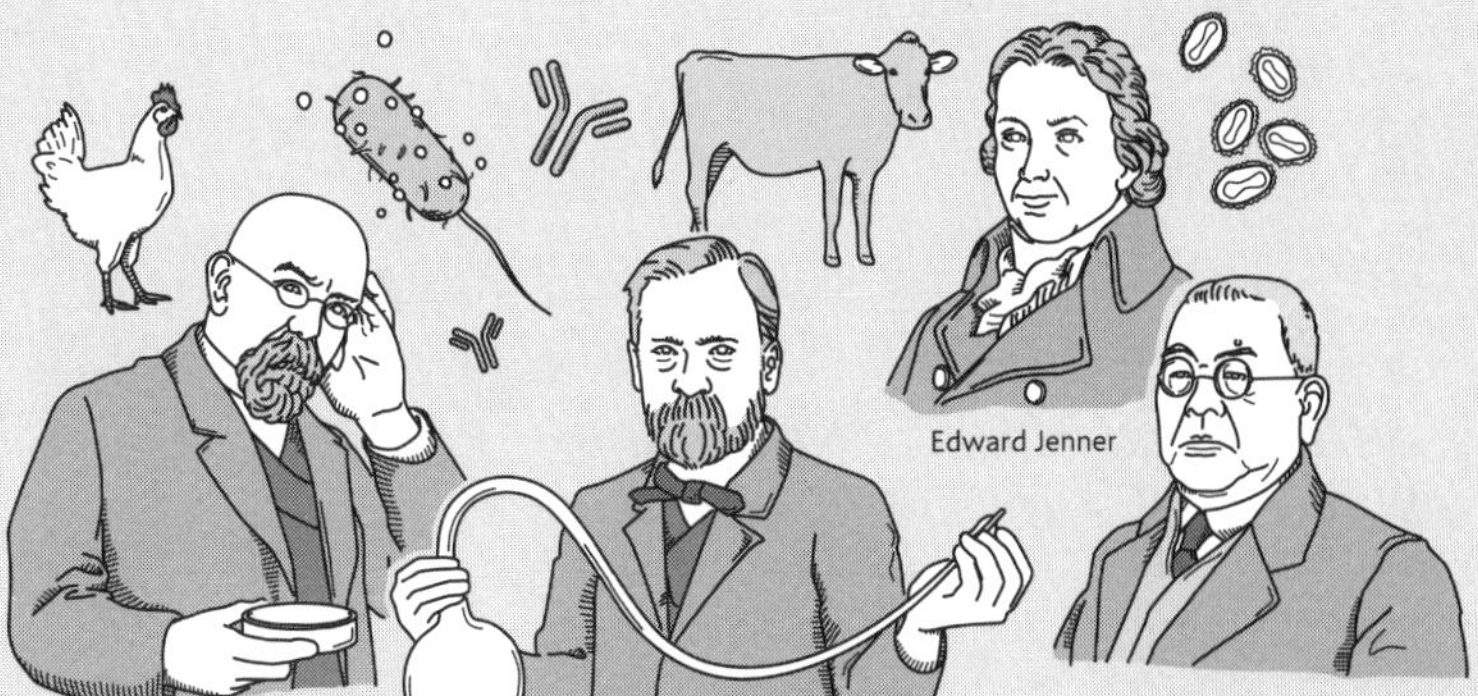

1 伝染病と二度なし——獲得免疫

伝染病はヒトからヒトや動物からヒトへ感染が広がる感染症のことです。インフルエンザも新型コロナウイルス感染症もヒトからヒトへ広がりますから、正式には伝染病です。伝染病は長い間人類の最大の敵でした。中世ヨーロッパではペストによって人口の三分の一が失われました。古代の戦争でもしばしば伝染病が勝敗を決することがあったようです。伝染病が流行すれば戦争どころではありません。当時の武器では人を殺すのは容易ではありませんから、戦死者よりも伝染病による死者の方が圧倒的に多かったようです。スペインの侵略でインカ帝国が滅んだのも、天然痘の患者が使った毛布をスペイン人がもち込んだからといわれています。天然痘を経験していなかった南米にそのようなものをもち込めばどんな武器よりも強力な武器になります。

ウイルスどころか病原体の概念すらなかった時代でも、天然痘から回復した人が二度と天然痘にかからないという〝二度なし〟はよく知られていました。ギリシャの歴史家トゥーキュディデースの『戦史』に〝二度なし〟が記録されています。スパルタとアテネが戦ったペロポネソス戦争（紀元前四三一～四〇四年）中の紀元前四三〇年にアテナイの疫病とよばれた伝染病が流行しました。この伝染病が何であったかは諸説あるようですが、『戦史』には「一度羅病すれば、再感染しても致命的な病状に陥ることはなかった」と記載されています（トゥーキュディデース『戦史』岩波文庫、一九六六年）。カルタゴがシラクサを攻めた第二次シケリア戦争のカルタゴ軍第三回遠征（紀元前四〇六～四〇五年）では、ペストが流行して戦争は中断されました。八年後の第四回遠征（紀元前三九八～三九六年）で再び会いまみえたとき、紀元前三九六年にまたしてもペストが流行しました。このとき、前回のペストを経験したシラクサ軍が影響をほとんど受けなかったのに対し、新兵を中心に配置していたカルタゴ軍は大きな被害を受けて敗れたといいます。ただし、当時は疫病のことをペストとよんだらしく、このときの伝染病が今でいうペストだったかどうかはわかりません。このように、歴史にも〝二度なし〟がきちんと記載されています。

ジェンナーの功績

医学としての免疫の第一歩を誰が記したか？　私は一八世紀後半に種痘をはじめたジェンナーだと思っています（**図1-1**）。致死率三〇％という猛威を振るっていた天然痘が今日根絶されているのは彼の功績です。今では天然痘の患者さんを見たことのある医師もほとんどいません。

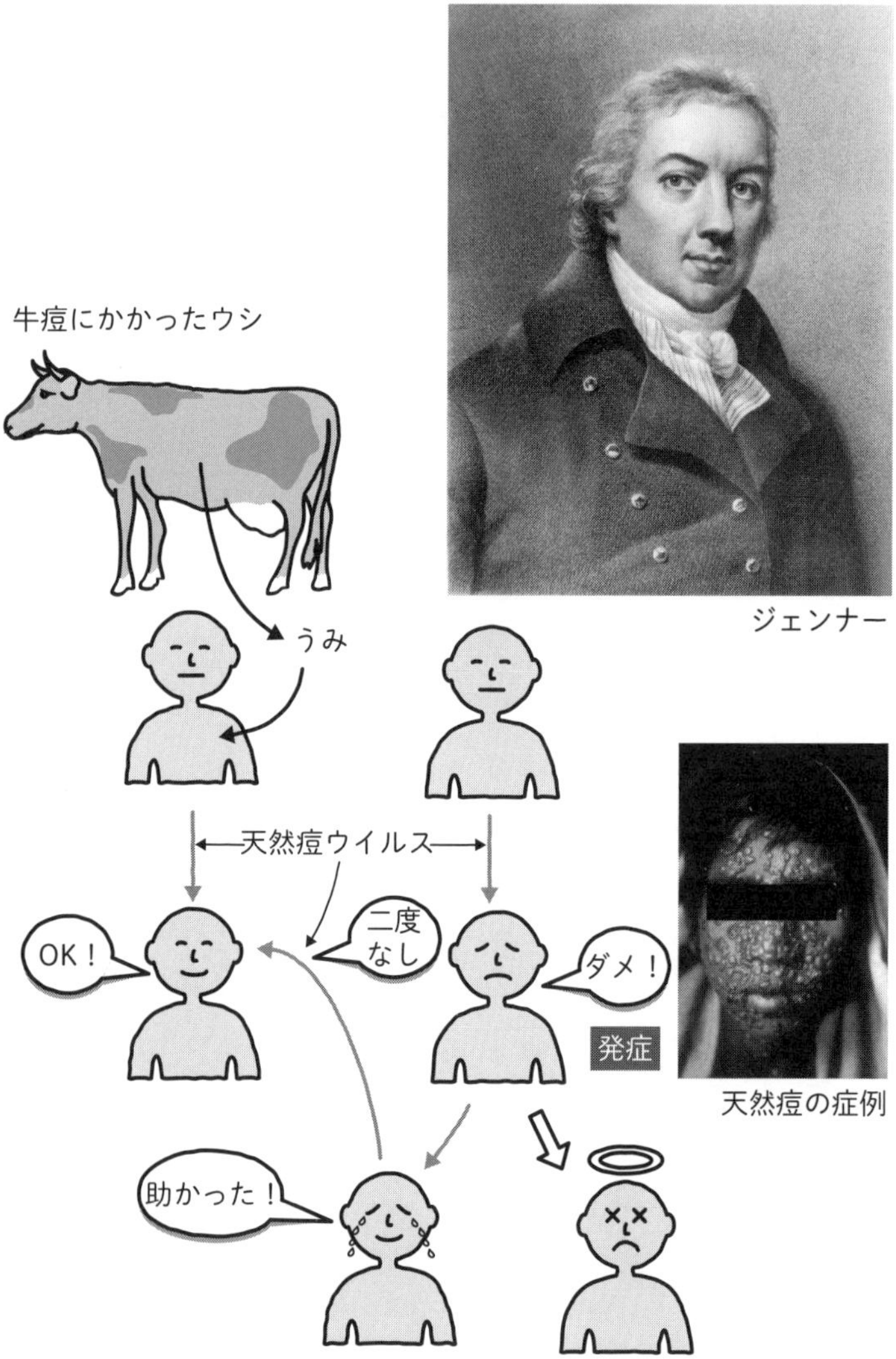

図1-1　ジェンナーと種痘

写真上：©WPS。写真下：国際医療福祉大学 塩谷病院教授 倉田毅氏 撮影。

天然痘でも〝二度なし〟がよく知られていたことから、中世には回復期の天然痘の患者さんのうみやかさぶたを接種し、意図的に軽度の天然痘に感染させる人痘法が行われていました。しかし当然のことながら、重症化して命を失う人もいたようです。**ジェンナーは類似したウシの病気である牛痘にかかった人が、命に別状がないだけでなく天然痘にかからないということに気がつき、意図的に牛痘のうみを接種すること（＝種痘）で天然痘を防げるのではないかと考えました。**この考えのもとになったのは人痘法ですから、その点ではオリジナルではなかったかも知れませんが、安全性では圧倒的に優れていましたので、種痘は広く使われるようになりました。今では考えられませんが、効果を検証するために孤児院の子どもへの接種が行われ、人体実験がくり返されていたようです。

種痘の有効性は評判になりましたが、広く受け入れられるにはいろいろな困難もありました。新型コロナウイルスでも問題になったワクチン忌避もその一つだったようです。この辺りの物語はイヴ＝マリ・ベルセの『鍋とランセット（民間信仰と予防医学）』（新評論社、一九八八年）に詳しく書かれています。日本でも江戸時代の一八五〇年代には行われていたといい、一九世紀に地球の反対側からたった五〇年で日本まで来たのですから、いかに効果が評判になったかがわかりますよね。当時の雰囲気は吉村昭の『雪の花』（新潮文庫、一九八八年）を読むとよくわかります。一七九六年にジェンナーが最初の種痘を施してから約二〇〇年後の一九八〇年五月に世界保健機構（ＷＨＯ）が天然痘の根絶を宣言したことは、人類が伝染病との戦いに勝利した記念すべきできごとでした。しかし、ジェンナー自身はなぜ天然痘という病気になるのか、なぜ種痘が天然痘に対する防御効果を発揮するのか、などの多くの「なぜ」には答えられず、答えは約一世紀の間待たねばなりませんでした。

科学としての免疫の父：コッホとパスツール

一七世紀の光学顕微鏡の発明により、肉眼では見えなかった細菌などの微生物の存在が広く知られるようになりました。池の水を顕微鏡で見ると、たくさんの微生物を目にすることができます。しかし、そのような微生物のほとんどはヒトの病気とは関係がありません。微生物と病気の関係を明らかにしたのはコッホとパスツールです。ヒトに病気を起こす微生物を病原微生物といいます。**彼らは多くの細菌の純粋培養に成功し、病原微生物によってヒトや動物が病気になることを示し、さらに彼らの弟子や同僚が現在につながる微生物学や免疫学という学問の基礎を築いていきました。**細菌を培養する際に使われる固形培地（肉汁に寒天を加えてシャーレの中に固めたもの）はコッホが発明したものです（**図1-2**）。固形培地上で細菌を培養してコロニーをつくらせることで、細菌を純粋に分離することができるようになり、さまざまな細菌を比べることもできるようになりました（❶）。

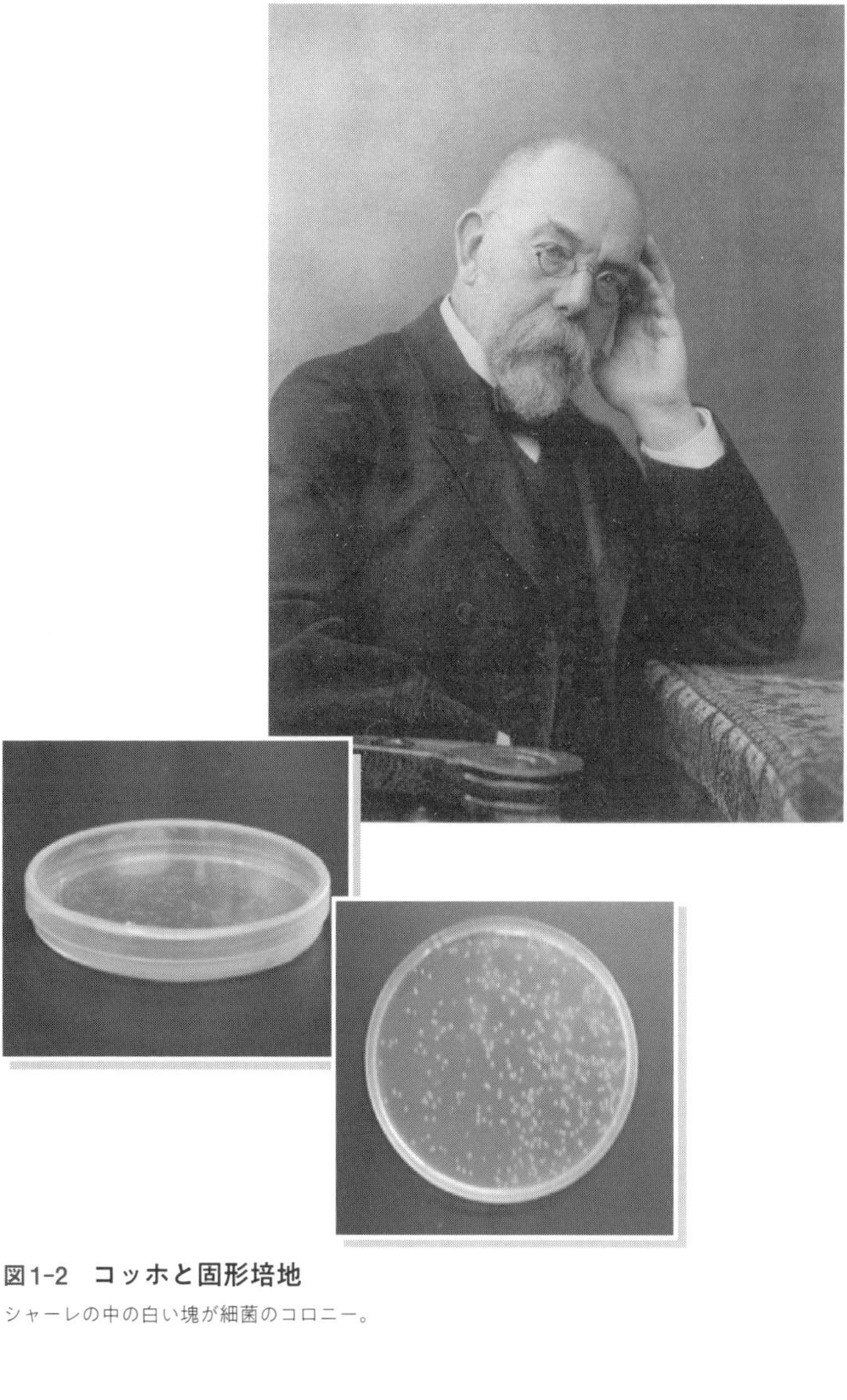

図1-2　コッホと固形培地

シャーレの中の白い塊が細菌のコロニー。

❶細菌の分離培養とコッホの三原則

コッホは肉汁を寒天で固めた培地を考えました（**図A**）。この上に細菌を含む試料を希釈して塗ります。細菌は肉汁の栄養分を吸収して分裂・増殖しますが、細菌は指数関数的に増えるので、最初に一つだった細菌も時間が経つと目に見える塊となります。その塊をコロニーとよびます。コロニーはもともと一個の細菌から出発しているわけですから、一つのコロニーの中の細菌は皆同じ細菌です。そこで、**コロニーを楊子で突っついてくっついた細菌を液体培地で増やせば、もともと一個だった細菌をたくさん増やすことができます。**こうやって細菌を純粋に分離して培養することができるようになりました。コッホはこの方法で結核菌をはじめとして重要な病原細菌を数多く分離しました。

A)

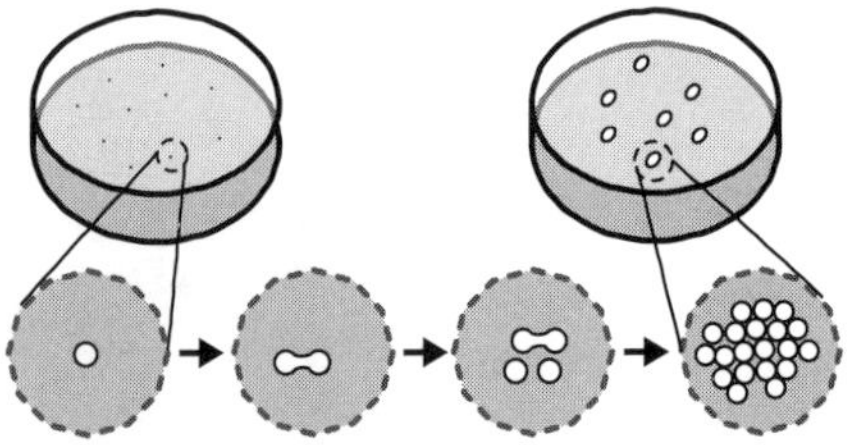

B)

コッホの三原則

①ある病気からは常に同じ微生物の存在が証明できること（これは別の病気には存在しないことも含む）
②その微生物を分離できること
③分離した微生物を感受性のある動物に感染させて同じ病気を起こせること（そして病気を起こした動物から同じ細菌が分離できることを含む）

では、**分離した細菌が病気を引き起こす病原細菌であることをどうやって証明するのでしょうか？** コッホはこの点に関しても明確な指針を示しました。**コッホの三原則**とよばれるものです（**図B**）。厳密にはコッホの先生であったヘンレの考えをもとにしたもので、少しずつ異なる言い方がありますが、大筋には**図B**のような内容です。コッホは炭疽菌を分離し、動物に炭疽病を起こし、さらにその動物から再び炭疽菌を分離してみせました。ただし、ヒトに病気を起こす微生物が必ずしも動物に感染して病気を起こすとは限りませんので、必ずこの三原則を満たさなければ病原細菌であることを証明できないわけではありません。

ジェンナーの功績を評価し、種痘によって天然痘に対する〝二度なし〟が成立することに科学的な説明を与えたのが、パスツールでした（**図1-3A**）。パスツールは食物を腐らせる微生物が当時信じられていたように突然湧きだすのではなく、わずかな微生物が食物中で増えることによって食物が腐ることを示したことでも有名です。**白鳥の首の形をしたフラスコを使った実験で、「生物は無からは生じない」ことを証明しました。**肉汁の入ったそのフラスコは今でもパスツール研究所にあります（**図1-3B**）。

パスツールの功績をあげればきりがないのですが、歴史に残る重要な功績として、弱った微生物を使ったワクチンの開発があげられます。彼は、たまたま栄養不足で弱ったコレラ菌をニワトリに接種したところ、そのニワトリがコレラにならなかっただけでなく、その後に元気なコレラ菌を接種しても病気にならないことを見つけました。つまり、このニワトリはコレラに対する免疫を獲得したのです。同じ元気な菌を別のニワトリに接種すると病気を引き起こしたので、弱った菌の接種が何かをしたはずです。実は、弱った菌は病気を起こす力

A）B）
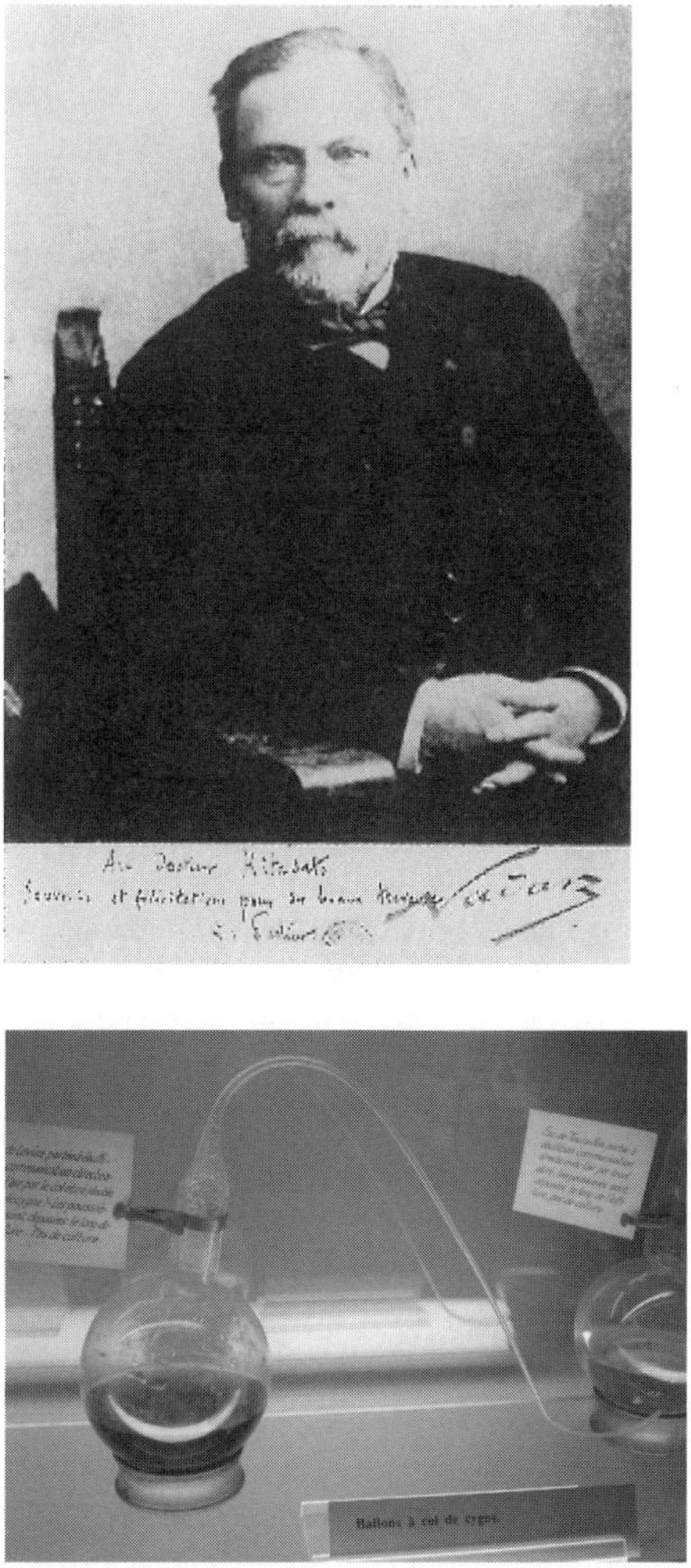

図1-3　パスツールとパスツールが生物は無から生じないことを示した白鳥の首フラスコ

A）画像：学校法人北里研究所 北里柴三郎記念室所蔵 。学校法人北里研究所 北里柴三郎記念室より許可を得て転載。B）理化学研究所 生命機能科学研究センター 兼 東京大学医学部 上田泰己氏 撮影。

が弱くなっていたのです。これを弱毒化といいます。**弱毒化した菌や死んだ菌を接種することによって、病気を起こす力の強い菌による発症を抑えることができるというのが、彼が考えたワクチンの理論です**。この理論は、家畜の伝染病として猛威を振るっていた炭疽病に対して応用されました。彼はウシとヒツジを用意して、殺した炭疽菌を注射した群と何もしない群に分け、その後に生きた炭疽菌を注射するという野外実験を行いました（今では野外実験など考えられません）。すると、何もしなかった動物は炭疽病にかかったのに対して、あらかじめ死んだ菌を注射された動物は炭疽病になりませんでした。この結果を見て、人々は彼のワクチン理論を正しいものとして受け入れました。彼のやったことは、きちんと対照群（何も処理をしない群）を用意して、さらに誰もがその結果を確認できる衆人環視のなかで実験をするという、まさに近代科学の手続きに則ったものだったといえます。

「ワクチン」という言葉はパスツールの作ですが、彼はこれをラテン語でウシを意味する「ワッカ」からとって、ジェンナーの功績を讃えたといいます。後世の人はパスツールの功績を讃え、彼が開発した牛乳の低温殺菌法（六五℃、三〇分）を彼の名前を冠して「パスツリゼーション」と名付け、彼に敬意を表しました。ちなみにパスツールは、現在の高圧蒸気滅菌法や乾熱滅菌法も開発しました。

さらに、**パスツールは発症するとまず助からない狂犬病の治療に彼のワクチン理論を応用しました**。狂犬病に感染した犬からとった脳組織を別の犬に接種すると、接種された犬は狂犬病になります。パスツールは脳組織が病気を引き起こす力が時間とともに弱くなることに気がつき、時間が経過して病気を起こす力が弱くなった脳組織を乾燥して狂犬に噛まれた人に接種することによって、感染後の発症を防げることを発見します。この画期的な治療法をワクチン療法といいます。狂犬病は天然痘と同様にウイルスによって発症しますが、ウイルスは当時の顕微鏡では見ることができません。細菌よりさらに小さく、細菌が通過できない素焼きの磁器を通過する微生物（この場合はウイルス）の存在が報告されはじめていたとはいえ（※）、ウイルスの実物を見ることができるようになるには、四〇年後の電子顕微鏡の発明を待たねばなりませんでした。パスツールが目に見えないウイルスに対してもワクチンを開発できたのは、微生物と病気との関係を的確にとらえていたからではないでしょうか。

北里柴三郎と抗体の発見

ひとたび細菌が伝染病の原因となることがわかると、当然のことながらさまざまな伝染病の犯人探しがはじまり、パスツールやコッホのグループにより次々に病気を起こす病原細菌が発見されました。日本人も貢献しています。**コッホのもとに留学していた北里柴三郎（図1-4A）は酸素を嫌う嫌気性細菌を培養する新しい方法を開発し、それまで誰も培養することができなかった破傷風菌を純粋培養することで名を上げました。**

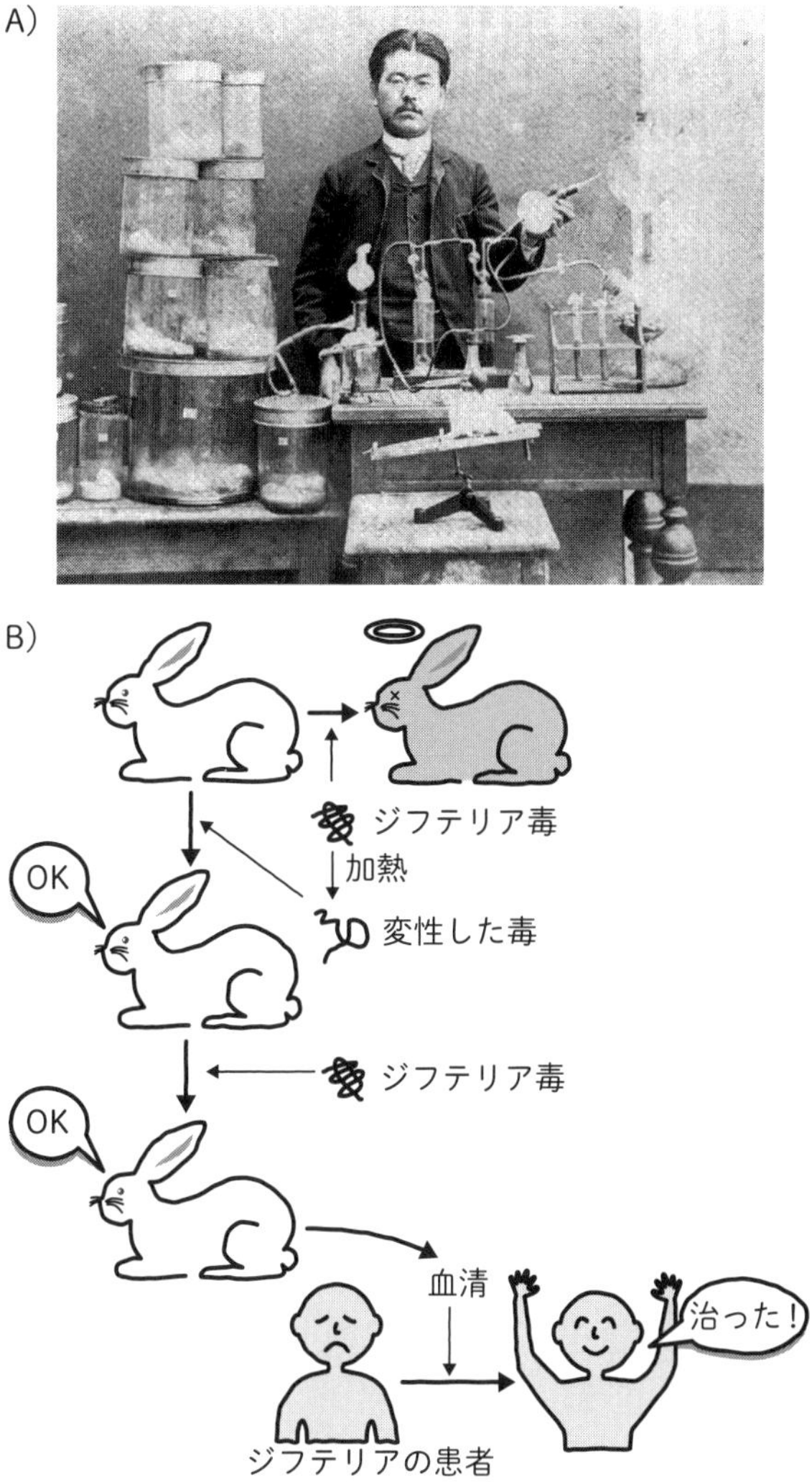

図1-4　北里と血清療法

写真は破傷風菌の純粋培養に世界ではじめて成功したときに用いた自作の培養器の前に立つ北里（画像：学校法人北里研究所 北里柴三郎記念室所蔵。学校法人北里研究所 北里柴三郎記念室より許可を得て転載）。

※…タバコモザイクウイルス（これは植物の病気も微生物によって起こることの証明でもあった）やウシの口蹄疫ウイルスが発見されていました。

破傷風菌やジフテリア菌は細菌そのものが病気を引き起こすのではなく、細菌がつくって分泌する毒素によって病気を起こします。北里は、**致死量以下の毒素や加熱処理をした毒素を投与した動物の血液から赤血球、白血球、血小板をとり除いた血清の中に、毒素を無毒化するもの（抗毒素）があることを見つけました。これが抗体の発見です。**この結果を応用したのが三種混合ワクチンです。誰もが赤ん坊のときに接種するこのワクチンは、細菌がつくる毒素で起こる病気、つまり、破傷風、百日咳、ジフテリアの三種類の毒素に対する抗毒素（抗体）をからだの中につくらせるのが目的です。これらの病気が克服されたのは北里のおかげといっても過言ではありません。

コッホの研究室ではジフテリアの研究にも取り組んでおり、**同じくコッホの弟子であったベーリングは北里と協力し、動物でつくられたジフテリア抗毒素（抗体）を投与することでジフテリアの患者さんを治療することに成功しました**（図1-4B）。**この治療法を血清療法といいます。**この功績によって、ベーリングに第一回のノーベル生理学・医学賞が与えられました。このとき、北里は破傷風での血清療法を試みていたのですが思ったように進まず、ジフテリアでの成功がベーリングだけがノーベル賞を受けた一因かもしれません。しかし、ジフテリアの血清療法を報告した論文が二人の名前で執筆されたことを考えると、日本人としては納得がいきません。後に公開されたノーベル賞の選考委員会の記録からも北里が候補に挙がっていたことがわかっています。ノーベル賞を逃したとはいえ、抗体の発見者が北里である事実に変わりはありません。

さてこうなると、もはや病原細菌さえ捕まえれば、いかなる伝染病もワクチンで予防が可能になり、**パスツールのワクチン療法と北里・ベーリングの血清療法を組合わせることで、たとえ発症した後からでも治療できるという期待が高まりました。しかし実際には、伝染病はそんなに簡単には降伏しませんでした。**すべての病気において〝二度なし〟現象がみられるわけではなく、私たちは下痢を起こす赤痢菌やノロウイルス、傷口を化膿させる黄色ブドウ球菌には何度でも感染します。そして、細菌による感染症の治療に関していえば、フレミングによるペニシリンの発見が大きな転機となり、その後は抗生物質の時代へと移っていきました。しかし、ワクチン療法や血清療法の重要性は現在でも揺らいではいません。血清療法は細菌の毒素に限らず他の毒素にも応用できます。マムシやハブなどの毒蛇の毒素には解毒剤がありません。そこで、動物を使ってこれらの毒素に対する抗毒素血清がつくられています。これらの毒蛇に噛まれた場合に、すみやかに抗毒素血清を注射することによって多くの命が救われているのです。後ほどお話しするがんの免疫療法の一部もある意味でワクチン療法です。

はしかと水ぼうその関係と同様に、破傷風の毒素に対する抗体はジフテリア毒素には効果がなく、同様にジフテリア毒素に対する抗体は破傷風毒素には効果がないことから、**抗体が異物**（専門的には**抗原**とよびます）**を区別していること**（これを**特異性**とよびます）、**ま**

た、さまざまな抗原に応じて無限とも思える多くの種類の抗体がつくられること（これを多様性とよびます）**など、免疫には不思議な性質がいろいろあることがわかってきました。**

2 生まれつきもっている武器——自然免疫

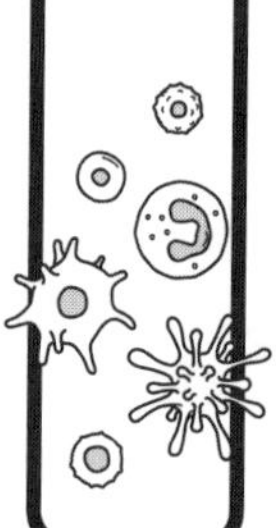

メチニコフと食細胞の発見

〝二度なし〟や抗体の特異性、多様性の興味深さから、免疫の研究の主流は長い間リンパ球を主役とした獲得免疫でした。しかし、**コッホやパスツールと同時代に、感染と戦うからだのはたらきのなかで食細胞が重要だと説いた人がいました。メチニコフです**（**図1-5A**）。彼の研究は〝自然免疫〟とよばれる免疫のはたらきの研究の草分けでした。

メチニコフはヒトデやミジンコなどを観察していて、微生物を〝食べて〟処理する（これを**貪食**といいます）食細胞の存在に気づきました。さらに、ヒトの白血球のなかにも同じようなはたらきをする細胞がいることを見つけ、これらの食細胞の重要性を説きましたが、抗体の発見やワクチンの驚異的な効果の前に彼の声はかき消されたといいます。そのような状況でメチニコフに研究の場を提供したのがパスツールでした。まさに慧眼としかいいようが

A）

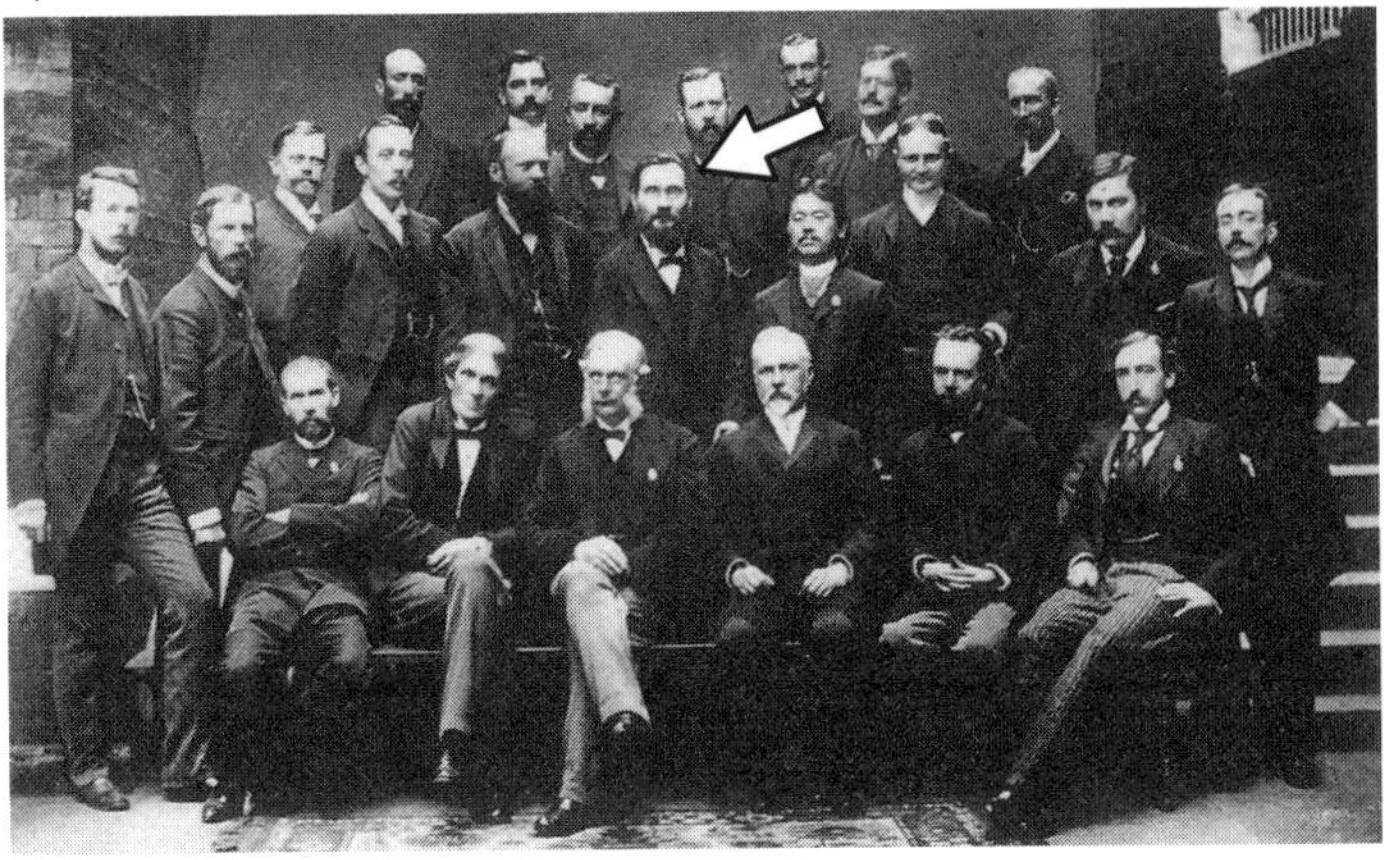

B）

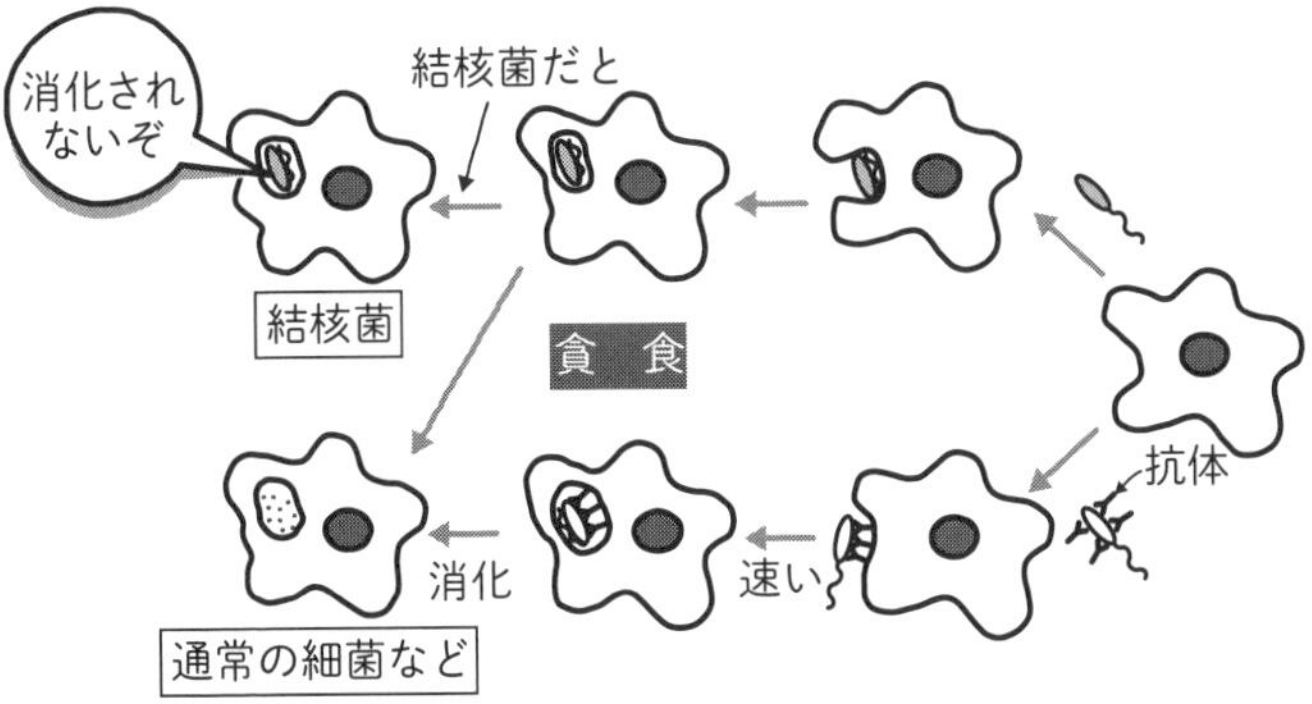

図1-5　メチニコフと食細胞

写真中央矢印が1891年第7回万国衛生会議細菌学部におけるメチニコフ。その右は北里（画像：学校法人北里研究所 北里柴三郎記念室所蔵。学校法人北里研究所 北里柴三郎記念室より許可を得て転載）。

ありません。メチニコフはパスツールの援助を得てさらに研究を進め、食細胞を**マクロファージ**と命名し、その殺菌作用を報告しました。また、ハンセン病を引き起こすらい菌がマクロファージには食べられるが好中球とよばれる別の白血球には食べられず、丹毒連鎖球菌はその逆に好中球には食べられるがマクロファージには食べられないことなどを見つけ、細菌と戦う異なる白血球の役割を報告しています。彼の観察眼は鋭く、すべての細菌が食細胞によって殺菌されるのではなく、らい菌や結核菌などのマイコバクテリアとよばれる種類の細菌が、食べられても細胞内で生き延びることも観察しています（**図1-5B**）。マイコバクテリアのしぶといこの性質こそが、後々までハンセン病や結核が難病として残されていく理由でした。

メチニコフと彼の弟子たちは、血清の中に細菌に結合する物質が存在すること、その物質が結合した細菌がよりすみやかにマクロファージによって貪食されることなどを明らかにしました。これが補体とよばれる一群のタンパク質の発見です。血清によって細菌が溶ける溶菌現象は一九世紀の終わりには知られていました。細菌を溶かす成分を調べると、熱で壊れやすい成分と熱に強い成分の二つに分けられました（**図1-6**）。熱に強い成分は細菌が感染した動物の血清にのみ含まれるのに対し、熱に弱い成分は正常の血清にも含まれていました。前者は抗体で、後者が補体です。補体の結合が貪食を助けるという発見は重要です。というのは、補体によって溶かされるのはごく一部の細菌だけで、感染と戦うにはむしろ貪食を助け

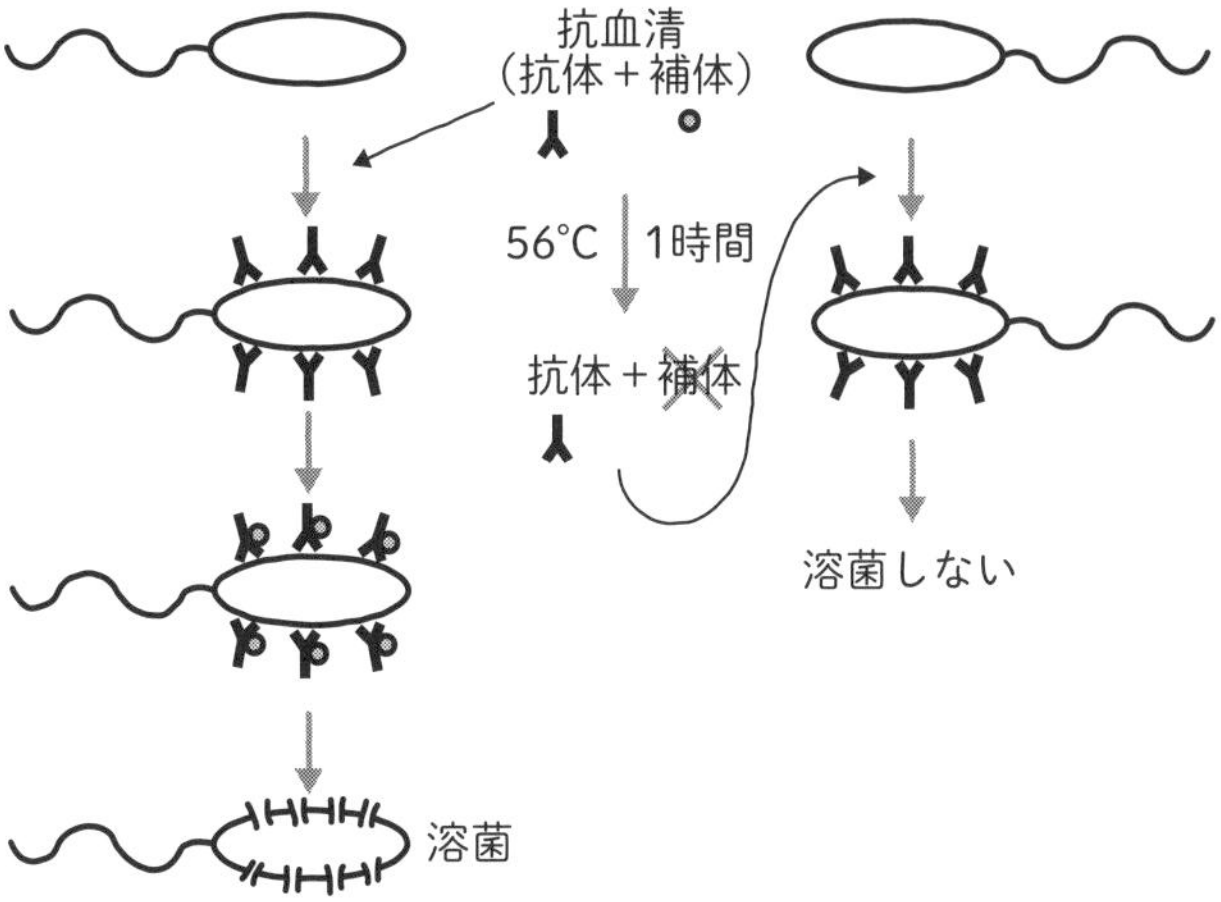

図1-6　補体の溶菌作用

る作用の方が重要です。**結合して貪食を助けるはたらきを、メチニコフはオプソニン化と名付けました（図１-７）**。オプソニン化とは味つけをするというような意味であり、まさに何かをまぶしてマクロファージに食べさせるというニュアンスがよく伝わってくるではありませんか。

　抗体には特異性があり、破傷風毒素とジフテリア毒素、はしかウイルスと水ぼうそうウイルスを区別します。抗毒素や抗ウイルス抗体は毒素の投与やウイルスの感染によってはじめて得られます。このような獲得免疫のはたらきに対し、好中球やマクロファージは菌にはじめて出会っても菌の種類を選ばずに貪食することから、**もともと備わったはたらきという意味でこのような免疫を〝自然免疫〟とよぶのです**。

　自然免疫でマクロファージなどの食細胞がどのようにして異物と自分の細胞を見分けるのか、補体は

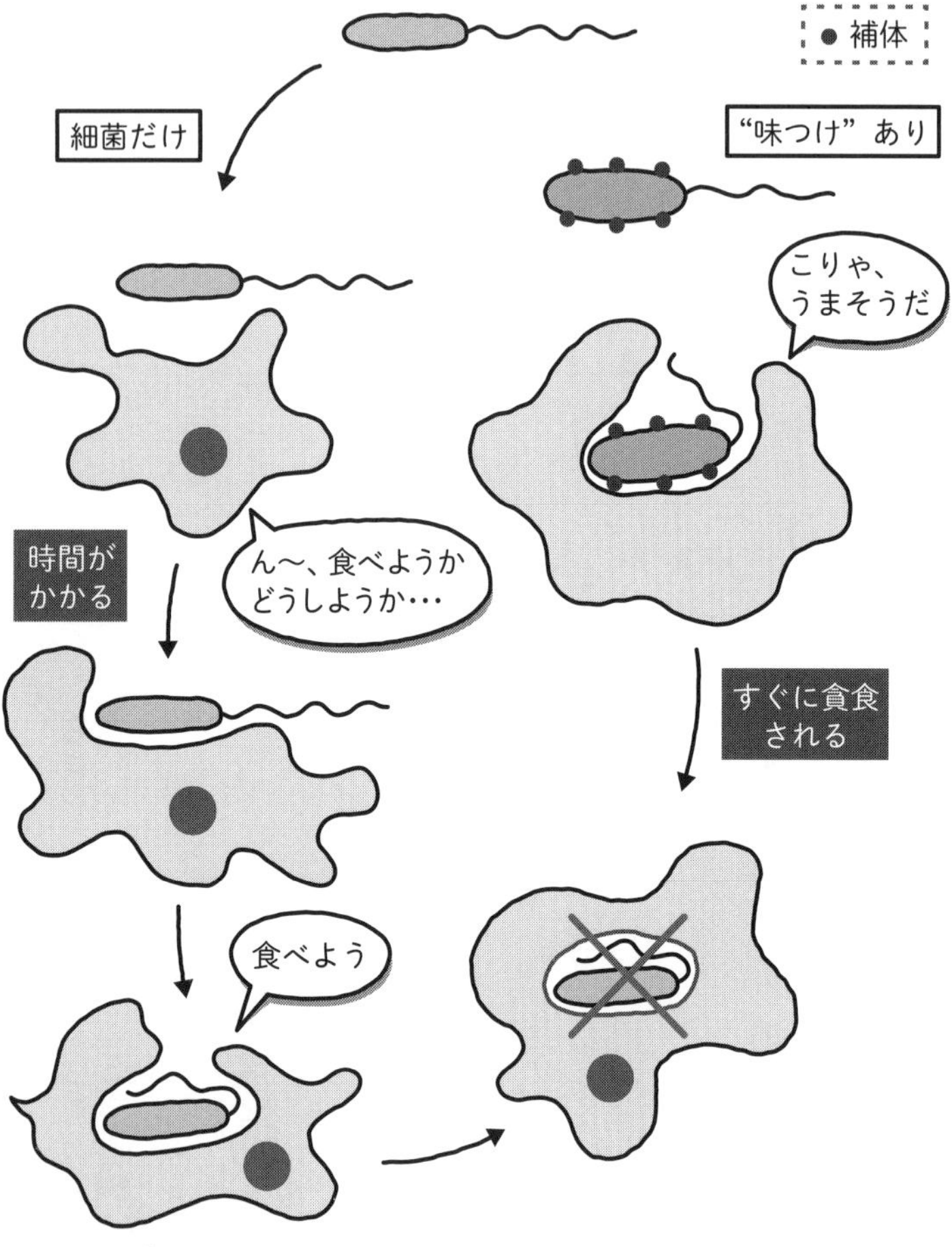

図1-7　オプソニン化

どうして細菌には作用するのに自分の細胞には作用しないのか、など、不思議な点がいろいろありましたが、一九世紀中にはなかなか解決できませんでした。

アジュバントとＴＬＲ

細菌感染と病気の関係については、一九世紀にもいくつかの重要な発見がなされています。例えば、今日リポ多糖（ＬＰＳ）として知られるエンドトキシン（内毒素）が発熱を誘導する物質として見出されました。当時すでに細菌の感染によって熱が上がることが知られていましたが、死んだ細菌によっても、あるいは死んだ細菌を含んだ水によっても動物の体温が上昇することが報告されています。

抗体の発見以来、毒素に対する抗体をつくることは治療に結びつくために、抗体を効率よくつくる方法を求めていろいろな試みがなされました。そのなかで〝**アジュバント**〟の発明は大きなできごとでした。毒素に対しては比較的容易に目的の抗体をつくることができるのですが、さまざまな物質を試してみると抗体をつくることは必ずしも容易ではないことがわかってきたのです。そのなかで、結核菌の死骸を浮遊させた鉱物油は、**一緒に投与した物質に対する抗体の作製に驚異的な力を発揮しました**。このような免疫を強力に助ける作用をもつ物質をアジュバントと総称するのですが、**特に結核菌の死骸を浮遊させた鉱物油はこれを**

完成させたフロイントの名を冠してフロイントの完全アジュバントとよばれ、現在も抗体をつくるときには頻繁に使用されています。しかしながら、アジュバントが威力を発揮するしくみは長らく謎でした。私も学生時代（一九七〇年代）に、なぜアジュバントを使うのかと質問して、「抗体がよくできるから」としか答えてもらえなかったことを覚えています。

一九九〇年代になり、**ショウジョウバエの研究から発見された Toll 遺伝子がきっかけとなり、アジュバントがはたらくしくみが明らかになりました。**Toll 遺伝子はショウジョウバエが受精卵から幼虫になるときに、背中とおなかを決める遺伝子として見つかりました。この遺伝子に異常が起きるとハエは幼虫の段階で死んでしまいます。成体になってからはこの遺伝子のはたらきがなくなっても一見何も起こりません。ところが、このようなハエはカビの感染で死んでしまうことがわかり、**成体では Toll 遺伝子が感染と戦うために大事だということがわかったのです。**ジェンウェイらは Toll 遺伝子に似た遺伝子がヒトを含めた哺乳類にもあることを見つけ、Toll 様受容体（Toll-like receptor：ＴＬＲ）と名付けました。ＴＬＲは微生物由来の異物を見分けるアンテナとしてはたらき、例えば、そのなかのＴＬＲ4というタンパク質がリポ多糖を結合するアンテナということがわかったのです。今日一〇種類を超えるＴＬＲが見つかっていますが、ＴＬＲは異物の結合によって細胞の中に強い刺激を伝え、マクロファージの殺菌能を強くしたり、Ｔ細胞を刺激するために重要な樹状細胞とよばれる細胞にもはたらきかけたりすることがわかっています。**ＴＬＲはこのような細胞**

への刺激を通して自然免疫をはたらかせるだけではなく、〝二度なし〟を実現する獲得免疫のスイッチを入れるためにも重要であることが明らかになりました。詳しくは、第4章1でお話しします。

免疫系ではたらく液性因子：サイトカイン

感染の初期にいろいろな細胞から、さまざまなタンパク質が分泌されて感染症との戦いではたらくことも明らかになってきました。これらのタンパク質はサイトカインと総称されます。最初に発見されたサイトカインは、現在ウイルス肝炎の治療薬として使われているインターフェロンです。一九五四年、伝染病研究所（現、東京大学医科学研究所）の長野泰一と小島保彦により、ウサギにワクシニアウイルスを感染させたときに、ウイルスの感染した細胞が分泌する〝ウイルス抑制因子〟として発見されました（**図1-8**、❷）。インターフェロンが作用した細胞は、いろいろなウイルスに対して抵抗性を獲得することが特徴です。貪食細胞が細菌を選ばないように**インターフェロンもウイルスを選ばないことから、ウイルスに対する自然免疫を担う物質といえます。**

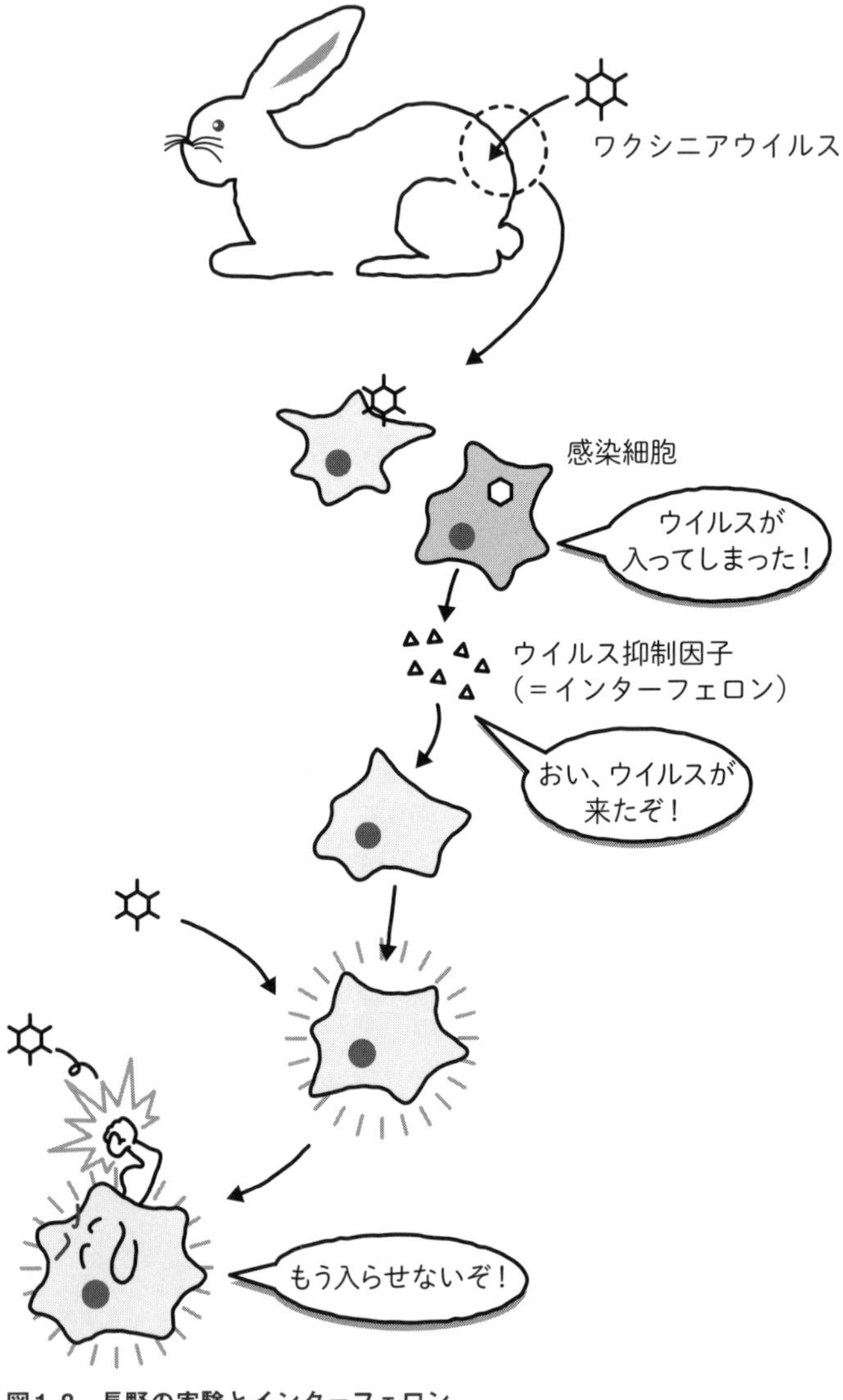
ワクシニアウイルス
感染細胞
ウイルスが
入ってしまった！
ウイルス抑制因子
（＝インターフェロン）
おい、ウイルスが
来たぞ！
もう入らせないぞ！

図1-8　長野の実験とインターフェロン

❷インターフェロンの命名

実は長野と小島が命名したウイルス抑制因子という名前は定着しませんでした。長野らの発見の二年後にイギリスでアイザックとリンデマンが同じものを発見し、これをインターフェロンと名付けました。二年も後に報告された名前が、なぜ最初の報告にとって代わったのか、不思議ですね。理由はいろいろ考えられ、長野の論文がフランス語で書かれたこともあると思いますが、インターフェロン〔inter-「ere（邪魔する）＋on〕という名称が魅力的なものであったことも大きな理由といわれています。新しいものを見つけたときには魅力的な名前を付けることが大事です。私が知っている他の例でも、つづりが英語では発音できなかったり、あまり上品とはいえない言葉に音が似ていたりするものがあります。残念ながらこのような名前は定着しません。

一般にサイトカインはとても少ない量ではたらくために物質として捕まえるのが難しく、実体が解明されるまでには長い年月がかかりました。分子生物学的技術の発達により多くのサイトカインの遺伝子がクローニングされ、作用のしかたのみで分類していた時代に生まれた一〇〇を超える何とか因子という名称が整理・統合されていきました。その過程には多くの日本人研究者の貢献があります。最初に遺伝子のクローニングがされたサイトカインがインターフェロンであり、日本人の谷口維紹によってであったことも因縁かもしれません。サイトカインには、常に生産されていて恒常的に機能するものや、感染が起こったときに生産されて炎症を起こす炎症性サイトカイン、逆に炎症を抑える抗炎症性サイトカインなど、はたらきが異なるさまざまなサイトカインが知られています。

血液細胞やリンパ球のもとになる造血幹細胞から血液細胞が出てくるしくみを研究をしていた人たちもいろいろなサイトカインを発見しました。彼らは骨髄の細胞をいろいろな成分を含んだ培養液を入れた寒天やメチルセルロースと一緒にシャーレに入れて、細胞が増えるかどうか調べていました。細胞が増えると塊（コロニー）として見えてきますが、コロニーを誘導する成分をコロニー刺激因子（Colony Stimulating Factor：CSF）とよびます。このような研究から顆粒球とよばれる白血球を誘導する因子（顆粒球コロニー刺激因子：G-CSF）、単球とよばれる白血球を誘導する因子（M-CSF）、顆粒球と単球の両方を誘導する因子（GM-CSF）、赤血球を誘導する因子（エリスロポイエチン）などが見つかってきました。

3 免疫はよいことばかりじゃない ―アレルギー―

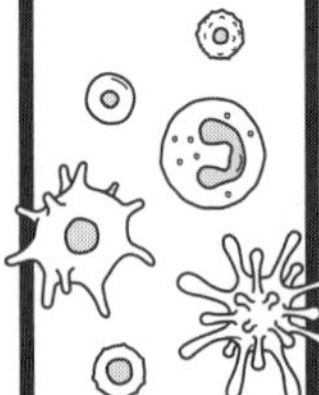

花粉症に悩まされている読者は多いのではないでしょうか？　花粉症といえば日本ではスギやヒノキですが、ヨーロッパではシラカバ、北米ではブタクサが悪役です。年々増加しているこの病気も免疫のなせる業です。**免疫が常に私たちに恩恵を与えるとは限らないことは抗体が発見された直後からわかっていました。それがアレルギーの発見です**。北里とベーリングの血清療法は当然のことながら多くの注目を集め、いろいろな毒素に対する抗毒素血清をつくる努力がなされました。海水浴客を上得意とするモナコ王室にとってはクラゲやイソギンチャクの被害は大きな問題で、クラゲやイソギンチャクの毒素に対する抗毒素血清はたいへん有用です。そこで、イヌを用いて抗毒素血清をつくるために、致死量以下の毒素を接種して抗体をつくる実験をはじめました。ところが予想に反し、致死量以下にもかかわらず何回も接種すると多くのイヌがショック死してしまったのです（これをアナフィラキシーショックといいます）。この現象は用いる毒素（抗原）に特異的、つまり同じ毒素を続けて接種することでショック死が起こり、何回も投与するものが毒素でなくても起こることもわかりました。これは現在、Ｉ型アレルギーとよばれます。毒素（抗原）を接種したイヌの血清を輸血することによって別のイヌでも起こることから、血清中に抗原に特異的にショックの原因となる物質があることがわかりました。後年、この物質の正体を明らかにしたのが石坂公成、石坂照子夫妻であり、彼らはこれが新しい種類の抗体であることを示し、ＩｇＥと名付けました（第７章２参照）。

感染と戦う免疫が自らに害を与えることに対して、オーストリアの小児科医であったフォン・ピルケがアレルギーという名称を与えました。もともとAllergieはドイツ語ですが、語源をたどるとギリシャ語の「奇妙な」を意味する「allos」と、「作用」あるいは「反応」を意味する「ergon」を組合わせたものだといわれています。北里とベーリングの血清療法の効果は劇的ですが、一方でその副作用である血清病は、動物の血清をくり返し投与することでヒトの血液中に動物の血清成分に対する抗体がつくられることで起こります。これもアレルギーの一種です。自己免疫疾患（第7章2参照）もまたアレルギーの一種ですが、自分に反応する抗体（自己抗体）の最初の記載も北里による抗体の発見からたかだか一〇年あまり後のことです。溶血性貧血という病気の原因物質として寒冷凝集素という名前で自己抗体が報告されています。

4 小児科医の大きな貢献

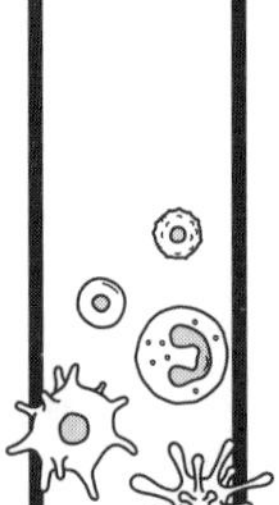

何でもない微生物が命取り：免疫不全症

私たちの周りにいる細菌がすべて病原細菌というわけではありません。よく知られているように、私たちのからだの中には腸内細菌とよばれる常在菌がたくさんいます。黄色ブドウ球菌も皮膚の常在菌です。カビや酵母菌なども私たちの周りにたくさんいますが、病気になることはほとんどありません。これは、食細胞や補体をはじめとする免疫のはたらきで次々と異物が排除されているからです。

ところが、**通常は何でもない微生物の感染が致命的となる場合があります。その一つが先天性の（生まれつきという意味です）免疫不全症（専門的には原発性免疫不全症といいます）です**。患者さんは免疫に遺伝的な欠陥をもち、異物に対応できません。そのために、普通の人には何でもない微生物の感染によって命が脅かされるのです。一方、エイズ、すなわち後天性免疫不全症候群では、ＨＩＶ（Human Immunodeficiency Virus）というウイルスによって免疫が破壊されます。免疫を破壊された患者さんは、やはり普通の人には何でもない微生物の感染によって命を落とすことになるのです。免疫を標的にするとは何と巧妙な手段をもったウイルスでしょうか。エイズが恐ろしいゆえんです。

先天性の免疫不全症の患者さんに遭遇するのは、もっぱら小児科医です。そのような患者さんに出会った小児科医の多くが、強烈な印象を受けることは想像に難くありません。そして、免疫のしくみや免疫不全症がどうやって起こっているかを理解し、治療したいと願うでしょう。事実、免疫のしくみの解明に貢献した先人のなかに小児科医は少なくありません。抗体をつくることができない一連の免疫不全症を記載したブルトンや、胸腺の不全による免疫不全症を記載したディジョージなども小児科医であり、彼らの名前はそれぞれブルトン型無γグロブリン血症、ディジョージ症候群などと病名に残されています。

B細胞とT細胞の発見

心臓の上部に胸腺という白い二葉の臓器がありますが、その役割に関しては二〇世紀半ばまで何もわかっていませんでした。序章で触れましたが、胸腺という名前から想像できるように、内分泌器官と考えられていた時代もありました。心臓のクッションと考えられていた時代もあったくらいです。

ミネソタ大学の小児科医であったグッドは、巨大な胸腺腫（胸腺にできる良性の腫瘍）をもち免疫不全症状を呈する患者さんに出会ったことから、胸腺と免疫に何か関係があるのではないかと考えました。そこで彼は、胸腺の役割を調べるためにニワトリを使った実験を計画しました。もしも胸腺が大事なら、それをとってしまったらどうなるだろうかと考えたのです。このとき、彼は友人から数年前にグリックという人が行った興味深い実験を教えてもらったそうです。ニワトリの肛門の近くに、盲腸のようなファブリキウス嚢という器官があります。グリックは、この臓器をヒナのうちにとり除くとサルモネラ菌に感染しても抗体ができなくなることを観察していました（ちなみに、一九五〇年代に発表されたこの論文で

「リンパ腺」という言葉が使われています）（❸）。そこでグッドは、ニワトリのヒナから胸腺やファブリキウス嚢をとり除き、成鳥になってから細菌を感染させたときに抗体ができるかどうかや、皮膚移植をしたときの拒絶反応がどうなるかを調べる実験を並行して行いました（**図1-9**）。すると、**胸腺を除去したニワトリでは、抗体はつくられるのですが、通常は拒絶されるはずの他のニワトリから移植した皮膚が拒絶されませんでした。一方、ファブリキウス嚢を除去すると、グリックのいう通り、確かに抗体ができなくなることが確認されましたが、このニワトリでは他のニワトリから移植した皮膚は拒絶されました。**

❸注目されなかったグリックの研究

グリックはオハイオ州立大学の教員をしており、研究ではファブリキウス嚢の機能に興味をもっていました。彼は学生実習を担当していましたが、その実習というのは、ニワトリにサルモネラ菌を感染させて抗体がつくられる様子を観察する実験でした。サルモネラ菌は鞭毛という、らせん状のひもを回転させて泳ぐのですが、抗体ができて鞭毛にくっつくと鞭毛が絡まって泳げなくなってしまいます。そこで抗体ができたかどうかは、サルモネラ菌の培養液に感染させたニワトリの血清を加え、もし抗体ができていればサルモネラ菌が泳げなくなるのでわかるという仕掛けです。

あるとき、実習がうまくいかない班が出ました。学生実習が失敗することはままあることですが、よく調べると失敗した班にはグリック自身の研究に使うために用意したニワトリを使わせていました。そのニワトリというのは、ヒヨコのときにファブリキウス嚢をとってしまったニワトリでした。この学生実習の失敗から重要なヒントが得られました。つまり、ファブリキウス嚢が抗体と関係があるかもしれないと気づいたのです。そこで彼は多くのニワトリを用いて実験を行い、ヒヨコのときにファブリキウス嚢を除去してしまうと、大きくなってからサルモネラ菌を感染させても抗体ができないことを発見しました。これは大発見でした。ところが、彼はこの結果を『家禽学雑誌（Poultry Science）』という畜産関係の雑誌に発表したために、医学関係者には気づかれませんでした。そのため、発表してから数年間注目されることはなかったといいます。後年グッドが別の興味から同じような実験を考えた際に友人からこの論文のことを知らされたことで再発見されたわけです。

同じ頃、ロンドンでハツカネズミの白血病を研究していたミラーも似たような実験を行っていました。ハツカネズミのことを研究の世界ではマウスといいます。彼は白血病ウイルスが胸腺で増えることから、生まれてすぐに胸腺をとり除いたマウスで白血病が発症するかどうかを調べる実験をしたのです。結果は彼の予想通りで、**生まれてすぐに胸腺をとり除いた**

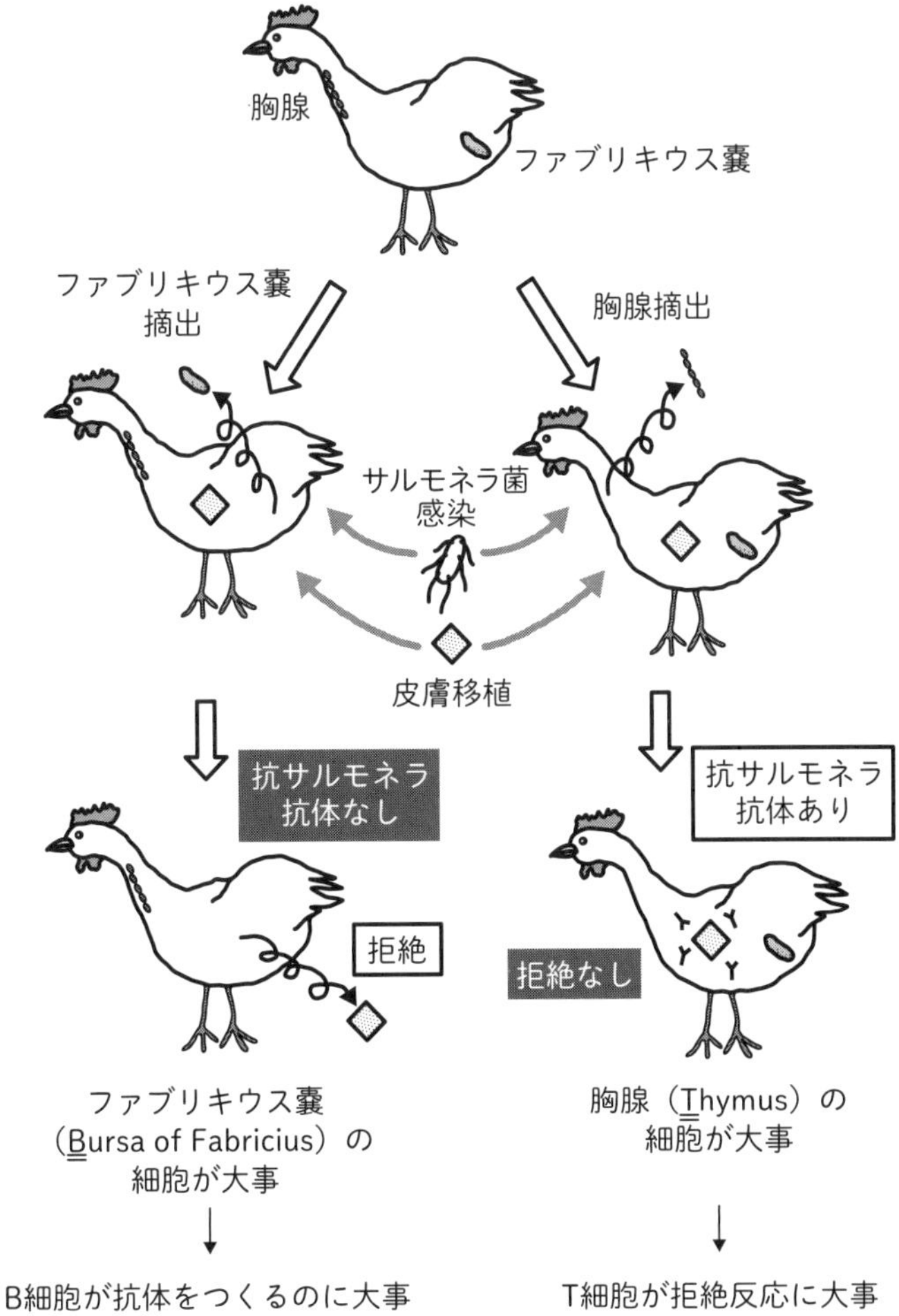
胸腺
ファブリキウス嚢
ファブリキウス嚢
摘出
胸腺摘出
サルモネラ菌
感染
皮膚移植
抗サルモネラ
抗体なし
抗サルモネラ
抗体あり
拒絶
拒絶なし
ファブリキウス嚢
（Bursa of Fabricius）の
細胞が大事
胸腺（Thymus）の
細胞が大事
B細胞が抗体をつくるのに大事
T細胞が拒絶反応に大事

図1-9　グッドの実験

マウスではウイルスが増えず、マウスは白血病で死ぬことはありませんでした。しかし予想外のことに、生まれてすぐに胸腺をとり除いたマウスは、さまざまな感染症によって死んだのです。本来の実験目的とは異なる予想外の結果から、ミラーは胸腺が免疫に重要だと考えて、さらにグッドと同様に皮膚移植を行いました。すると、本来は拒絶されるはずの他のマウスの皮膚が、生まれてすぐに胸腺をとり除いたマウスでは拒絶されませんでした。

これら一連の実験から、**胸腺が拒絶反応にはたらく細胞を生み出すのに重要であり、ファブリキウス囊が抗体をつくる細胞を生み出すのに重要であると結論されたのです。**そして、**胸腺由来の細胞を胸腺（Thymus）の頭文字をとってT細胞、ファブリキウス囊（Bursa of Fabricius）由来の細胞をやはり頭文字をとってB細胞とよぶようになりました。**これがT細胞、B細胞の名前の由来です。なお、ヒトも含めた哺乳類にはファブリキウス囊はありません。**ヒトやマウスではB細胞は骨髄でつくられます。**骨髄は英語でBone Marrowですから、都合のよいことにここでも頭文字はBでした。

実はグリック以前に抗体を実際に分泌する細胞を見つけた病理学者が日本にいました。京都大学と大阪女子高等医学専門学校（現、関西医科大学）で教鞭をとっていた天野重安は形質細胞とよばれる、比較的大きく、細胞の中に膜構造の発達した細胞が抗体をつくることを示しました。今となってはB細胞が分化して形質細胞になって抗体を分泌することがわかっていますが、形が全く異なる形質細胞とリンパ球が関連するとは当時の人は思いつかなかったようです。

厳密な特異性をもちながら無限とも思える抗体の多様性をどのようにしてつくり出すのでしょうか？　その一方で不思議なことに、自分に反応する抗体（自己抗体）はめったにつくられません。無限とも思える多様な抗体をつくる能力をもちながらも、なぜ自分に反応する抗体はできないのでしょうか？　他人の組織を攻撃して拒絶反応を起こすということは自分の組織は自分のものだとわかっているはずですが、どうやって区別しているのでしょうか？自分に反応しないことを自己寛容とよびますが、この現象をどう説明するのでしょうか？

第2章では、これらの課題に対して提案されたいろいろな説を追いながら、免疫のしくみの研究のはじまりを眺めてみましょう。

第2章

免疫の謎に挑んだ偉大な先人たち

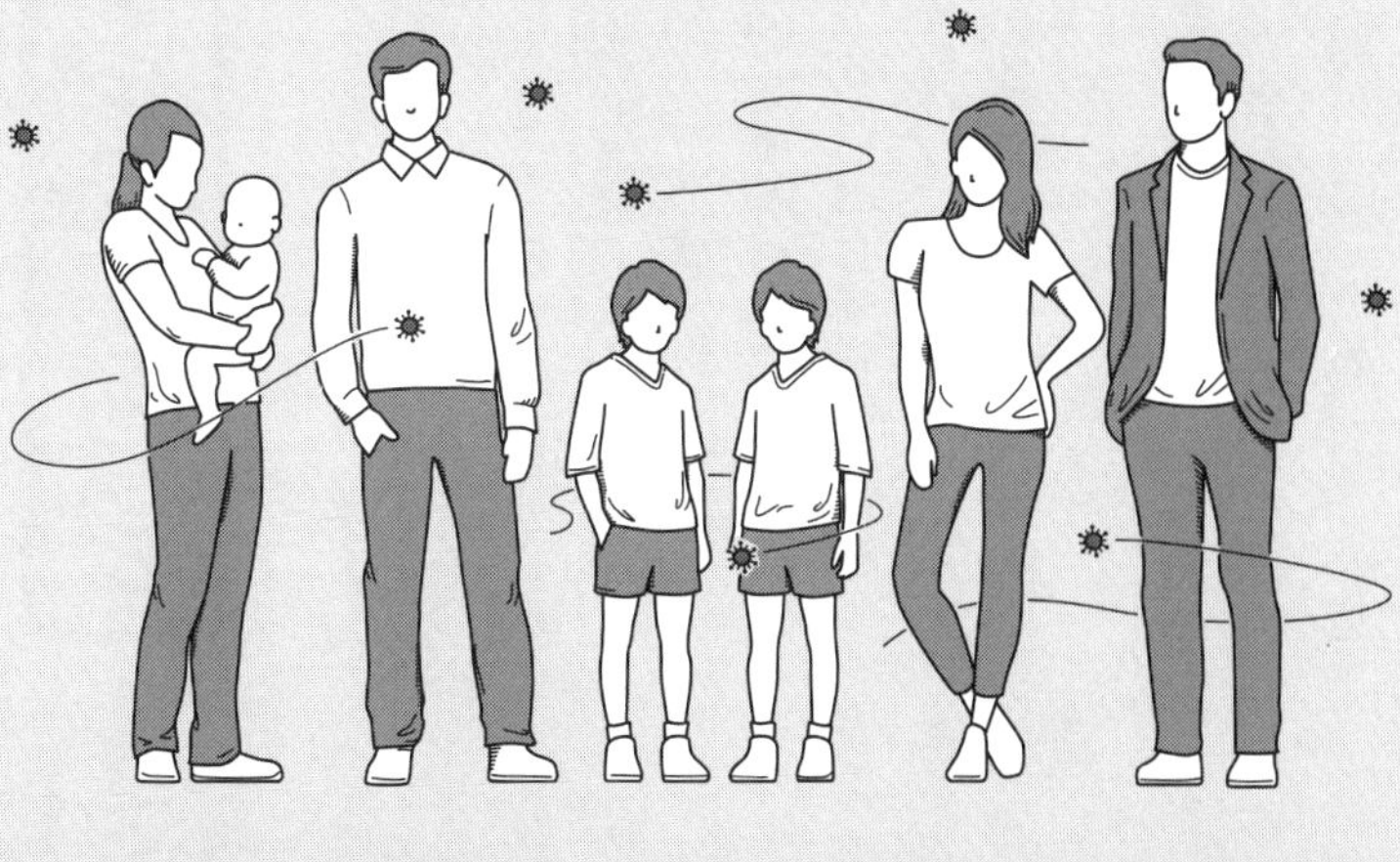

1 二度なしのしくみの考察

側鎖説と一細胞一抗体の原理

多くの先人が、私たちのからだがウイルスや細菌に対して無限とも思える多様な抗体をつくるしくみや免疫記憶のしくみを説明しようとして、いろいろな説を出し合いました。そのなかで、エールリッヒとバーネットの説は現在もその輝きを失っていません。二〇世紀のはじめ、コッホの弟子エールリッヒは、B細胞はその表面にウイルスや細菌に結合する物質（抗体のことです）を何種類かもっており、そのなかからウイルスや細菌が結合した抗体のみが分泌されると考えました（エールリッヒの側鎖説、**図2-1**）。一つのB細胞が複数種の抗体をつくると考えた点が現在の理解と異なりますが、その点を除けば、侵入したウイルスや細菌などの異物（抗原）によって、その抗原に結合する抗体をもつ細胞がはたらいて抗体を分泌するという重要な点をエールリッヒは見抜いていました。

その後のB細胞と抗体の関係を追究した一連の研究から、一つのB細胞は一種類の抗体しかつくらないことがわかりました（一細胞一抗体の原理）。これがまた新しい疑問を生み出しました。なぜならば、無限に近い種類の抗原に対応する抗体をつくるためには、無限に近

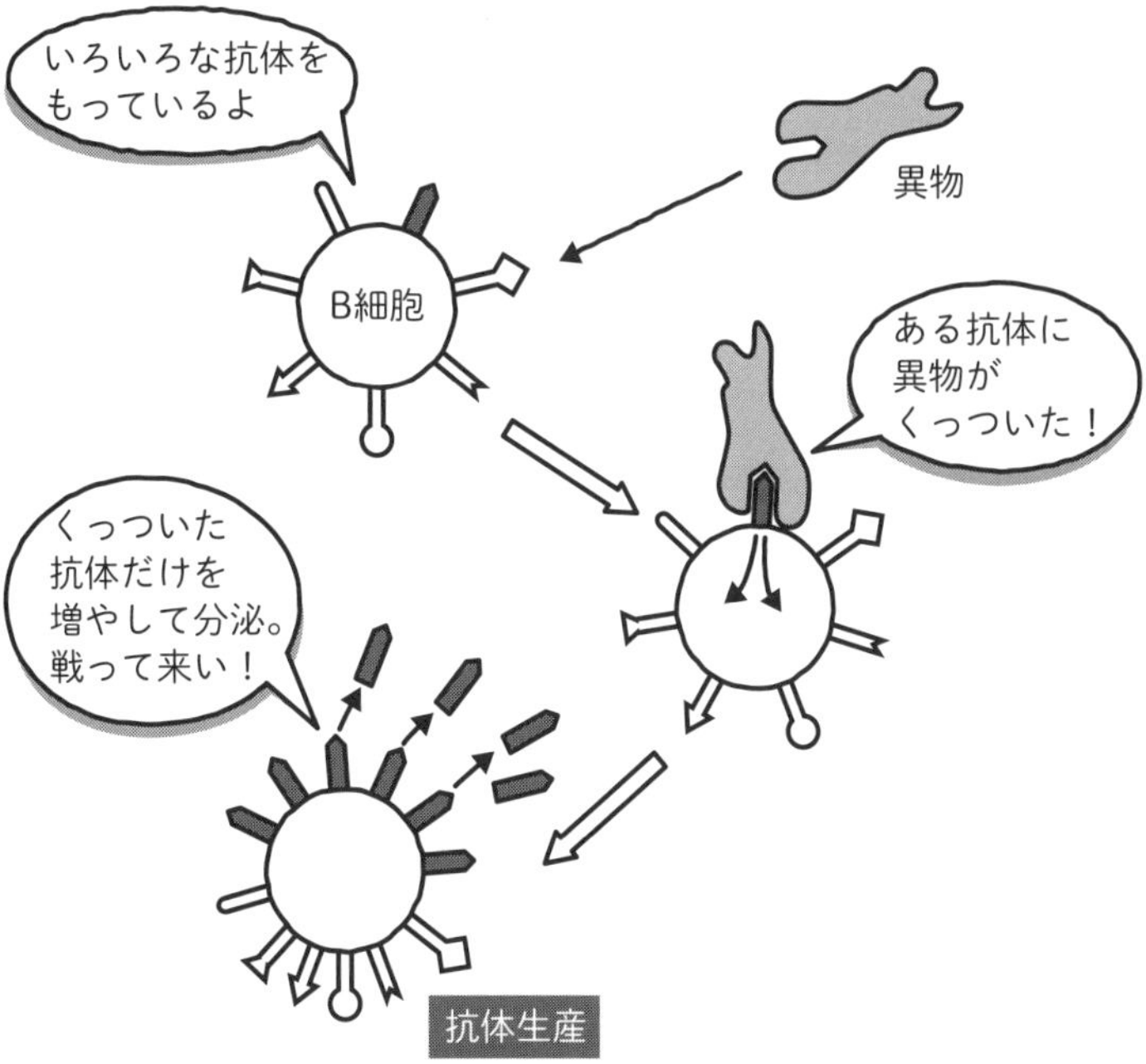

図2-1　エールリッヒが提唱した異物（抗原）による抗体生産のモデル

い数のB細胞が必要になるからです。オーマイガッ！ですね。

問 どうやったらこんなことが可能になるのでしょうか？

クローン選択説

二〇世紀の半ばになってバーネットが提唱したクローン選択説は、多様性と免疫記憶、さらに自分には反応しないという自己寛容までもうまく説明しました。彼はもともと私たちのからだがもつ多様性、つまり私たちの免疫が外界に対応できる抗体などの種類の総和（これをレパートリーとよびます）は、とても大きいと考えていました。一兆個のリンパ球が皆違うものに反応すると考えれば、レパートリーは一兆種類ということになります。そして、そのレパートリーのなかに侵入してきた外界の抗原に反応する細胞、例えば、はしかにかかったときにははしかウイルスに結合する抗体をつくるB細胞や、はしかウイルスに感染した細胞を殺す能力のあるキラーT細胞だけが選択的に増えることにより、全レパートリー中に占める割合が増えると考えました（**図2-2**）。異なる特異性をもつ一つひとつの細胞を〝クローン〟といいます。抗原に反応したクローン（B細胞の場合もありますがT細胞の場合もあります）が分裂して増殖するので、これをクローン増殖といいます。そうやって増えたク

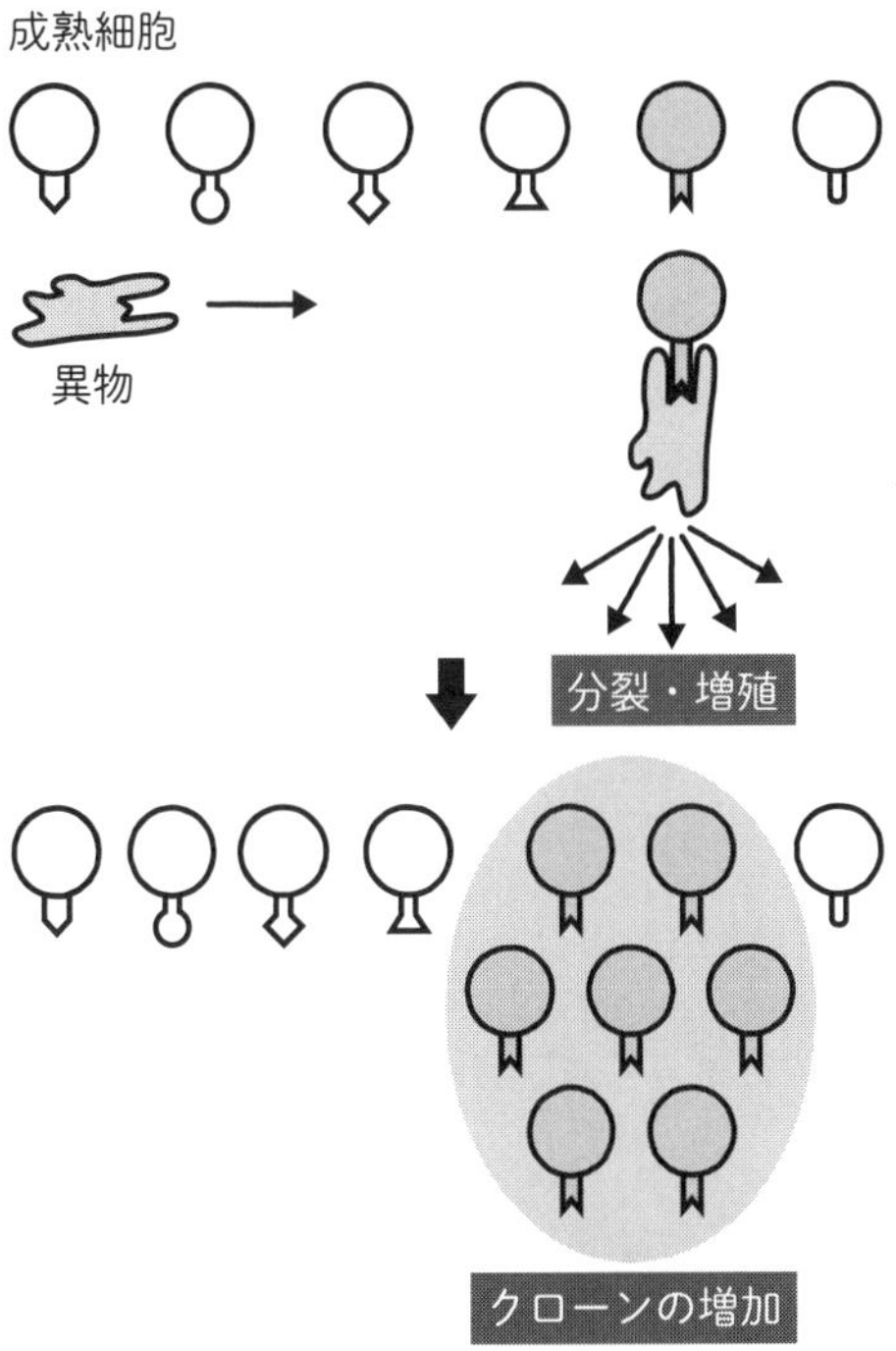

図2-2　バーネットのクローン選択説（クローン増殖）

ローンが二度目の感染に対応できるために、二度目はより早く、より大量の抗体をつくってウイルスや細菌などに対応できると考えたのです。しかし、侵入してきた抗原（この場合は、はしかウイルス）に反応するクローンだけが増殖するので、別の抗原（例えば、水ぼうそうウイルス）に対しては、すばやく反応することはできません。水ぼうそうに感染すれば水ぼうそうウイルスと戦えるクローンが増えてきます（**図序-6**参照）。

しかし、第1章でも述べたように、何回感染しても免疫を獲得できない細菌やウイルスもありますよね。毎年冬に流行するインフルエンザの場合、インフルエンザウイルスが私たちのからだに入り込むために必要なHタンパク質とNタンパク質（新型コロナウイルスのスパイクタンパク質に当たります）が何種類もあり、いろいろな組合わせのウイルスがあります。例えば、H1N1型（Aソ連型）、H3N2型（A香港型）、B型などです。そのために、それぞれに対応する特異性の異なるクローンを増やさなければならないので、免疫記憶を獲得

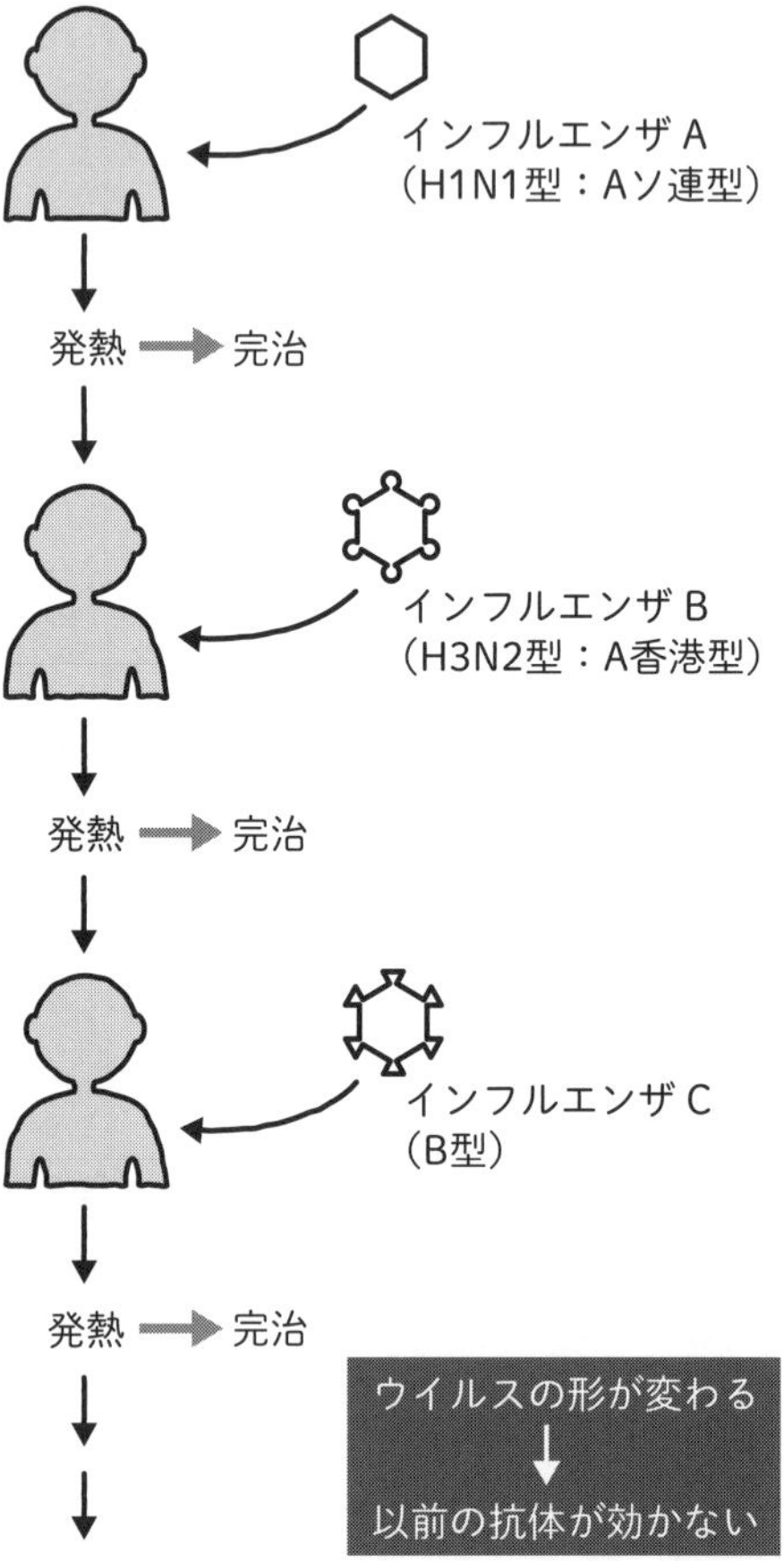

図2-3　インフルエンザウイルスには免疫をなかなか獲得できない

するのがなかなか難しいのです（**図2-3**）。インフルエンザワクチンは毎年どの型のウイルスが流行するかを予想してワクチンをつくります。予想が当たればワクチンの効果が現れますが、予想が外れるとワクチンの効果が薄くなるのです。また、黄色ブドウ球菌や腸炎ウイルス（ノロウイルスやロタウイルス）の場合にも少しずつ違うたくさんの株があって、それぞれの株によって菌やウイルスの外側のタンパク質が異なります。そのため、ある株に感染してそれに免疫記憶ができても他の株には役に立たない場合が多いので、一見、免疫記憶ができないようにみえます。

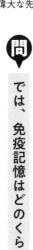

問 免疫記憶はどのくらい続く？

では、免疫記憶はどのくらい続くのでしょうか？

つくられた抗体は永久に私たちのからだに存在するわけではなく、他のタンパク質と同じように一定の速度で分解されていきます。分裂・増殖したクローンの寿命も無限ではなく、その数は徐々に減っていくのです。しかし、また同じウイルスが感染すれば、再びそのウイルスと戦えるリンパ球のクローン増殖が起こり、免疫記憶も維持されます。ワクチンを接種することでもクローン増殖を誘導して免疫記憶を強化することができ、インフルエンザワクチンもそれを狙っています。

しかし、このような再感染あるいはワクチンによる再刺激は、免疫記憶の維持には必要ではないという説もあります。離れ小島にかつてはしかが流行しました。このとき住民全員が感染したので、全員がはしかに対する免疫を獲得しました。その後、何年か経って再びはしかが流行したとき、以前の流行時に感染した人は発症しませんでしたが、それ以降に生まれた人は発症したといいます。したがって、ウイルスに晒されなくても免疫記憶は維持されるらしいのです。しかし、最初の感染時に侵入したウイルスが非常にわずかではあっても体内に残っていて、ウイルスと戦えるクローンを刺激し続けているのではないかという反論もあります。

なぜ、あるウイルスに対しては一生にわたって免疫記憶が続くのに、別のウイルスに対しては続かないのか、その理由はわかっていません。免疫記憶がどのように維持されるかは、残された大きな謎の一つです。もししくみを明らかにすることができれば、免疫記憶を長期間維持することで効果的なワクチンの開発ができますね。

なぜ、自分自身を攻撃しないのか？

クローン選択説のなかで、バーネットはもう一つ重要なことを提案しました。それは私た

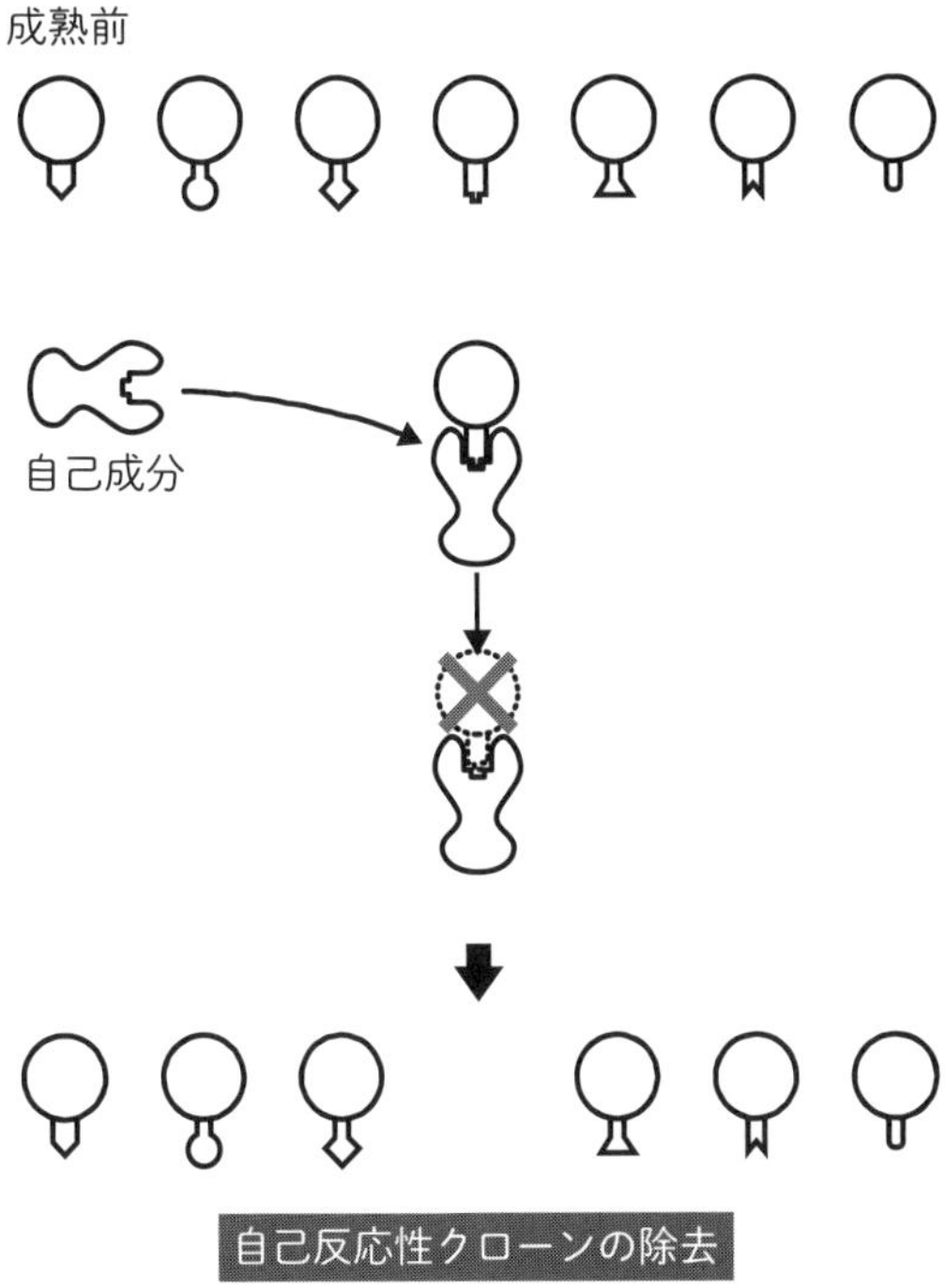

図2-4　バーネットのクローン選択説（クローン除去）

ちの免疫が、どうして自分自身を攻撃しないのかという自己寛容の説明です（**図2-4**）。無限に近い多様性をもつリンパ球の集団のなかには、自分の成分に反応するリンパ球が含まれていてもおかしくありません。そのような自分を攻撃するリンパ球が体内にあればたいへん危険ですが、リンパ球は通常、自分を攻撃しないようにみえます。そこで**バーネットは、自分の成分（これを自己抗原とよびます）に反応する可能性のあるリンパ球は、成熟する前に自己抗原に出会うことによって除去されると考えました**（**図2-4**）。つまり、リンパ球は成熟してから抗原に出会うと分裂・増殖するのですが（**図2-2**）、成熟前に抗原に出会うと死んでしまうと考えたのです。このようにすれば、大きな多様性を獲得しながらも、都合の悪い細胞をとり除くことができるわけです。素晴らしい洞察力です。ただし、バーネットがこの考えに至るには、後でお話しをするメダワーの実験が大きな影響を与えていました。その後の研究は、バーネットの洞察が正しかったことを示しています。私たちのからだでは自分に反応するT細胞や自分に反応する抗体をつくるB細胞が生まれてくるのですが、そのようなリンパ球の多くが成熟する途中で死んでとり除かれることが実験的に示されました。後ほど第5章でそれらの実験をご紹介しましょう。

2 一卵性双生児でも免疫は同じではない——柔軟なシステム

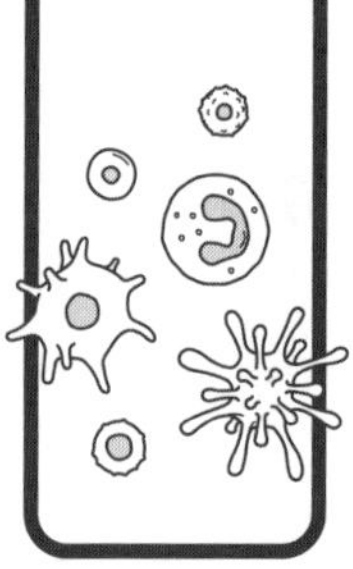

一卵性双生児は同一の遺伝子のセットをもっています。だからこそ区別できないほどよく似ているわけです。皮膚移植をしても互いに相手の皮膚を自分と同じとみなすので拒絶反応を起こしません。では、

問 彼らの免疫は全く同じなのでしょうか？

答えは否です。**一卵性双生児であっても彼らの抗体のレパートリーやT細胞のレパートリーは同じではありません**。晒される抗原が異なればそのレパートリーも異なっていくのは、前述のクローン選択説からも理解できると思います。免疫のはたらきは脳のはたらきと同じように、環境に対応する柔軟なシステムです。

ホメオスタティック増殖とよばれる現象があります。抗がん剤の投与や放射線の照射などによってリンパ球の数が極端に少なくなった、あるいは、リンパ球をもとももたない動物に少数のリンパ球を移植するとリンパ球の急激な分裂・増殖が起こる現象のことですが、これは抗原には関係なく起こります。このようなリンパ球の数の調節は結果としてレパートリーの変化をもたらします。レパートリーは、一部は抗原によって、一部は抗原とは無関係に調節されているのです。

レパートリーの調節は、免疫と外界との相互作用によるもので、最近の研究からは腸内細菌も免疫のレパートリーに大きな影響を与えることがわかっています。したがって、一卵性双生児の免疫も同じではないことが理解できるでしょう。これもまた、**免疫のはたらきが脳のはたらきと同じようにDNA上の遺伝子に書かれた情報によってのみ決まるわけではないことを暗示しています**。

3 パズルへの挑戦——謎解きのはじまり

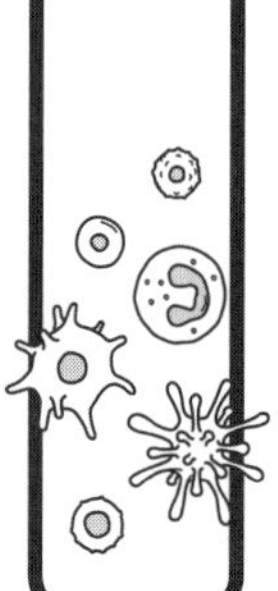

これまでお話ししてきたように、免疫は不思議な面をたくさんもっています。外来の異物に対して抗体をつくったり、他人の皮膚を拒絶したり、私たちのからだは無限とも思える外来の異物に反応できます。一方で、種痘によって天然痘に対する免疫ができてもはしかには免疫ができないように、免疫は異物に対して特異的なしくみです。**異物に対応する特異性と、無限とも思える多様性こそが免疫の特徴**であり、この謎をいかにして物質をもとに説明するかが最大の課題でした。さらに、無限とも思えるさまざまな外来の異物に対して反応できるにもかかわらず、他人由来の組織を自己の組織と区別して拒絶しながら自分自身を攻撃することはないのはなぜでしょうか？　そういいながらも自己免疫疾患という病気が存在するのも不思議ですね。無限とも思える多様性、システムの柔軟性あるいは可塑性、自分と他人の区別など、ここでも脳のはたらきの問題にも合い通ずるところがあります。複雑なこれらの疑問への挑戦を次章以降でご紹介しましょう。

第3章 解き明かされた数々の謎

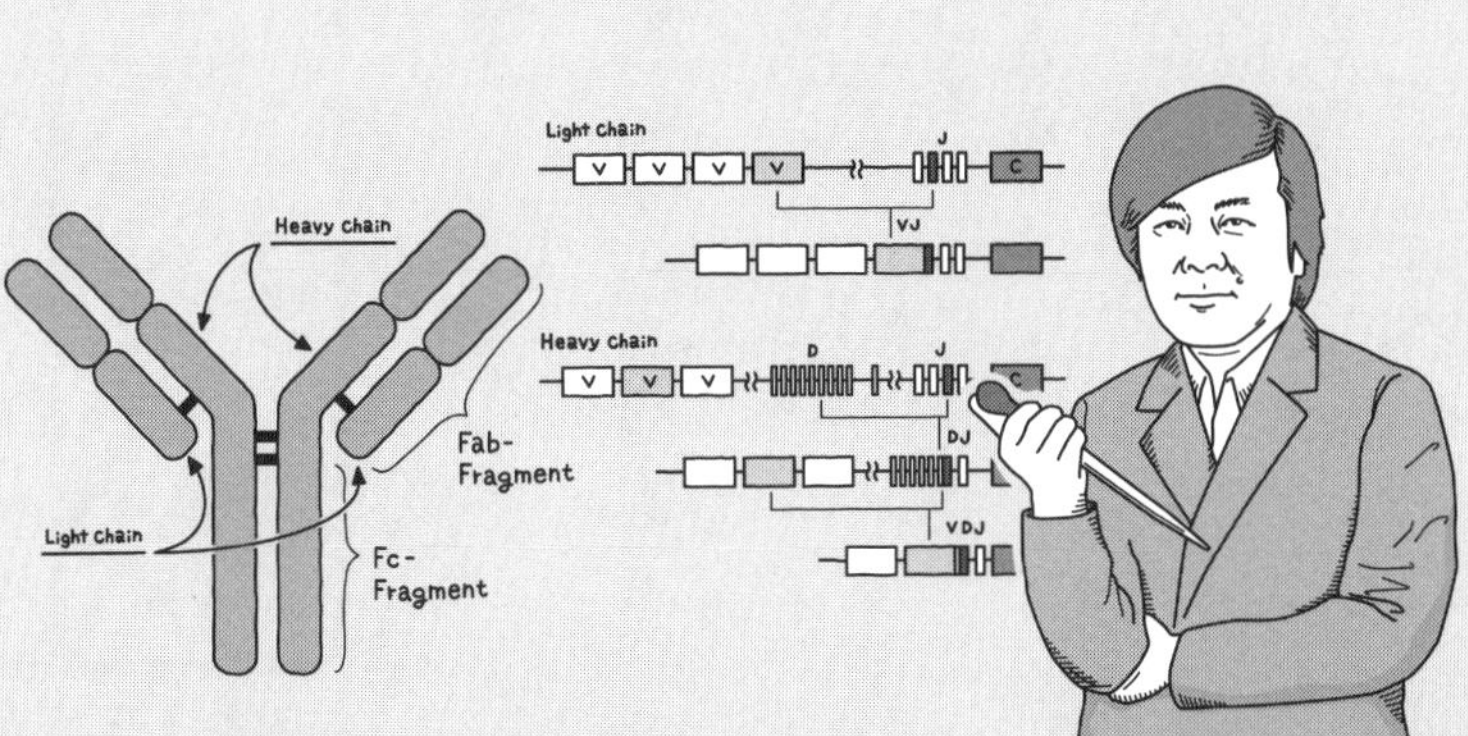

1 数多くのウイルスや細菌と戦える理由——特異性と多様性のしくみ

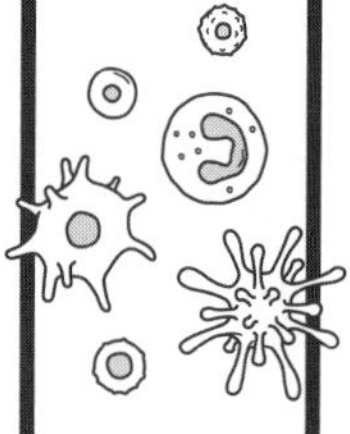

免疫は厳密な特異性をもちながらも無限とも思える多様な抗体をつくりますが、

問 私たちのからだには、いったい何種類ぐらいの抗体が存在するのでしょうか？

本章ではもう少し歴史をたどりながら、このパズルの謎解きをしてみましょう。

抗体の正体見たり：抗体は二種類の部品からなるタンパク質である

血液中には血清タンパク質と総称されるたくさんのタンパク質が含まれますが、抗体もそのなかの一つです。タンパク質はそれぞれ溶けやすさが違います。血清に塩（実際には硫酸アンモニウム）を加えていくと、早く沈殿してくる溶けにくいタンパク質となかなか沈殿しない溶けやすいタンパク質があり、塩の入れ方でタンパク質を分けることができます。また、あるタンパク質はプラスの電荷が大きく、別のタンパク質はマイナスの電荷が大きいなどの違いもあり、この違いでタンパク質を分けることもできます。これらの方法を組合わせることによって、多くの血清タンパク質の分類が進められました。血清に入れる塩の量を増やしていったときに、早く沈殿してくる「グロブリン」というタンパク質群はα、β、γに分けられますが、抗体はこのなかのγグロブリンという成分に含まれることがわかりました。このことから抗体のことをγグロブリンとよぶこともあります。ちなみに最後まで沈殿しない成分が「アルブミン」です。さらに、試験管を高速で回してタンパク質を大きさで分ける遠心分離法を用いることにより、抗体を大きな19Ｓγグロブリンと小さな7Ｓγグロブリンに分けられることもわかりました（Ｓとは分子の大きさの指標です）。これが現在ＩｇＭとＩｇＧとよばれる抗体です。

一つの抗体が大きなタンパク質〔重い（heavy）という意味からＨ鎖とよばれます〕と、小さなタンパク質〔軽い（light）という意味からＬ鎖とよばれます〕の二種類のタンパク質からできていることもわかりました（**図3-1**）。抗体をパパインというタンパク質分解酵素（プロテアーゼ）で穏やかに分解すると、二つの断片に分かれ、一方が抗原に結合し、他方は結合しませんでした。面白いことに、抗原に結合できる部分は結晶にできませんでしたが、抗原に結合できない断片は結晶にできました。結晶にできるということは均一なタンパク質で

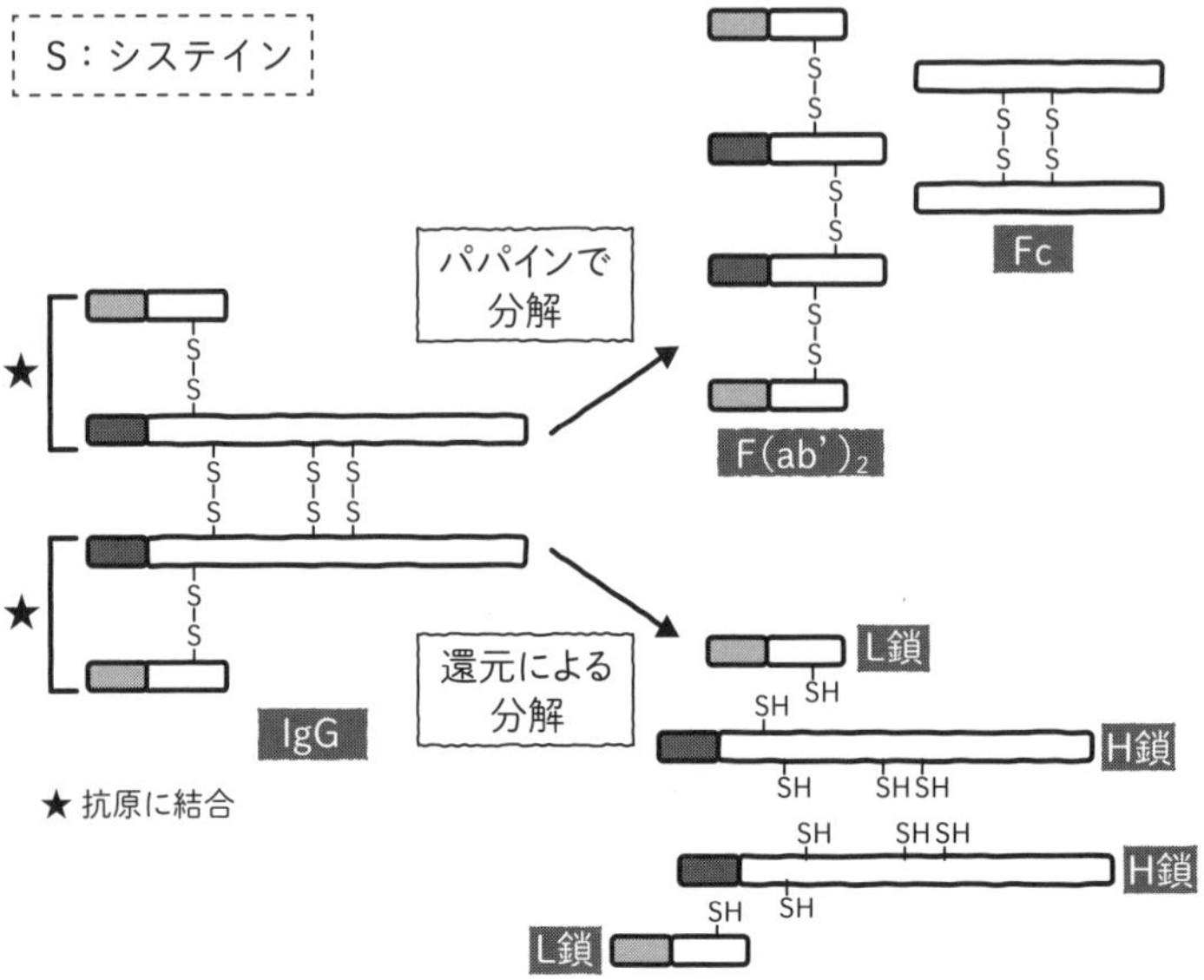

図3-1　抗体の４本鎖構造

あることを意味します。ということは、**結晶にできなかった部分は均一ではなかったということになります**。抗原に結合できて結晶にできなかった断片を$F(ab')_2$とよび、結晶にできて抗原に結合できない断片をFcとよんでいます。還元という別の方法を使い、システインというアミノ酸同士がつながっている部分を切ることで、大きさの異なる二種類のタンパク質に分かれることもわかりました。このときはパパインによる分解の場合と違い、どちらも抗原に結合できませんでした。**これがH鎖とL鎖に当たります**。$F(ab')_2$に結合する抗体をつくってみるとH鎖とL鎖の両方に反応しましたが、Fcに結合する抗体はH鎖のみにしか反応しませんでした。これらのことを合わせて、抗体が二種類計四つのタンパク

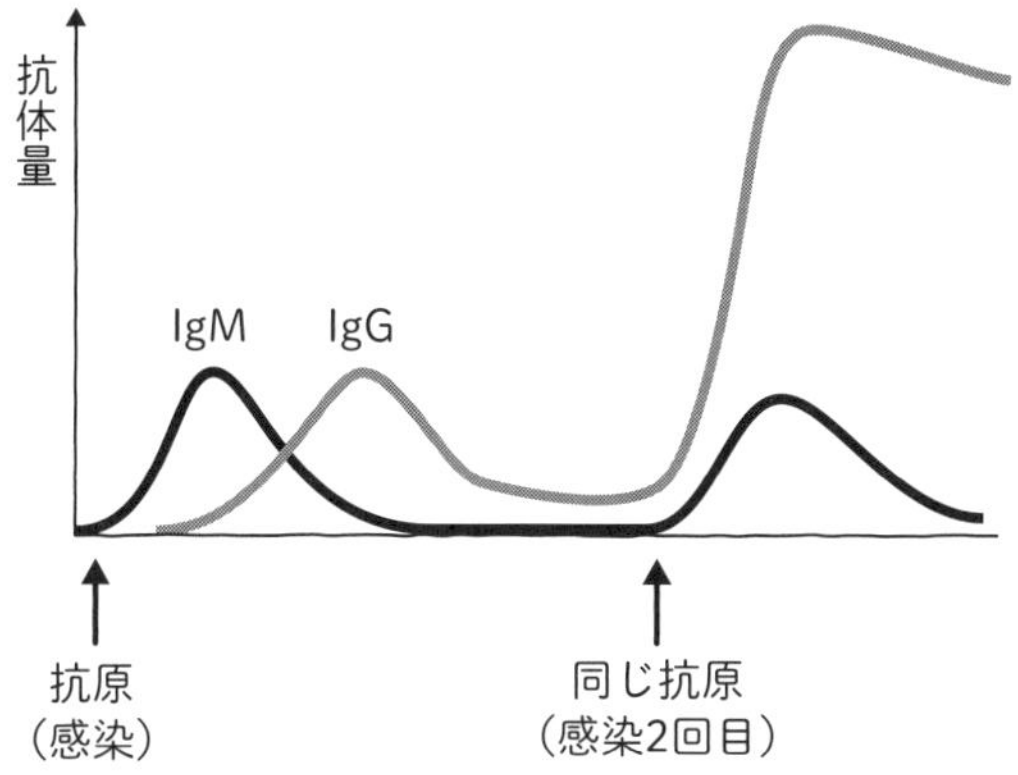

図3-2　２度目にはIgGがすみやかにたくさんできる

質からできていることが明らかになりました（**図３-１**）。

動物に毒素などの抗原を投与すると最初に現れる抗体は19Sγグロブリン、すなわちＩｇＭで、それからしばらくして７Sγグロブリン、すなわちＩｇＧが検出されるようになります。そして、**二度目に同じ毒素を投与すると、今度はすみやかにＩｇＧが大量につくられます**（**図３-２**）。二度目につくられるＩｇＧの方が最初につくられるＩｇＭやＩｇＧよりも抗原に結合する力が強く、毒素を無毒化する力も強いことが知られています。ＩｇＭからＩｇＧに変わる現象は、同じ特異性でクラス（種類）の違う抗体がつくられることからクラススイッチとよばれます。また、抗原へ結合する力が強くなることを親和性成熟とよびます。

抗体はどんなタンパク質？

タンパク質は二〇種類のアミノ酸がいろいろな順番で

つながった一本のひもが折りたたまれてできています（**図序-3参照**）。アミノ酸がつながってひもがつくられるときの一番最初のアミノ酸をN末端（アミノ末端）、ひもの一番最後のアミノ酸をC末端（カルボキシ末端）とよびます。異なるタンパク質はアミノ酸のつながる順番が違っています。二〇世紀半ばにタンパク質のN末端のアミノ酸を決める方法が開発され、続いて、N末端側から一つずつアミノ酸を切って外していく方法が開発されました。これらの方法を組合わせることによって、タンパク質のアミノ酸の並び方を決められるようになりました。この方法を使って抗体のアミノ酸の並び方がわかると期待されました。しかし、血清からγグロブリンを取り出してアミノ酸の並び方を決めようとしても、答えは得られませんでした。それもそのはず、**無限とも思える異なる外来の異物に対して反応できるということは、一つひとつの抗体はアミノ酸の並び方が異なっているのです**。これはパパインで切断した後に抗原に結合できるF(ab')$_2$を結晶にできなかった理由でもあります。では、どうやってこの局面を乗り越えたのでしょうか？

ここで決定的な役割を果たしたのが、多発性骨髄腫というがんの患者さんでした。がんという病気は遺伝子にキズが入った一個の細胞が異常に分裂・増殖することではじまります。多発性骨髄腫は抗体をつくるB細胞の遺伝子にキズが入ってがんになったものです。そのために、多発性骨髄腫の患者さんのからだでは一種類の抗体が大量につくられます。大量の抗体がつくられるために抗体が尿の中に排泄され、患者さんはタンパク尿になります。多発性

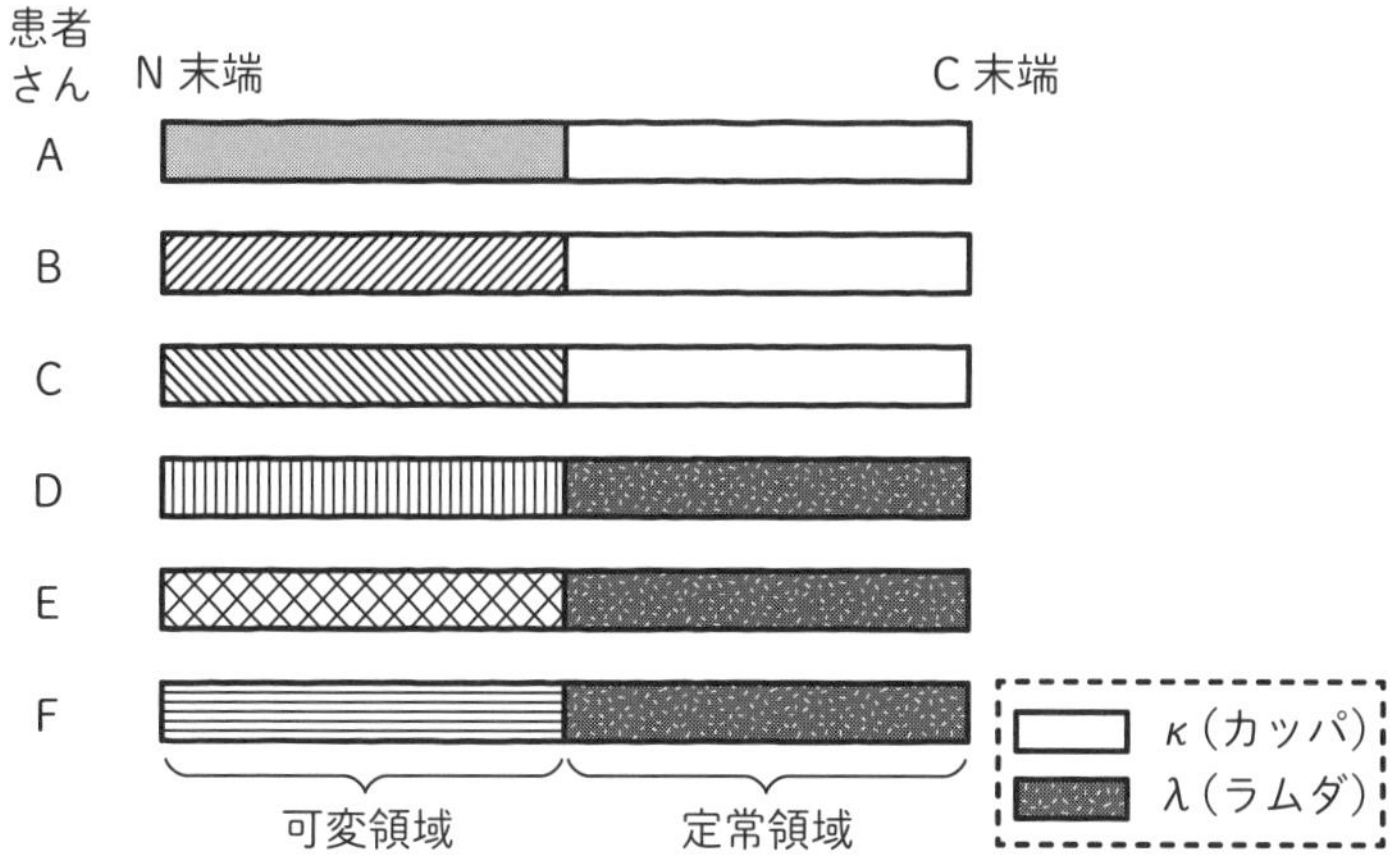

図3-3　ベンスジョーンズタンパク質の解析から明らかになった抗体の構造

多くの解析を行うことによりL鎖の定常領域を構成する部分にも2種類あることがわかり、κ（カッパ）とλ（ラムダ）と名付けられた。

骨髄腫の患者さんの尿の中に大量に排出されるタンパク質を、発見者の名前をとってベンスジョーンズタンパク質とよびます。ベンスジョーンズタンパク質の正体は、二つのL鎖のシステイン同士がつながったタンパク質でした。患者さんの血液中にも均一な抗体が多量に存在します。マウスでもおなかの中に鉱物油を注入すると高頻度で骨髄腫になることがわかり、多くの骨髄腫の細胞がつくられました。ベンスジョーンズタンパク質やマウスの骨髄腫がつくる均質な抗体を使えばアミノ酸の並び方が決まるはずです。こうして、抗体のアミノ酸の並び方を決める大競争がはじまり、一九六〇年代後半に多くのベンスジョーンズタンパク質やマウスの骨髄腫がつくる抗体のアミノ酸の並び方が決められました。競争に勝ったエーデルマンとポーターは一九七二年にノーベル生理学・医学賞を受賞しています。

いくつかの抗体のアミノ酸の並び方を決めてわかったことは、**N末端側のアミノ酸の並び方がそれぞれの抗体によって違うということでした**（**図3-3**）。C末端側は大体において同じでしたが、それでもいくつか（L鎖の場合は二種類）のグループに分けることができました。そこでN末端側の部分を可変領域、C末端側を定常領域とよぶことになりました。この特徴はH鎖においても同じです〔H鎖の場合、定常領域が五種類以上でした（後述、**図6-10**参照）〕。ここに至り、**抗体の多様性を生み出しているのは、個々の抗体がN末端側に特有のアミノ酸の並び方をもつためであることが明らかになりました**。

多様性の謎の解明：掟やぶりの遺伝子再構成

抗体の姿が明らかになったことは、さらに新しい謎を生み出しました。一つのB細胞はただ一種類の抗体をつくるのですから、一〇〇種類の抗体をつくり出すには一〇〇種類のB細胞が必要ですね。ヒトのからだがもつリンパ球の総数は約一兆個です。**一兆種類の異なる抗体をつくるためには一兆種類の遺伝子が必要になります！** そんなに多くの遺伝子は、私たちの核の中のDNAには収まりません。ヒトの遺伝子のDNAの並び方をすべて解読したのが世界中で行われたヒトゲノムプロジェクトですが、その結果明らかになったことは、ヒトの遺伝子の総数はせいぜい四万個くらいであるということです。一兆種類の遺伝子をもつことはとうてい無理です。しかも、多くの可変領域があるにもかかわらずC末端側には共通の定常領域がなければなりません。

問 どうやってそのようなことが可能なのでしょうか？

謎は深まるばかりでした。

利根川進はこの問題に取り組みました。まず彼は、抗体の遺伝子がいくつくらいあるかを決めようとしました。試験管の中で増やせるマウスの骨髄腫はＢ細胞のがんですから、すべての細胞が同じ抗体をつくります。この細胞から抗体のｍＲＮＡを当時の方法で考え得る限り最も純度高く取り出し、そのｍＲＮＡと結合するＤＮＡを探しました。ｍＲＮＡはＤＮＡの塩基の並び方を忠実に反映していますから（ただし、ＴはＵになります）、ｍＲＮＡはもとの遺伝子のＤＮＡとくっつくことができます。この方法を用いて抗体の遺伝子が一個の細胞の中に何個あるかを決めようとしました。得られた結果は、抗体の可変領域の遺伝子は複数あるが、その数はせいぜい数百程度だろうというものでした。そこで、抗体の多様性は、複数の遺伝子がＢ細胞の中で高頻度に変異を起こし、アミノ酸の並び方が変わることによって生み出されるという考えが生まれました。しかし、話はそれでは終わりませんでした。

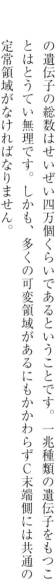

一九七〇年代に入り、細菌から制限酵素とよばれるDNAを切断する酵素の一群が見つかりました。この酵素群の特徴は、それまでに知られていたDNAを分解する酵素と違い、特定の塩基の並び方を見つけて切断するという性質でした。例えば、枯草菌の一種から分離されたBamHIという酵素は、GGATCCという六つの塩基の並びを見つけて、その部分でDNAを切断します。この酵素を用いて細胞から取り出したDNAを切断すれば、DNAは完全にバラバラにはならず、ある程度の長さを保ったまま適度に、しかし常に同じ場所で切断できます。単純に計算すれば、GGATCCという塩基の並びが現れる頻度は四の六乗＝四〇九六回に一回ですから、この酵素を用いるとDNAを平均四〇〇〇塩基の長さに切断することができます。利根川は早速この酵素に目をつけました（❹）。

❹制限酵素からCRISPR-Cas9：細菌の免疫！

制限酵素は細菌のウイルスであるバクテリオファージに対抗するシステムとして細菌が進化の過程で獲得したものです。いわば細菌の自然免疫です。一九七〇年代当時は細菌の分子遺伝学でホットな話題でした。しかしながら利根川は、これらの酵素が特定の配列のみを認識して切るという性質に目をつけ、これを自分の研究に利用することを思いつきました。素晴らしい目のつけどころですが、酵素は発見されたばかりですから売っているわけではありません。そこで、細菌から自分で酵素を抽出・精製して使いました。このようなところにも他人に先んじて大発見をする人の努力が伺えます。考えてみれば、発見されたばかりのものを利用すれば新しい発見に出会う可能性は高いわけですが、一方で、自分で用意しなければならないのは当たり前です。今では制限酵素はネットで注文すれば二、三日で配達されますが、最先端を走るためにはそれでは遅いのです。かくいう私も学生時代にアミノ酸を購入したときに、指導教授から「昔は血液から自分で精製したものだ」といわれたことがありました。

新しい酵素といえば、最近のゲノム編集に使われるCRISPR-Cas9も制限酵素と同様に細菌がバクテリオファージに対抗するシステムとして進化の過程で獲得したものです。一九八七年に日本人の石野良純によって発見されました。侵入してきたバクテリオファージのＤＮＡの断片を自分のＤＮＡに取り込んで、同じ塩基の並び方をもつバクテリオファージが再び入ってきたときに切ってしまうという作戦です。これなどはまさに免疫記憶です。遺伝子を改変する遺伝子編集という点から注目されてノーベル賞にも輝いたCRISPR-Cas9ですが、私には細菌に獲得免疫のようなはたらきがあることの方が衝撃でした。

Ｂ細胞のＤＮＡと肝臓のＤＮＡをこの酵素で切断し、切断したＤＮＡを電気泳動という方法を用いて長さの長いものから短いものへ順番に分けて、抗体のmRNAを放射性同位元素で印をつけ（これをプローブとよびます）、それがくっつくDNAの断片、すなわち遺伝子を探していきました。その結果はたいへん興味深いものでした。抗体をつくらない肝臓のDNAでは抗体の遺伝子は可変領域と定常領域が別々のDNA断片にあるのに、抗体をつくる骨髄腫のDNAでは両者が同じDNA断片にあることがわかったのです（図3-4）。

詳しい解析から、H鎖の可変領域のDNAにはV領域、D領域、J領域と名付けられた三つの領域にそれぞれ複数の遺伝子があり、普通の細胞では離れているこれらの遺伝子の一つずつが、B細胞が成熟する過程でつなぎ合わされることによって、最終的に定常領域の近くに集まってくることがわかりました（図3-5）。L鎖の可変領域はV領域とJ領域の二つからつくられます（図3-5）。そして、別々につくられるH鎖とL鎖が組合わさることによって、無限とも思える多様性が生み出されるのです。このような遺伝子再構成は、核の中のDNAにある遺伝子の情報は不変であり、あらゆる細胞はその遺伝子の情報によって規定された運命をたどるという、それまでの考えをうち砕く驚天動地の結果でした。この発見に対し、一九八七年に利根川にノーベル生理学・医学賞が与えられました（❺）。

❺ヤーネと利根川

遺伝子の再構成によって抗体の多様性が生み出されることを証明した利根川進の

研究は、スイスのバーゼルにあったバーゼル免疫学研究所で行われました。そのときの所長は免疫学者でノーベル生理学・医学賞受賞者のヤーネでした。利根川はもともと免疫を専門にしていたわけではなく、バーゼルへ来る前はアメリカのカリフォルニアでウイルスの研究をしていました。バーゼルへ赴任した直後に「北里柴三郎を知っているか？」とヤーネに訪ねられた利根川は「名前は知っているが何をした人かは知らない」と答えたそうです。後年ノーベル賞を受賞した利根川にヤーネは祝電を打つのですが、その電文は「You accomplished what Kitasato started.」でした。北里が発見した抗体の秘密を利根川が解いた、という意味と、北里が受賞できなかったノーベル賞を受賞した、という二つの意味が込められていました。

その後、ＩｇＭとＩｇＧのように抗原結合部位（つまり可変領域）が同じで定常領域の構造が異なる別の種類の抗体が得られる現象（クラススイッチ）も、複数ある定常領域の遺伝子が再構成されて、同一の可変領域が異なる定常領域に結合してつくられることもわかりました（後述、**図6-10**参照）。また、遺伝子再構成に加えて、いったんできあがった遺伝子もB細胞の中で頻繁に変異が起きてアミノ酸の並びが変わることがわかり、この過程で抗原への結合力が強い抗体がつくられる（親和性成熟）こともわかりました。ここに到り、抗体の

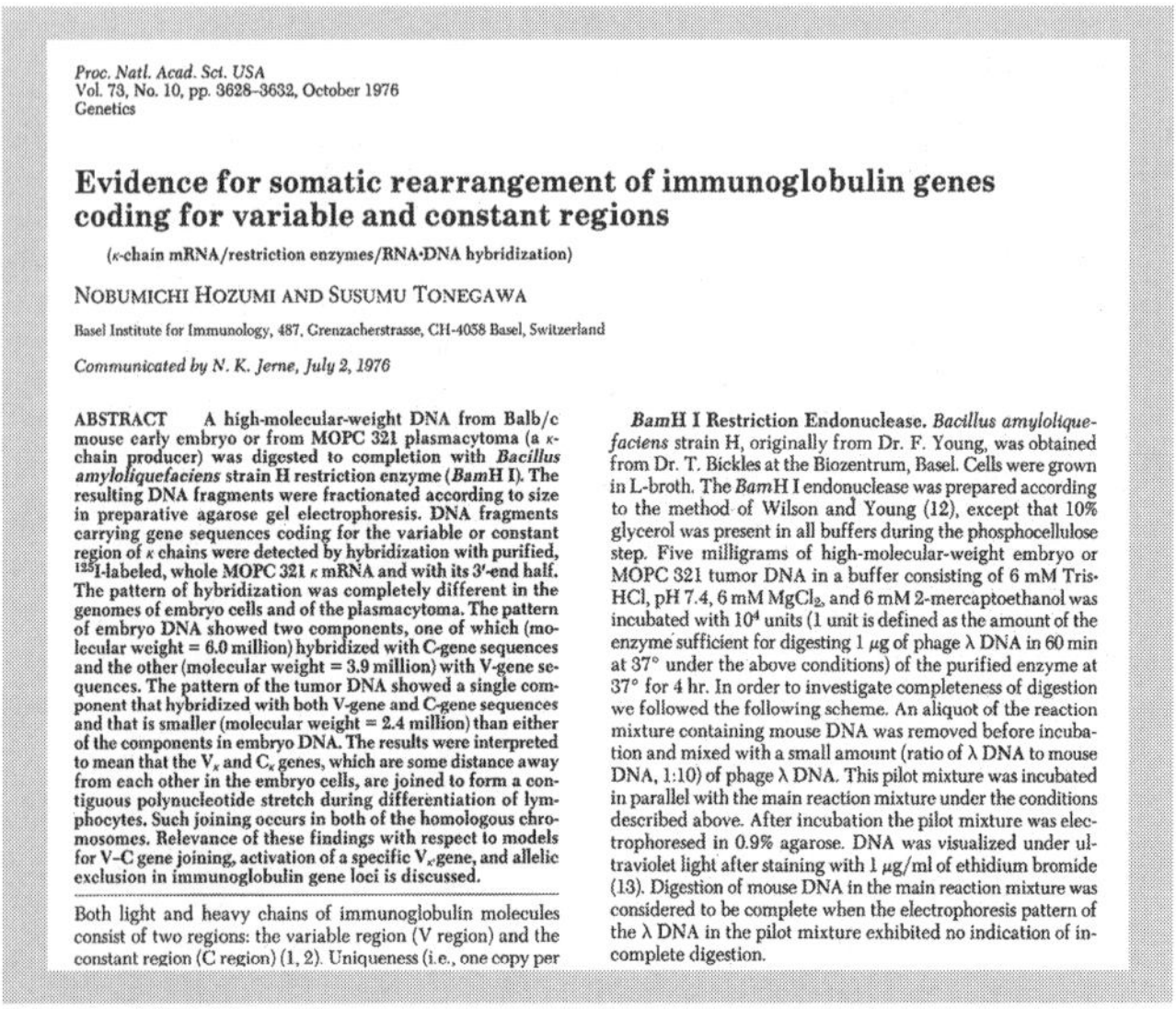

Proc. Natl. Acad. Sci. USA
Vol. 73, No. 10, pp. 3628–3632, October 1976
Genetics

Evidence for somatic rearrangement of immunoglobulin genes coding for variable and constant regions

(κ-chain mRNA/restriction enzymes/RNA·DNA hybridization)

NOBUMICHI HOZUMI AND SUSUMU TONEGAWA

Basel Institute for Immunology, 487, Grenzacherstrasse, CH-4058 Basel, Switzerland

Communicated by N. K. Jerne, July 2, 1976

ABSTRACT A high-molecular-weight DNA from Balb/c mouse early embryo or from MOPC 321 plasmacytoma (a κ-chain producer) was digested to completion with *Bacillus amyloliquefaciens* strain H restriction enzyme (*Bam*H I). The resulting DNA fragments were fractionated according to size in preparative agarose gel electrophoresis. DNA fragments carrying gene sequences coding for the variable or constant region of κ chains were detected by hybridization with purified, ^{125}I-labeled, whole MOPC 321 κ mRNA and with its 3′-end half. The pattern of hybridization was completely different in the genomes of embryo cells and of the plasmacytoma. The pattern of embryo DNA showed two components, one of which (molecular weight = 6.0 million) hybridized with C-gene sequences and the other (molecular weight = 3.9 million) with V-gene sequences. The pattern of the tumor DNA showed a single component that hybridized with both V-gene and C-gene sequences and that is smaller (molecular weight = 2.4 million) than either of the components in embryo DNA. The results were interpreted to mean that the $V_κ$ and $C_κ$ genes, which are some distance away from each other in the embryo cells, are joined to form a contiguous polynucleotide stretch during differentiation of lymphocytes. Such joining occurs in both of the homologous chromosomes. Relevance of these findings with respect to models for V–C gene joining, activation of a specific $V_κ$-gene, and allelic exclusion in immunoglobulin gene loci is discussed.

Both light and heavy chains of immunoglobulin molecules consist of two regions: the variable region (V region) and the constant region (C region) (1, 2). Uniqueness (i.e., one copy per

***Bam*H I Restriction Endonuclease.** *Bacillus amyloliquefaciens* strain H, originally from Dr. F. Young, was obtained from Dr. T. Bickles at the Biozentrum, Basel. Cells were grown in L-broth. The *Bam*H I endonuclease was prepared according to the method of Wilson and Young (12), except that 10% glycerol was present in all buffers during the phosphocellulose step. Five milligrams of high-molecular-weight embryo or MOPC 321 tumor DNA in a buffer consisting of 6 mM Tris·HCl, pH 7.4, 6 mM $MgCl_2$, and 6 mM 2-mercaptoethanol was incubated with 10^4 units (1 unit is defined as the amount of the enzyme sufficient for digesting 1 μg of phage λ DNA in 60 min at 37° under the above conditions) of the purified enzyme at 37° for 4 hr. In order to investigate completeness of digestion we followed the following scheme. An aliquot of the reaction mixture containing mouse DNA was removed before incubation and mixed with a small amount (ratio of λ DNA to mouse DNA, 1:10) of phage λ DNA. This pilot mixture was incubated in parallel with the main reaction mixture under the conditions described above. After incubation the pilot mixture was electrophoresed in 0.9% agarose. DNA was visualized under ultraviolet light after staining with 1 μg/ml of ethidium bromide (13). Digestion of mouse DNA in the main reaction mixture was considered to be complete when the electrophoresis pattern of the λ DNA in the pilot mixture exhibited no indication of incomplete digestion.

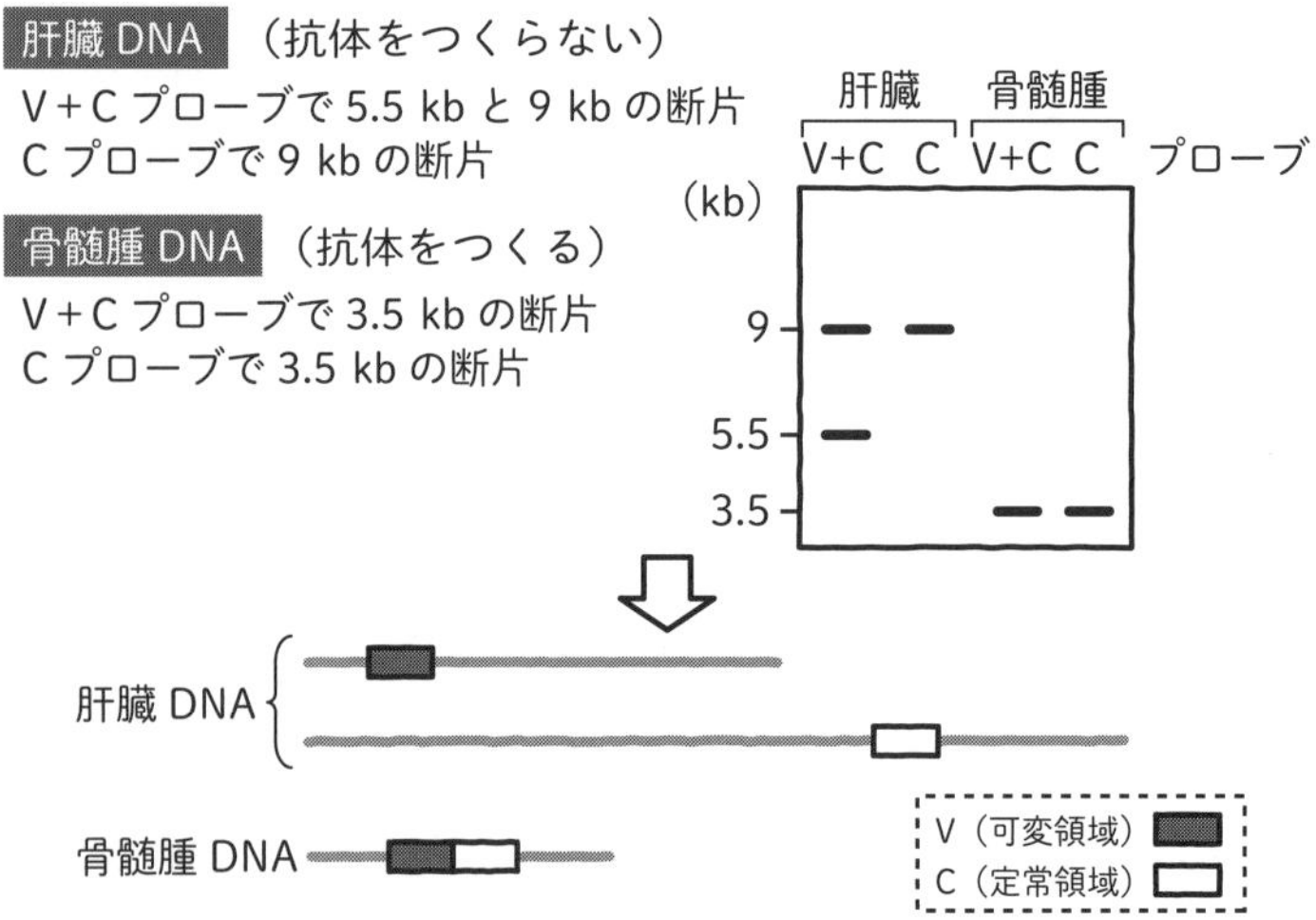

図3-4 抗体遺伝子はDNAの再編成によってつくられる

写真は抗体遺伝子の再構成をはじめて報告した論文（Hozumi, N. & Tonegawa, S.:Proc. Natl. Acad. Sci. USA, 73：3628–3632, 1976）。

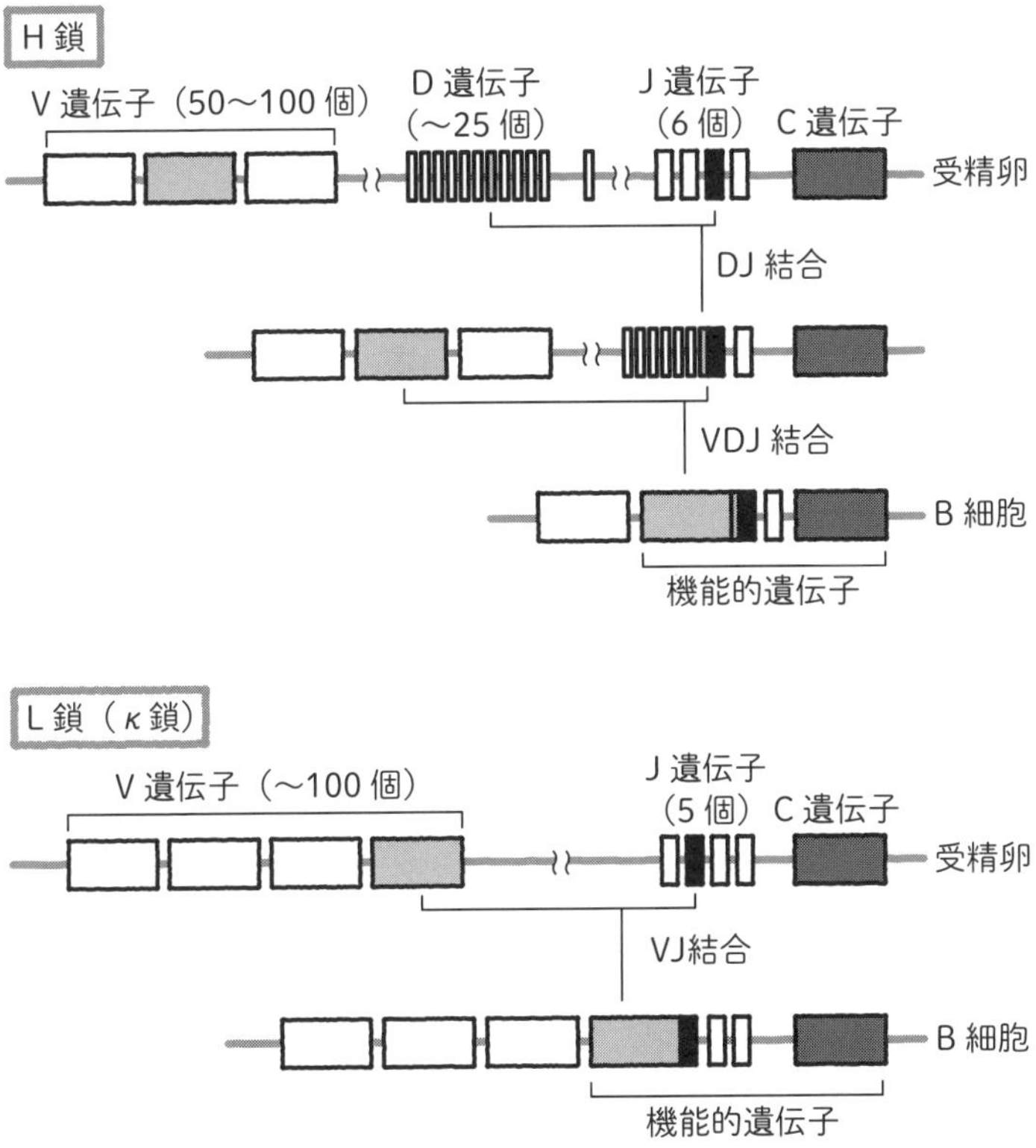

図3-5　抗体遺伝子の構造

マウス受精卵の遺伝子構造と再構成によってB細胞にみられる構造を模式的に表した。H鎖のC領域には複数の遺伝子があり、それぞれクラスを決定している。μ：IgM、δ：IgD、γ3：IgG3、γ1：IgG1、γ2b：IgG2b、γ2a：IgG2a、ε：IgE、α：IgA。

多様性を生み出すしくみや結合力が強い抗体を生み出すしくみがようやく明らかになったのです。それから約一〇年後の一九八〇年代半ばになり、T細胞の目に当たるT細胞受容体でも抗体と同様な方法で多様性が生み出されることが明らかになりました。

2 自分を自分とわかるのはなぜだろう——拒絶反応のからくり

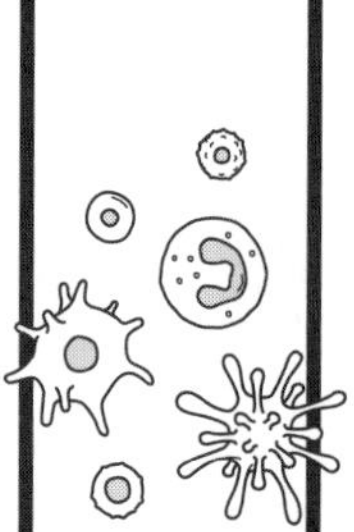

自分を表すＱＲコード：愛玩動物が役に立ったＭＨＣの発見

私たちのからだは多くの臓器からできていますが、腎臓や心臓などの臓器がはたらかなくなると命にかかわりますね。治療法の一つは臓器移植ですが、臓器移植の大きな問題は拒絶反応です。臓器移植を可能にした最初の重要な貢献は、二〇世紀初頭の血管同士をつなぐ血管吻合法の開発でした。腎臓は二つあり、一つ取っても命に別状はありませんから、主にイヌを用いて腎臓の移植の研究が進みました。その結果、外科的に臓器の吻合に成功しても自分の腎臓の移植以外はうまくいかず、拒絶されることがわかりました。ヒトでも試みられましたが、当然のことながら拒絶反応により他人からの腎臓の移植は成功しませんでした。唯一の例外は一卵性双生児間の移植で、この場合には拒絶反応はみられませんでした。

拒絶反応のしくみの解明に役立ったのがハツカネズミでした。ハツカネズミは洋の東西を問わず愛玩動物として飼育されていました。珍しい毛色のハツカネズミは当然もてはやされます。繁殖家は珍しい毛色のハツカネズミが生まれると、それを増やすために近親交配によってその毛色をもつハツカネズミを増やそうとしました。その過程でつくられたハツカネズミが研究の世界にもち込まれたのです。第1章でもお話ししましたが、研究の世界ではハツカネズミをマウスとよびます。何代にもわたって兄妹交配をくり返すことによって、親子兄弟が全く同じ遺伝子をもつようになり、皆が一卵性双生児と同じ関係になります。このようなマウスを純系とよびます。**純系のマウス同士では移植した臓器は拒絶されないことがわかりました**。この結果は、一卵性双生児間で拒絶反応が起こらないことと合わせ、移植できるかどうか、あるいは拒絶反応が起きるかどうかが遺伝子で決まっていることを想像させます。

序章でお話ししたように、ＤＮＡが集まって染色体をつくり、染色体が集まって核をつくります（**図序-1**参照）。普通の細胞の核には父親と母親から受け継いだ染色体があります。ヒトでは父親からもらった染色体二三本と母親からもらった染色体二三本がペアになっており、そのうち最後の一組は性染色体とよばれるＸ染色体かＹ染色体で、ＸＸなら女性、ＸＹなら男性となります。その他の染色体には大きいものから順番に番号がつけられており、第一～第二二番染色体まであります。これらを常染色体とよびます。各染色体についてみれば、両親から受け継ぐ染色体はそれぞれが祖父からもらった染色体と祖母からもらった染色体から無作為に選ばれるため、その組合せの数は二×二＝四通りです。したがって二三種類の染色体では四の二三乗通り、つまり一兆通り以上の組合せになります。だから、兄弟は似ているとはいえ一卵性双生児とは違ってそれほどは似ていないのですね。なお、マウスの染色体は一九組の常染色体と一組の性染色体でできています。

さて、愛玩動物から生まれた純系のマウスを用いて拒絶反応にかかわる遺伝子を決める実験が長い年月をかけて行われました（**図3-6**）。技術的には皮膚移植が一番簡単なので、移植された皮膚を拒絶するかどうかを決定する遺伝子があると仮定し、さらに移植を受けるマウスと同じ遺伝子をもっている皮膚は拒絶されないと仮定します。仮に白いマウスの遺伝子型をW、黒いマウスの遺伝子型をBとしましょう。染色体は父親由来と母親由来の二本ずつありますから、白いマウスの遺伝子型はWW、黒いマウスの遺伝子型はBBとなります。白いマウス（WW）同士や黒いマウス（BB）同士では拒絶反応は起きませんが、白いマウスと黒いマウスの間では拒絶反応が起こります。白いマウスと黒いマウスを交配して生まれたマウスは、両親からBとWを一つずつもらうのでBWとなります。**このマウスはどちらのマウスの皮膚も拒絶しませんでした**。このマウスをさらに黒いマウス（BB）と交配すると、次の代にはBBとBWの二種類のマウスが生まれます。このうちBBのマウスは白いマウス（WW）の皮膚を拒絶しますが、BWのマウスは白いマウスの皮膚を拒絶しません。白いマウスの皮膚を拒絶しないマ

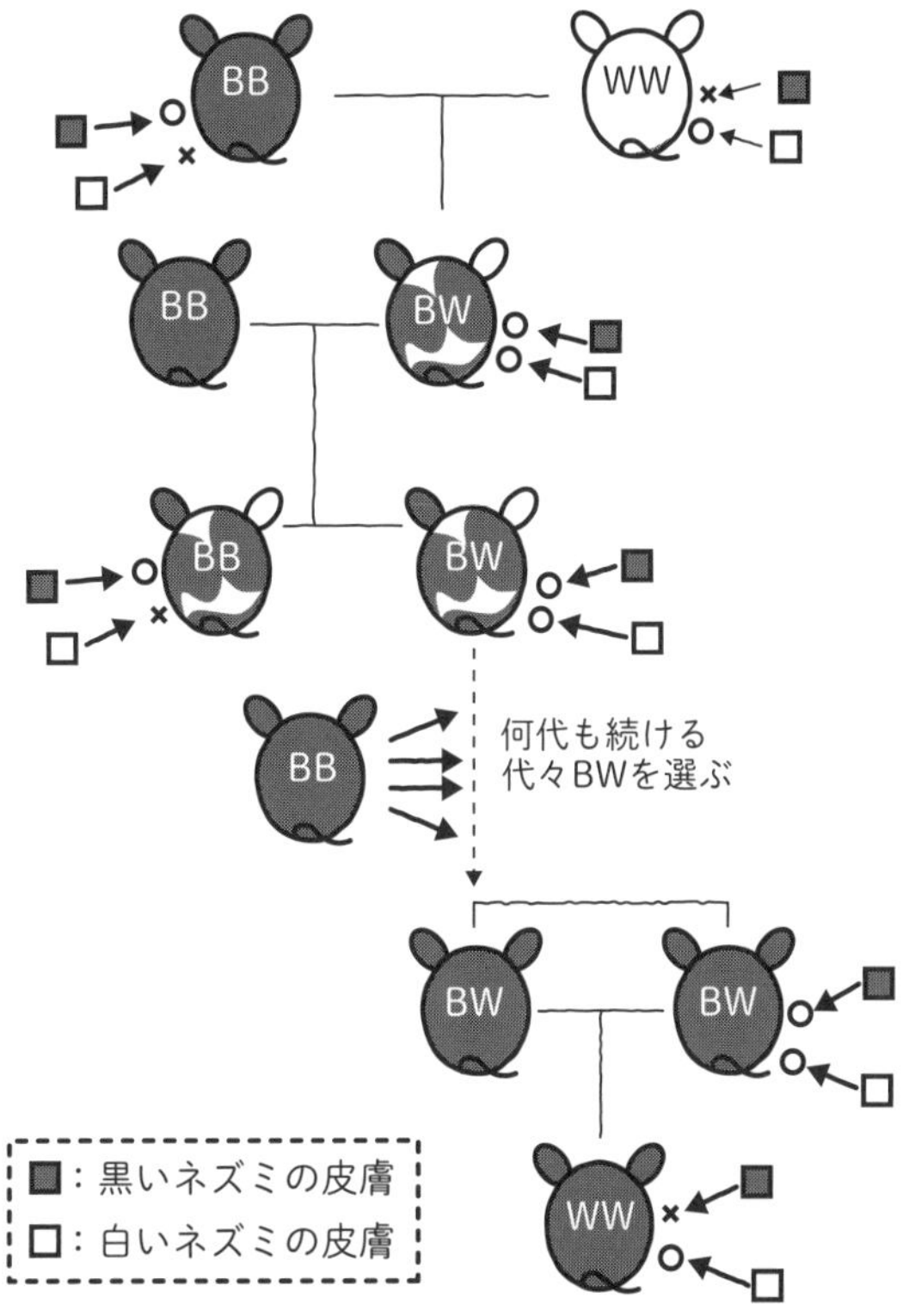

図3-6　拒絶反応の有無を決める遺伝子を探す実験

皮膚の色は実際にはまだらにはなりません。

ウス（BW）を何代にもわたって黒いマウス（BB）と交配していくと、染色体のほとんどは黒いマウスのものに置き換わっていきます。同じ番号の染色体同士で組換えが起こることもありますが、常に白いマウスの皮膚を受け入れるマウスを選び続けることによって、**拒絶にかかわる遺伝子だけがBWであり、他の遺伝子はすべて黒いマウスの遺伝子に置き換わったマウスができま**

す。このマウスの皮膚は黒ですが白いマウスの皮膚を拒絶しません。最終的には兄妹交配によって、拒絶にかかわる遺伝子のみが白いマウス由来のWWで、残りの遺伝子が黒いマウスの系統がつくられました。このマウスは白いマウス（WW）の皮膚は拒絶しませんが、もとの黒いマウス（BB）の皮膚は拒絶します。実は**毛の色を決める遺伝子と拒絶にかかわる遺伝子は違うのです**。この実験の場合、何代も交配を続けると子孫の毛の色はすべて黒になりますが、毛の色と拒絶は関係がありません。このようなマウスが多数つくられ、拒絶反応にかかわる遺伝子の場所が決められた結果、拒絶にかかわる遺伝子がマウスの第一七番染色体にあることがわかりました。この部分には拒絶にかかわる遺伝子が複数あり、主要組織適合性複合体〔MHC（Major Histocompatibility Complex）〕とよばれています。難しい名前ですが、かみ砕いていうと「拒絶にかかわる複数の遺伝子の集合体」という意味です。

よく「何々になりやすい体質」などという表現をしますね。免疫においても、**特定の抗原に反応して抗体ができやすいマウスの系統とそうでない系統があります**。そのような反応のしやすさやしにくさが遺伝子で決まっていることがわかり、その遺伝子は免疫調節遺伝子（Ｉｒ遺伝子）と名付けられました。どの染色体にあるかを先ほどと似たような方法で決めてみると、Ｉｒ遺伝子も複数あり、やはりＭＨＣの中にあることがわかりました。これらのＭＨＣの遺伝子からつくられるタンパク質は細胞の表面にあります。現在では、拒絶にかかわるＭＨＣをＭＨＣクラスⅠ、Ｉｒ遺伝子をＭＨＣクラスⅡとよんでいます（**図3-7**）。Ｍ

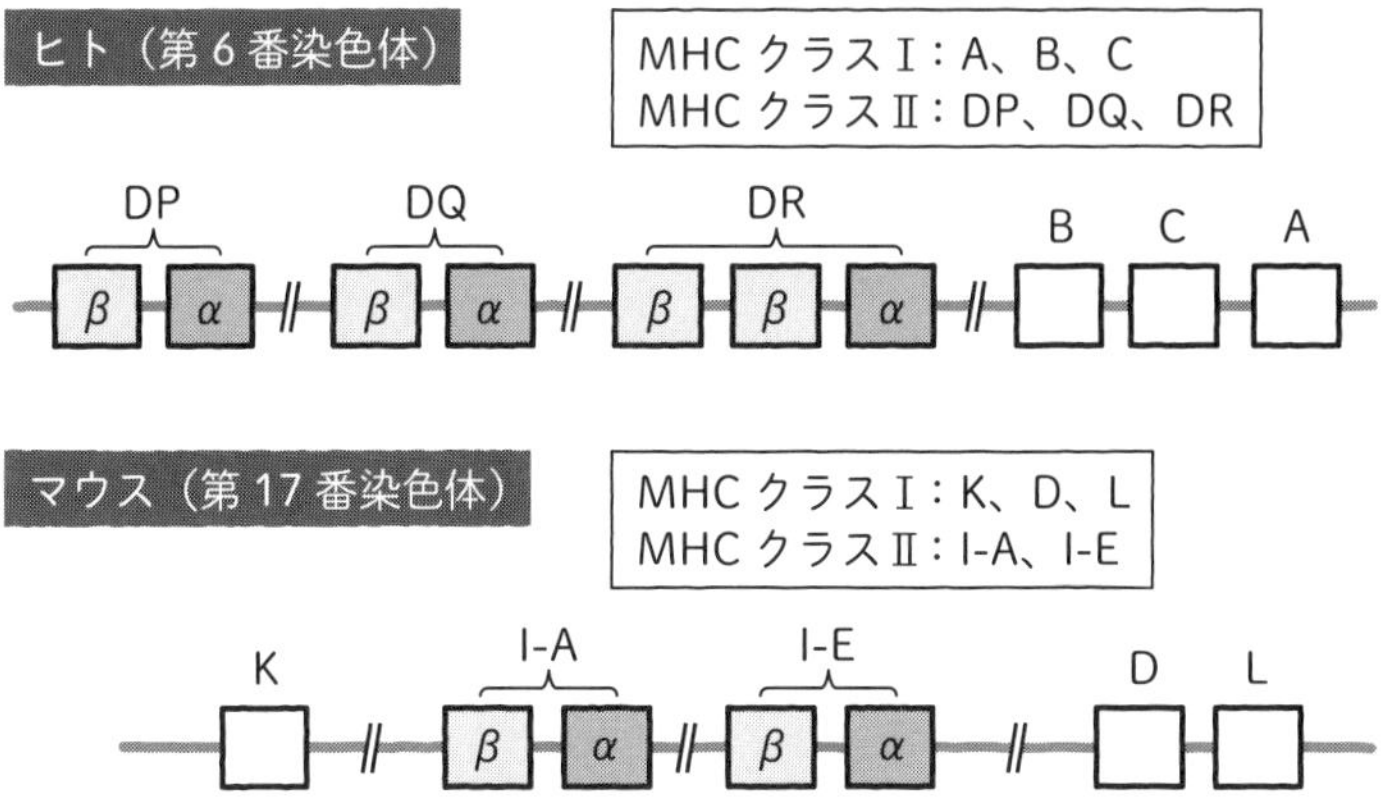

図3-7　ヒトとマウスのMHC遺伝子の模式図

1つの四角がタンパク質をコードする部分を表す。MHCクラスⅡは2つのタンパク質からなり、αとβとよばれる。

HCクラスⅠはほぼすべての細胞の表面にありますが、MHCクラスⅡはB細胞、マクロファージ、樹状細胞などの限られた細胞のみがもっています。

ヒトの拒絶反応にかかわるタンパク質は、くり返し輸血を受けた患者さんの血液中に出現する抗白血球抗体、いわば白血球の血液型の研究から明らかになりました。白血球の血液型を決めるタンパク質は白血球の表面にあることからHLA（Human Leukocyte Antigen：ヒト白血球抗原）とよばれます。これがヒトのMHCです。

複数あるMHCの遺伝子が移植する側とされる側で全く同じであれば移植した臓器は拒絶されません。しかし、染色体のMHCの部分には遺伝子が複数存在し（**図3-7**）、それぞれの遺伝子に多くの異なる型（BとWだけではない）が存在するために、その組合せは膨大な数になります。例えば、一つの遺伝子が二つの異なる型（例えばBとW：このような遺伝子同士を対立遺伝子とよびます）をもつとして、そのような遺伝子が四つあるとします。二つの対立遺伝子が二本の染色体上で表現できる型は三通り（BB、BW、WW）ですから、四つの遺伝子でつくられる組合せは合計で三の四乗＝八一通りです。もしも一つの遺伝子が五つの異なった型を表現できる、つまり五つの対立遺伝子をもつならば、組合せの総計は一五の四乗＝五万六二五通りになります。実際には対立遺伝子の数は一〇〇以上あり、また拒絶にかかわる遺伝子の数も多いので、その組合せは天文学的な数字になるのです。たくさんの対立遺伝子をもつことを多型性（Polymorphism）とよびます。ＭＨＣの型は親子でも半分は異なり、兄弟でも親の二本の染色体から一本ずつもらうので、完全に一致する確立は四分の一です。そして他人ではめったに一致しません。ＭＨＣの組合わせはいわば個人を特定するＱＲコードのようなものです。単純計算では、**自分と同一の型をもつ赤の他人は地球上に一人いるかいないか、といったところです**。それゆえに、拒絶反応を避けることはとても難しく、臓器を提供する人を探すのはたいへんなのです。そこで多くの場合、肉親のように似たようなＭＨＣの組合わせをもつ人から臓器の提供を受けて移植することになりますが、それでも多くの場合、拒絶反応を抑えるために免疫抑制剤を服用することが必要になります。移植の際の拒絶反応の問題を避けるために再生医療に期待がかかっていますが、これについては第7章4でお話ししましょう。

なかにはＭＨＣクラスＩをもたない細胞もあります。**赤血球と胎盤の濾胞細胞はＭＨＣク**

ラスーをもちません。赤血球にMHCクラスIがないからこそ、血液型さえ合えば輸血ができるのです。母親からみれば胎児の遺伝子の半分は生物学的には異物である父親由来です。母親と胎児の間にある胎盤の濾胞細胞がMHCクラスIをもっていれば胎児を母体が維持するのは難しいと思われますが、その部分にMHCクラスIがないとは、よくできたしくみではありませんか。

免疫のかかわりと後天的免疫寛容の発見

拒絶反応が免疫のはたらきによることを看破したのはメダワーでした。第二次世界大戦中、ドイツの空爆を受けていたイギリスでは、熱傷治療のための大掛かりな皮膚移植の研究が行われていました。これを指揮していたメダワーは、一卵性双生児でないかぎり皮膚移植が成功しないことを改めて知るわけですが、同じ提供者からくり返し皮膚移植を行うと、二度目には拒絶反応が起きるまでの時間が短縮されることを観察しました（**図3-8A**）。二度目の反応が一度目よりも早いことから拒絶反応と免疫のかかわりに気づいたのです。

一卵性双生児と違って二卵性双生児は兄弟姉妹と遺伝的には同じ関係ですから、当然拒絶反応が起こります。ところが、ウシでは一卵性双生仔でなくても二卵性双生仔同士でしばしば拒絶反応が起きずに移植ができる、つまり免疫寛容が成立している場合があることが知ら

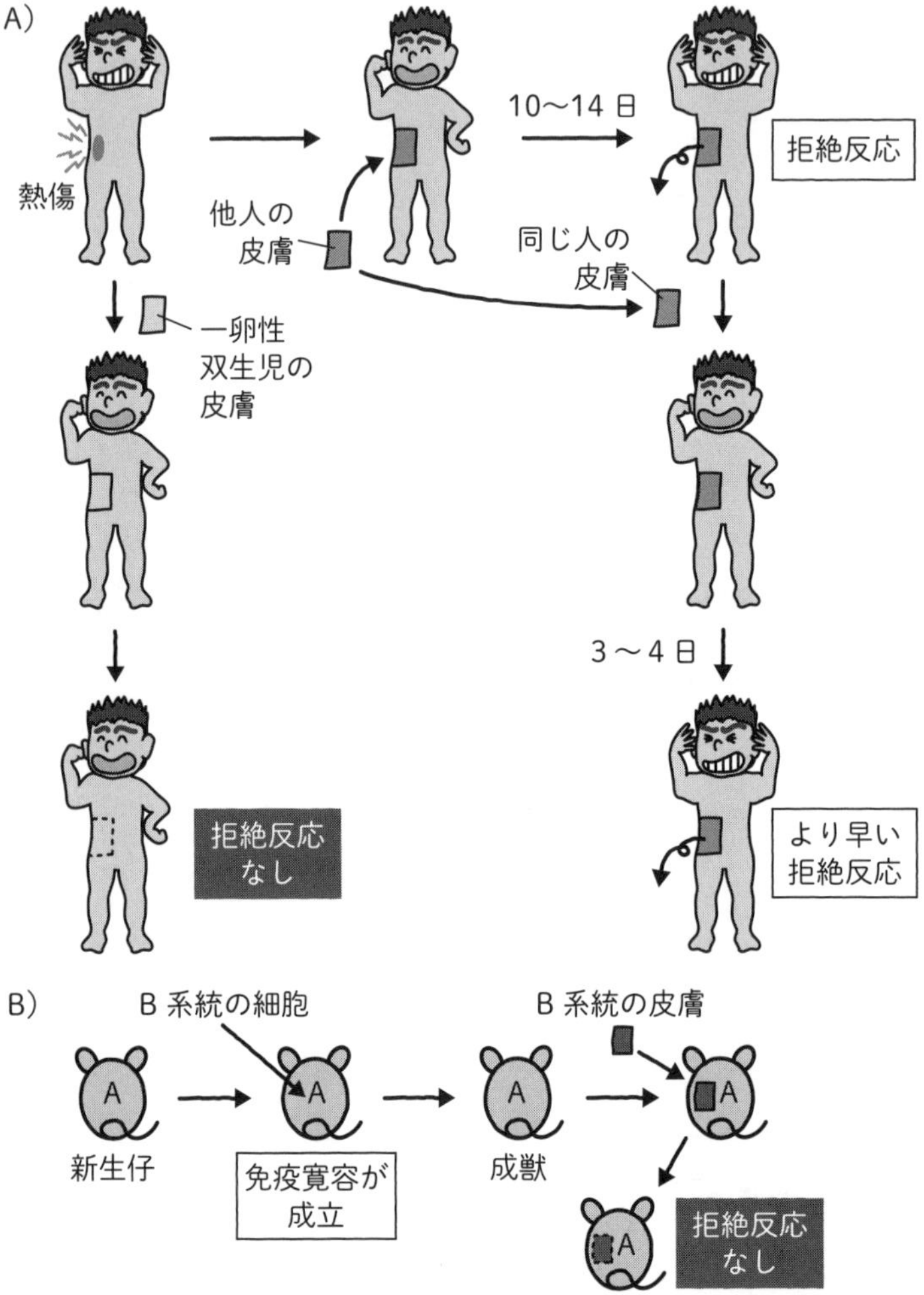

図3-8　ヒトおよびマウスの皮膚移植から明らかになった拒絶反応と免疫のかかわり

A）同一人からの二度目の移植はより早く拒絶される。B）後天的免疫寛容を示したメダワーの実験。

れていました。メダワーはこの報告を子細に検討し、ウシの二卵性双生仔が胎盤を共有することで互いの血流が混合されていることを知ります。そして、二卵性双生仔のウシでは胎仔期の早い時期から互いの細胞が行き来していることが、双生仔が互いに相手を拒絶しないことと関係があるのではないかと考えました。これを確認するため、生後間もないマウスに異なる系統のマウスの細胞を投与してみました。投与されたマウスが成獣になった後に投与した細胞をとったもとのマウスの皮膚移植をしたところ、拒絶反応は起きませんでした（**図3-8B**）。つまり、後天的に（生まれた後に）免疫寛容状態をつくることに成功したのです。この実験結果から、免疫の発達の初期に存在する抗原に対しては免疫が反応しなくなるしくみをもっており、これが自己寛容の本質ではないかと考えました。この観察は、前述のバーネットが自己寛容の問題を考えるに当たり大きな影響を与えました。

メダワーはこれをヒトの移植にも応用できないかと考えましたが、それは成功しませんでした。マウスでは胸腺でのT細胞の成熟が生後に起こるため、第1章でミラーが行ったような生まれた直後の胸腺摘出でT細胞をとり除くことができます。同様に、生まれた直後に別系統の細胞を投与すればそれを自己抗原とみなすため、メダワーの実験で後天的免疫寛容が誘導できたのです。一方、**ヒトでは母体中でT細胞の成熟がほぼ終了するために新生児の胸腺を摘出しても大きな影響はありません。また、新生児に他人の細胞を投与しても免疫寛容は誘導されません。**残念ながら、メダワーの研究は熱傷治療には役に立ちませんでしたが、自己寛容の成立のしくみの理解に大きな貢献をしたのでした。免疫寛容のしくみを明らかにしたメダワーとバーネットは、一九六〇年にノーベル生理学・医学賞を受賞しました。

本章でお話ししたように、謎だらけの免疫の不思議は、タンパク質の分析や分子生物学における方法論の開発によって次々と解かれました。次章からは私たちのからだの免疫がどのようにはたらいているかを見ていくことにしましょう。

第4章　免疫はものを見分ける

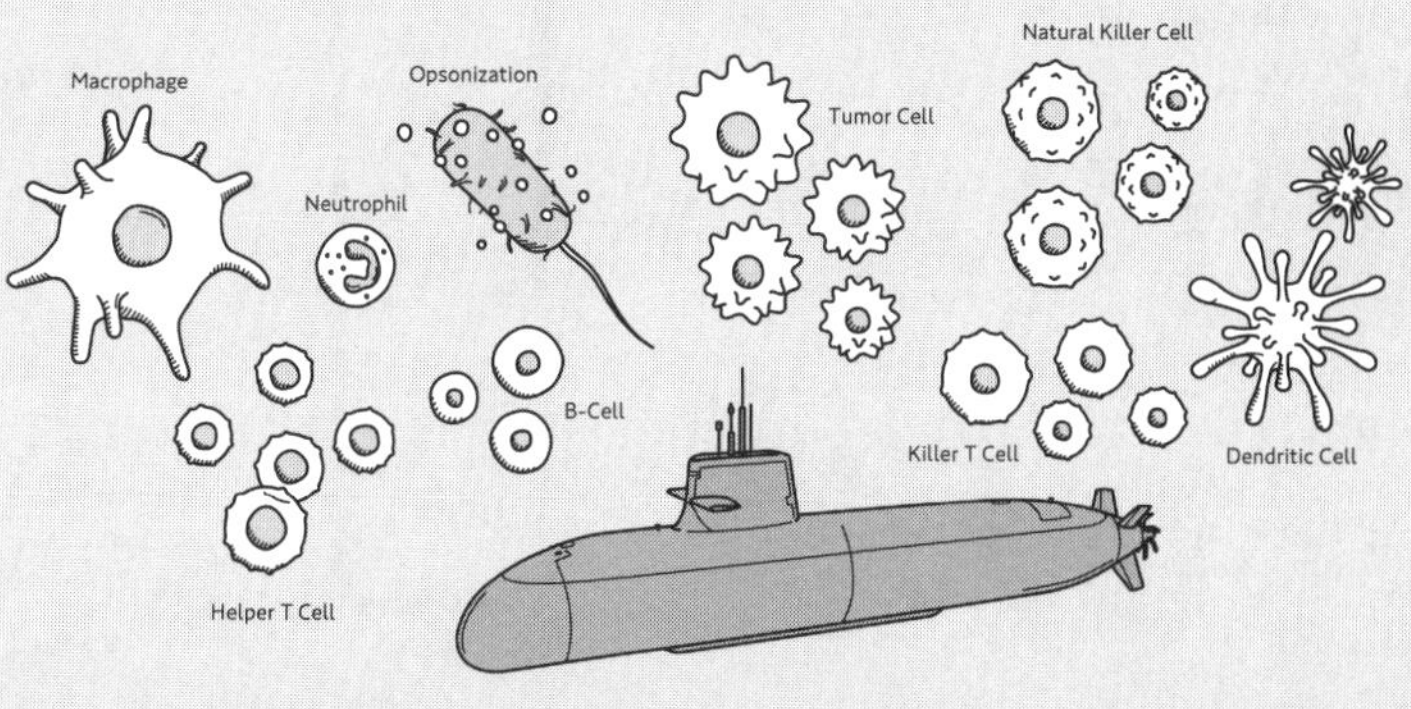

ここからは、私たちのからだの免疫がどのようにはたらいているかをお話ししましょう。まず、免疫の最も大事な役割といえる〝ものを見分ける〟という役目がどのようなしくみで成り立っているかを見ていきましょう。

1 目立つ異物を見つけ出す方法

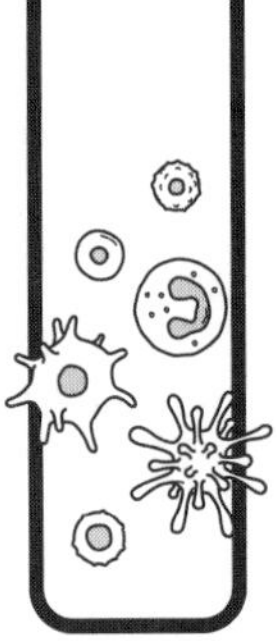

お砂糖は大事な目印：糖鎖とレクチン

問 異物を見つけ出すにはどうしたらよいでしょう？

一つのやり方は、自分がもっていないものを見つけ出すしくみをもつことです。この方法にもいろいろと考えられますが、積極的に見つけ出すためにはアンテナが必要ですね。このアンテナを〝受容体〟とよび、私たちのからだはさまざまな受容体（細胞の表面にある場合もあれば血液中にもつ場合、細胞の中にある場合もあります）をもっています。この受容体を使って、**哺乳類がもっていない構造を目印にする方法の典型的な例が糖鎖です**。コーヒーに入れる甘いお砂糖はグルコースとフルクトースという二つの糖がくっついたものですが、

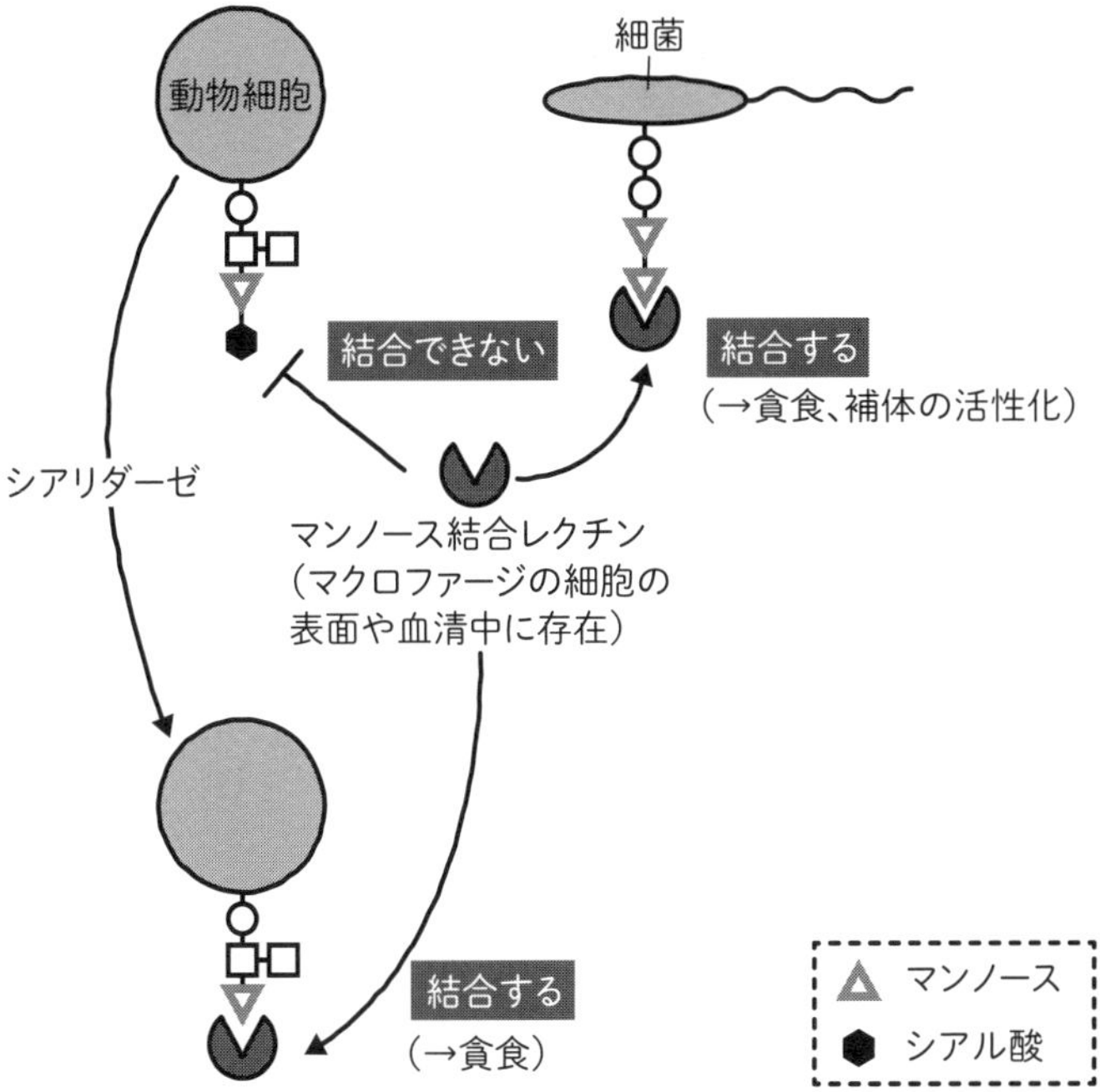

図4-1　レクチンを介した認識

細胞表面にはさまざまな糖が鎖のようにつながった糖鎖があります。お砂糖がとても水に溶けやすいように糖鎖は親水性がとても高く、水の中で生まれた生物にとっては重要です。**生物によってそれぞれ違った糖鎖をもっており、糖鎖の違いを見分ける受容体として、レクチンと総称されるいろいろな糖鎖に特異的に結合するタンパク質が知られています。**代表的なものにマンノース結合タンパク質があります。哺乳類では糖鎖の末端にはシアル酸やフコースが結合しており、マンノースは露出していません。一方で、微生物の表面には多くの場合にマンノースが露出しています。この違いを利用して、マクロファージなどの食細胞が細菌を見つけ出して貪食するときにはマンノース結合タンパク質γの一種であるマンノース受容体が活躍します（**図4-1**）。マクロファージは細菌を貪食しますが自分の細胞は貪食しません。しかし、おもしろいことに、シアリダーゼという酵素を使ってシアル酸をとってしまうと、マンノースが露出してマクロファージに貪食されるようになります。後でお話ししますが、マンノースは補体のはたらきでも重要です。

危険を知らせるのろし：ＴＬＲとＮＬＲ

哺乳類で自分がもっていない構造を見分ける受容体の代表が、第1章2でお話しした Toll様受容体（Toll-like receptor：TLR）です。哺乳類では一〇を超えるＴＬＲが見つかっています。植物はもっとたくさんもっています。いろいろな研究の結果、ＴＬＲは**表4-1**に示すように、さまざまな物質を見分ける受容体であることがわかりました。大腸菌やサルモネラ菌などのグラム陰性菌がもつリポ多糖、黄色ブドウ球菌などのグラム陽性菌や、結核菌やらい菌などのマイコバクテリアがもつリポペプチド、細菌の鞭毛を構成するタンパク質のフラジェリンなど、哺乳類がもたないさまざまな物質を結合します。また、ウイルスのものと考えられるＲＮＡ（一本鎖のＲＮＡもＤＮＡのように二重らせんのＲＮＡも）も結合し

表4-1　TLRのリガンド

TLR	代表的リガンド	代表的微生物
1+2	トリアシルリポペプチド	グラム陽性菌
2+6	ジアシルリポペプチド	マイコバクテリア
3	二重鎖RNA	RNAウイルス
4	リポ多糖	グラム陰性菌
5	フラジェリン	鞭毛をもつ細菌
7､8	一本鎖RNA	RNAウイルス
9	CpG-DNA	DNAウイルス､細菌

リガンドは受容体に結合できる物質のこと。

ます。さらに、ＣｐＧ-ＤＮＡとよばれるＤＮＡを結合するものもあります。哺乳類ではＤＮＡ上のＣＧという配列は遺伝子のオン・オフを制御する領域に集中していて、多くの場合にはＣがメチル化されることで遺伝子からｍＲＮＡをつくることが抑えられています。また、ＤＮＡはヒストンなどのタンパク質が結合していま す。一方、細菌やウイルスではＤＮＡはメチル化されず、例外はありますがヒストンもくっついていません。このような違いを利用して、ＴＬＲ９は細菌やウイルス由来のＤＮＡを見分けているようです。ただし、核酸の構造は基本的にはすべての生物に共通で、私たちのＤＮＡやＲＮＡも裸になれば異物として結合することがわかっています。

細胞の中にも異物を見つけ出す受容体があります（**表４-２**）。ＲＩＧ-Ｉファミリー（ＲＩＧ-

表4-2　細胞内受容体のリガンド

受容体	代表的リガンド	代表的微生物
RIG-I	二重鎖RNA 5′末端に3′リン酸をもつRNA	RNAウイルス全般
Mda5	二重鎖RNA 5′末端に3′リン酸をもつRNA	RNAウイルス （ピコルナウイルス属）
Nod1 Nod2	ペプチドグリカン	細菌
NLRP1	炭疽毒	炭疽菌
NAIP Ipaf	フラジェリン	鞭毛をもつ細菌
cGAS AIM2	DNA	細菌、ウイルス
NLRP3	尿酸結晶、アスベストなど	—

IとMda5）は主にウイルスのRNAの受容体としてはたらき、NLR（ノッド様受容体：Nod-like Receptor）ファミリーのNod1やNod2は細菌のペプチドグリカンを、NAIPやIpafはフラジェリン、NLRP1は炭疽菌の毒素の受容体としてはたらきます。また、cGAS（cyclic GMP-AMP synthase）やAIM2はDNAの受容体としてはたらきます。哺乳類のDNAも裸になるとこれらの受容体が結合します。**TLRが細胞表面やエンドソーム**（図4-2）**にあって細胞の外にある異物を見つけ出すのに対し、これらのタンパク質は細胞質の中の異物を見つけ出します。**ウイルスや細胞内に侵入する細菌を見

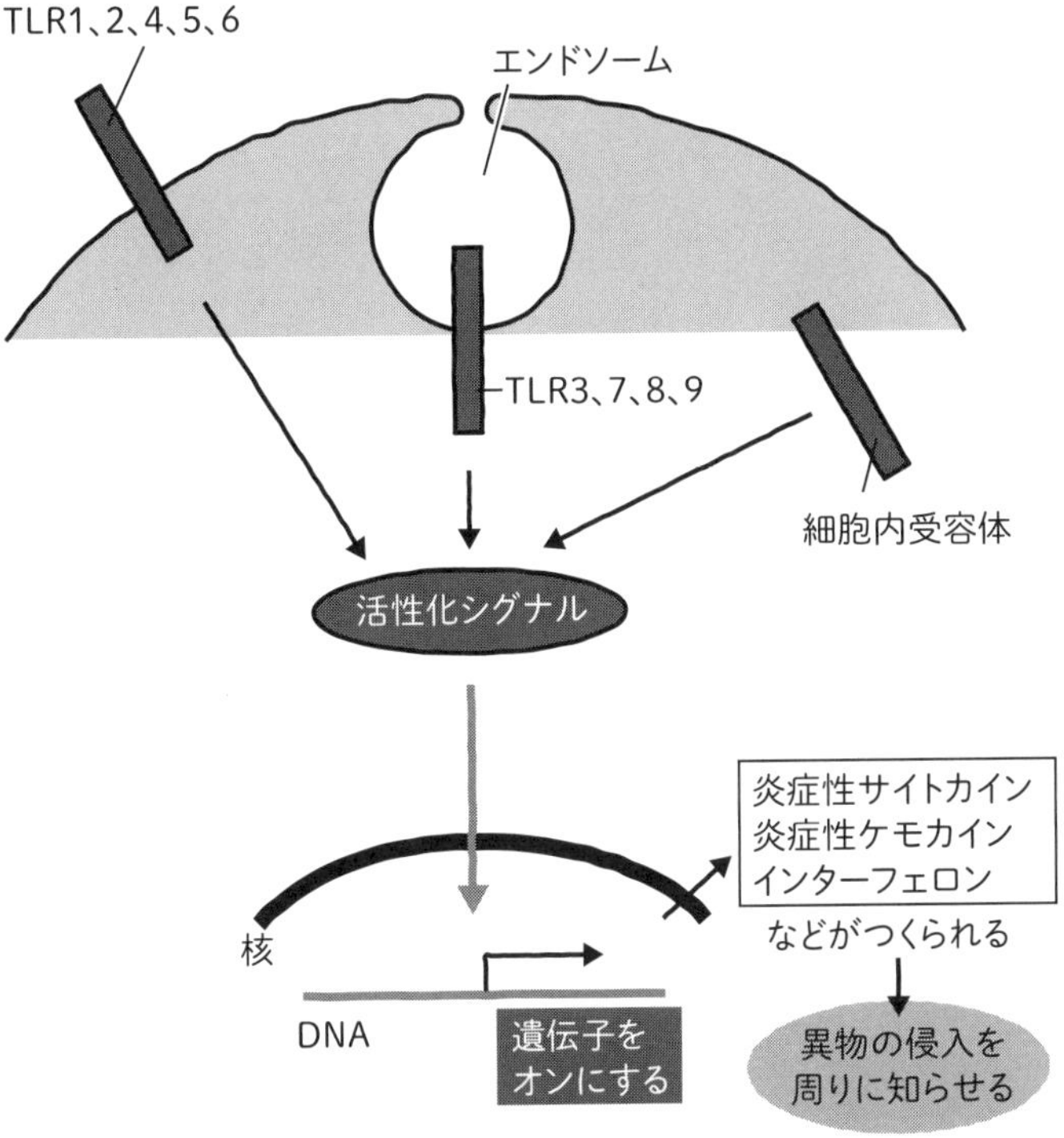

図4-2　パターン認識分子による細胞活性化

エンドソームは細胞外から物質を取り込む（貪食は最も大規模な場合である）ときの小胞（袋）であり、その内側は細胞にとっては外側に当たる。

つけ出すためのよくできたシステムです。

　ＮＬＲファミリーは異物が結合するとインフラマソームとよばれる大きなタンパク質の集合体を形成し、細胞質にあるカスパーゼ1というタンパク質分解酵素（プロテアーゼ）を活性化して、炎症性サイトカインＩＬ-1βやＩＬ-18の前駆体であるプロＩＬ-1βやプロＩＬ-18を切断して成熟させます。すると、成熟したＩＬ-1βやＩＬ-18が細胞の外に放出されて炎症を起こします。興味深いことに、ＮＬＲファミリーの一つのＮＬＲＰ3は、尿酸、ミョウバン、アスベストなどの結晶の受容体であることも知られています。尿酸といえば心当たりのある方もおられますね。そうです、痛風の原因です。痛風は尿酸の結晶がＮＬＲ経路で認識されるため、何も感染していないのにインフラマソームが活性化されて起こる炎症です。このような炎症を無菌性炎症とよびます。つまり感染がないのに起こる炎症という意味です。無菌性炎症を起こすような物質を、危険を知らせる物質という意味でDAMPs（Danger Associated Molecular Patterns）と総称します。**インフラマソームははたらき過ぎると炎症が起こるので、そのはたらきは厳密に制御されていますが、遺伝子の変異によってブレーキがかからなくなることがあり、そうなると無菌性炎症が起こります**。その代表が周期的に発熱する地中海熱です。このような疾患を自己炎症性疾患とよびます。

　これらの受容体は、哺乳類にはみられない化学構造を見分ける受容体ということで、パターン認識受容体ともよばれます。パターン認識受容体に結合する微生物由来の物質を

PAMPs（Pathogen Associated Molecular Patterns）（※）とよぶことがありますが、必ずしも病原微生物由来の物質ばかりではありませんので、やや誤解を招く言葉かもしれません。これらの受容体の特徴は、異物を見つけ出すだけではなく、細胞を刺激する点にあります（**図4-2**）。刺激された細胞は、炎症性サイトカインやインターフェロンを生産・分泌することで周りの細胞に異常を知らせます。また、炎症性ケモカインも生産・分泌し、その部分に好中球や単球（血管から出るとマクロファージになる白血球）をよび寄せて炎症を起こします。つまり、**これらの受容体は異物が来たことを検知してそれを周囲の細胞に知らせるための重要な役割をもつアンテナなのです。**

血液中で職務質問をするパトロール隊：補体

これまでお話しししてきた異物を見つけ出すしくみの多くは、細胞の表面や内側で機能する受容体でしたが、血液中ではたらくものもあります。それが第1章でも触れた補体です。血液中には抗体をはじめとするたくさんの血清タンパク質がありますが、補体もその仲間です。補体は一つのタンパク質ではなく、多くのタンパク質から構成されています。その特徴はC

※…病原体関連分子パターンという意味。

3というタンパク質が細胞表面に共有結合で結合するという性質です。マクロファージをはじめとする多くの食細胞が、細胞表面に結合したC3をさらに結合する補体受容体をもっているため、C3が結合した細菌や細胞はすみやかに貪食されます。メチニコフが名付けたオプソニン化です（**図1-7参照**）。また、別の補体成分が次々に結合することによって細菌によっては膜に穴が開き、溶けて死んでしまう場合もあります。第1章でお話しした溶菌現象です（**図1-6参照**）。

中心となるC3をはたらかせる（活性化とよびます）しくみが三つ知られています。一つはレクチン経路とよばれるしくみで、肝臓でつくられるマンノース結合レクチン（MBL）、C反応性タンパク質（CRP）、フィコリンなどの血清タンパク質が微生物に結合することをきっかけにはじまる経路です。この経路は前に述べたレクチンの性質をうまく利用しています。MBLはマンノースに、CRPはホスホリルコリンに、フィコリンはN-アセチルグルコースアミンに結合して補体経路を活性化します。MBLやCRPなどは、感染が起こっている場所でマクロファージなどがつくるIL-1βが肝臓に作用してつくられるタンパク質です。そのため、からだのどこかで炎症が起こっているかどうかを血中のCRPを測ることで知ることができます。CRPは血液検査の項目に含まれているので、皆さんのなかにも聞いたことのある人がいると思います。二つ目のしくみは、抗体が結合した細胞や細菌の表面で活性化される経路です（これを古典経路とよびます）。三つ目のしくみは非常にゆっくりですがＣ３が自然に活性化される経路です（これを副次経路とよびます）。**実は、一番先に発見されたのが抗体を介する経路だったために〝古典経路〟とよばれますが、進化的には一番最近に見つかったレクチン経路が最も古いと考えられています**。

活性化されたＣ３は細菌の表面にある水酸基に共有結合で結合しますが、水酸基は私たちの細胞もたくさんもっています。では、

問　どうしてこのようなしくみが異物を見つけ出すはたらきをもつのでしょうか？

種明かしをすれば、私たちの細胞はＣ３を分解したり、他の補体成分が結合することを阻止することのできる、補体制御因子とよばれるタンパク質を複数もっています。そのために、たとえＣ３が私たちの細胞に結合してもすばやく反応を止めることができます（**図4-3**）。細菌はそのようなしくみをもたないために、いったんＣ３がくっつくと、くっついたＣ３を目印としてマクロファージに貪食されて殺菌されたり、他の補体成分が次々と結合して溶かされて殺菌されたりします。つまり、**補体は相手を選ばずすべての細胞に結合するのですが、私たちの細胞はそれを止めることができるので細菌だけにはたらくのです**。レクチンやＴＬＲなどが細菌やウイルスがもつ特徴的な化学構造を目印にしているのに対し、補体は無差別に細菌だけでなく自分の細胞も攻撃します。しかし、自分だけは守るしくみをもっている、

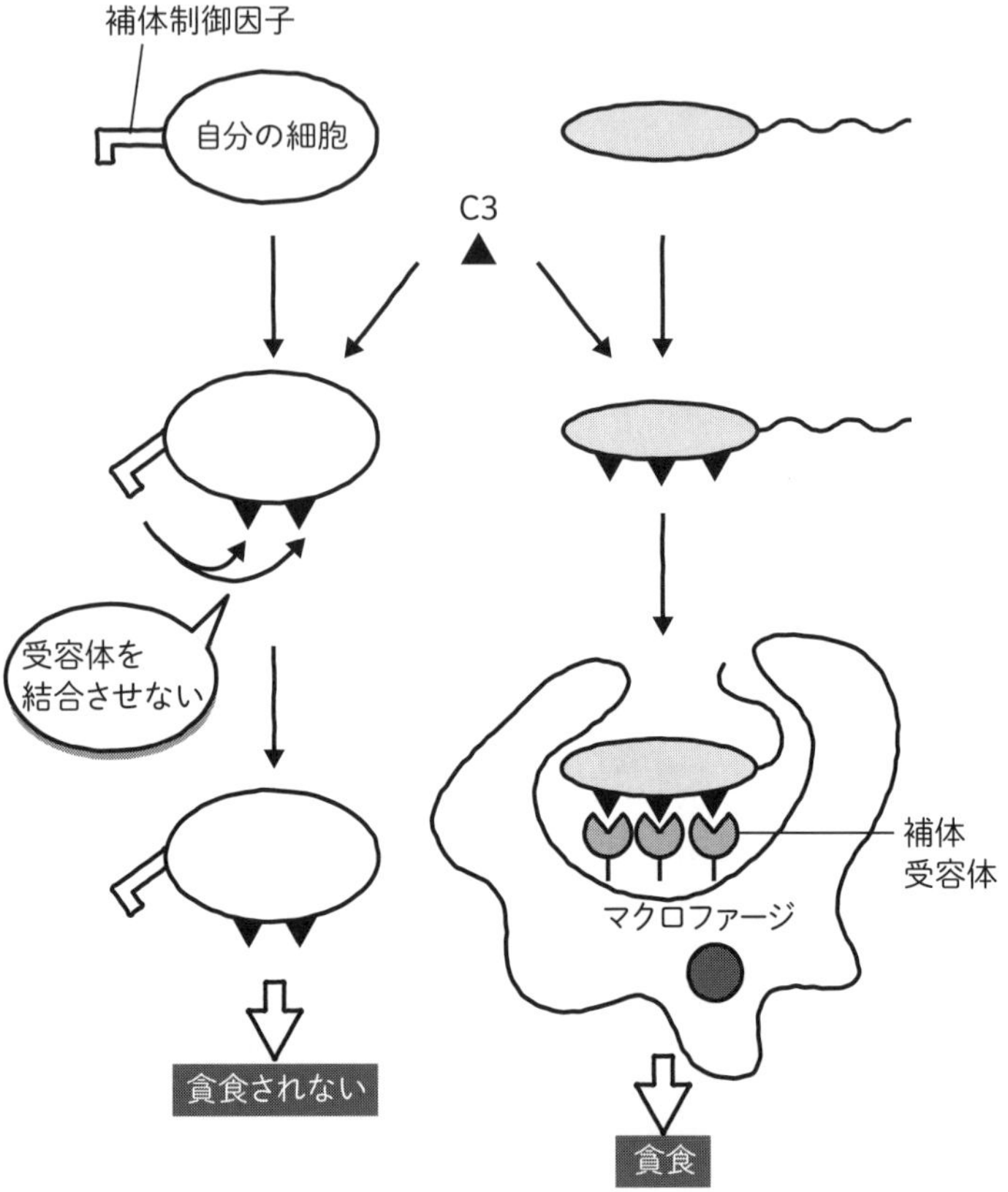

図4-3　補体制御因子

たとえていうならば、毒をまくけど自分だけは解毒剤をもっているようなものです。

2 目立たない異物まで見つけ出す方法
——遺伝子を組換えてできるリンパ球の目

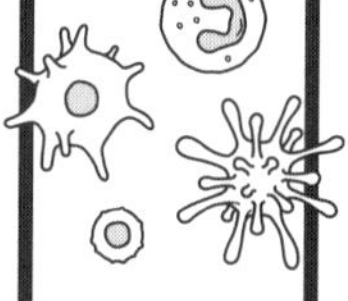

鍵と鍵穴のように正確に異物を見分ける道具：抗体

血液中に最も多量に含まれるタンパク質である血清アルブミンはヒトもウシも共通にもっている血清タンパク質ですが、ヒトにとってはウシの血清アルブミンは異物です。しかし、異物といってもウシの血清アルブミンとヒトの血清アルブミンはかなり似た形をしています。このようなよく似たタンパク質であってもアミノ酸の並び方には違いがあり、立体的な形にはわずかな違いがあります。**抗体はこのわずかな違いを見分けることができます**。第3章でお話ししたように、抗体はH鎖とL鎖が二つずつ結合し、抗原に結合する場所が二カ所あります（**図3-1**参照、**図4-4**）。一つの抗体の中で抗原を結合する二カ所の構造は全く同じで、同じ抗原を結合します。抗原を結合する場所はN末端側にあり、利根川が明らかにしたように遺伝子の再構成によって生み出され、一つひとつの抗体で異なるアミノ酸の並び方と固有の

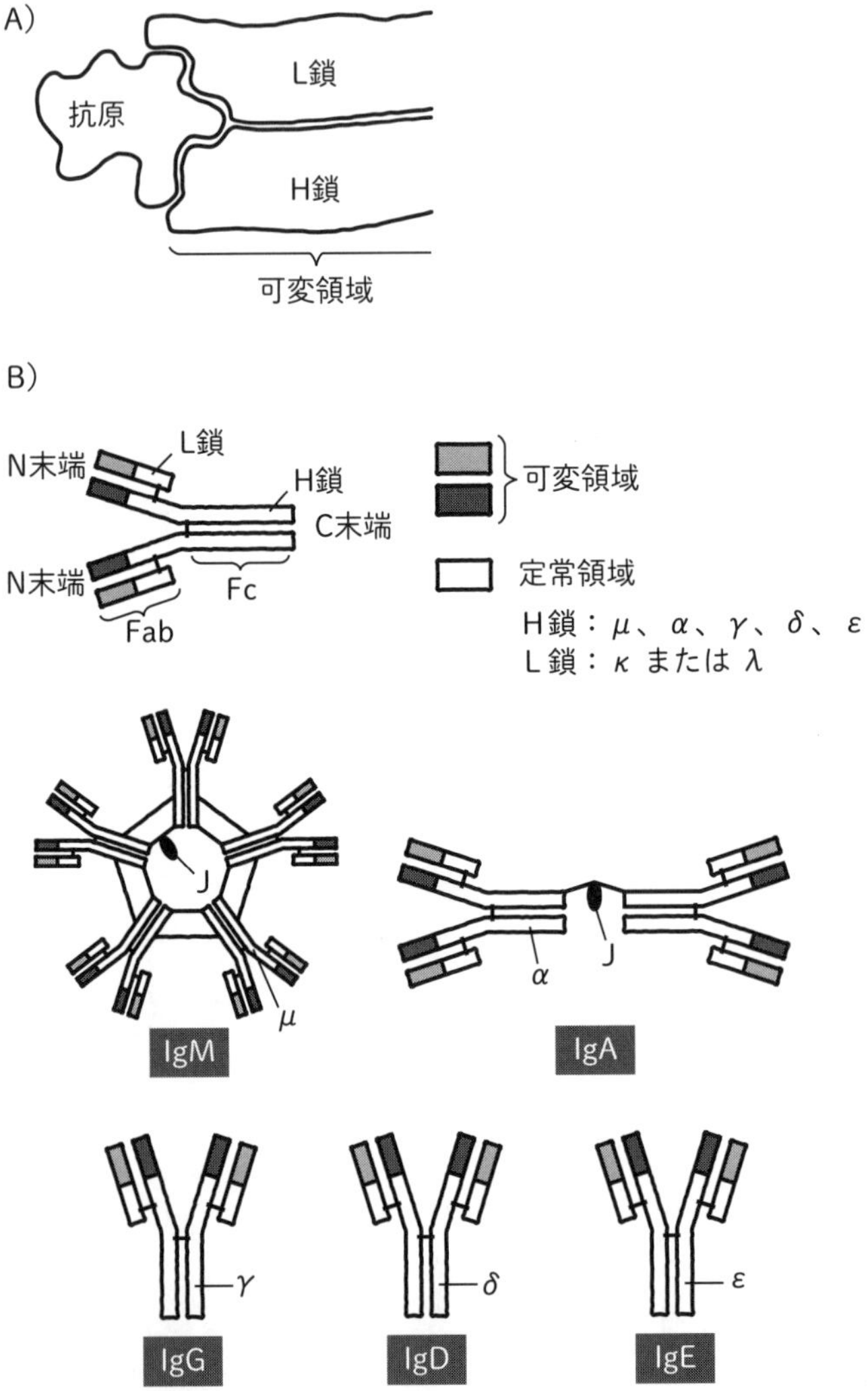

図4-4　抗体の構造

IgM、IgA、IgG、IgD、IgEのH鎖の定常領域をそれぞれμ、α、γ、δ、εと名付けている。また、L鎖にはκとλという定常領域をもつ2種類が知られている。

立体的な形をもつ可変領域です。**抗原と抗体の結合は鍵と鍵穴にたとえられます**。**図４-４A**（や**図４-５**）に示すように、抗原と抗体の結合面は互いのデコボコがうまくはまるようになっており、ピッタリとくっつき合っています。逆にいえば、ピッタリとくっついて強固に結合する物質がその抗体の抗原ということになります。抗体が結合できる抗原は溶液中の物質から細胞の表面にある物質までさまざまで、必ずしも大きいわけではありません。アミノ酸がいくつかつながったペプチドであってもデコボコが合えばピッタリとくっつきます。

抗体は、H鎖の定常領域の構造の違いによっていくつかに分類されます（**図４-４**）。IgGは血液中に最も多く含まれる抗体で、四本の鎖でできたY字のような構造をしています。IgGにはよく似た四つの定常領域があるために、さらにIgG1、IgG2、IgG3、IgG4（マウスではIgG1、IgG2a、IgG2b、IgG3）に分類されます。IgMはIgGを五つあるいは六つ合わせたような構造をしており、抗原を結合する部分が一〇カ所あるいは一二カ所あります。IgAは粘膜の粘液中に大量に分泌される抗体で、IgGを二分子あるいは三分子合わせたような構造をしています。IgMとIgAはJ鎖というタンパク質が複数の抗体をつないでいます。IgDとIgEはIgGと同じようなY字型をしています。**これらの異なるクラスの抗体は定常領域の構造の違いによってその機能も少しずつ違います**。例えば、前項でお話しした補体を活性化することのできる抗体はIgMと一部のIgGで、IgAやIgEにはそのはたらきはありません。

このような機能の違いは定常領域のC末端側にあるFcとよぶ部分で決まります（**図3-1**参照、**図4-4**）。それぞれのクラスの抗体のFc部分に結合するFc受容体とよばれるタンパク質もいろいろな細胞がもっています。例えば、マクロファージの表面にはIgGのFcに結合する受容体（Fcγ受容体）があり、抗原と抗体の複合体（例えば、細菌に結合した抗体）がFcγ受容体に結合することでマクロファージはすみやかに細菌を貪食することができます。これもまたオプソニン化とよばれ、この点ではFcγ受容体は補体の受容体と似たはたらきをしています。IgEのFcを結合するFcε受容体をもっている細胞の代表が肥満細胞です。Fcε受容体にはIgEが強固に結合し、そこへ抗原が結合すると肥満細胞が刺激され、ヒスタミンやセロトニン、ロイコトリエンなどの生理活性物質を放出し、皮膚などの局所ではかゆみを、全身であればショックを誘導します（後述、**図7-2**参照）。第1章3でお話ししたI型アレルギーです。

このように、**抗体は抗原の細かな形の違いを見分けて特異的に結合するとともに、Fcの違いで異なるはたらきをする能力をもったタンパク質です。**

B細胞の目

抗体にはもう一つ重要な役目があります。それは**B細胞の目として異物をみるという役割**

です。遺伝子再構成によって抗体をつくることに成功したB細胞はＩｇＭを細胞の表面につくります。第3章でもお話ししましたが、抗体の遺伝子再構成は偶然の積み重ねであり、結果としてつくり出される可能性のある構造の種類は一人がもつリンパ球数をはるかに凌ぎます。理論的には私たちのからだにある一兆個のリンパ球は一兆種類の抗原をみることができるのです。**もっている抗体がはたらく異物の種類がその人が見分けることができる異物の種類ということになります**。

エールリッヒが予想した通り（**図2-1**参照）、抗原（わかりやすいように新型コロナウイルスを例に説明しましょう）が侵入したとき、新型コロナウイルスに結合できる抗体をつくっているB細胞の表面の抗体に新型コロナウイルスが結合すると、新型コロナウイルスが結合した抗体はB細胞の中に分裂・増殖を誘導する信号を伝えます。それをきっかけにそのB細胞のクローン増殖がはじまり、侵入した新型コロナウイルスに結合する抗体をつくるB細胞が増えます。同時に、刺激されたB細胞は、それまでは細胞の表面につくっていた抗体を細胞の外へ分泌するようになります。その結果、血液中や粘液中に新型コロナウイルスに結合できる抗体が現れます。さらに、最初はＩｇＭをつくっているB細胞が、時間とともにクラススイッチによってＩｇＧやＩｇＡをつくるようになります。特異的な抗原、この場合には新型コロナウイルスが結合したB細胞のみが増えるわけですから、抗原を結合する抗体はB細胞の目であるという意味がわかっていただけるでしょう。そのため、B細胞の表面に

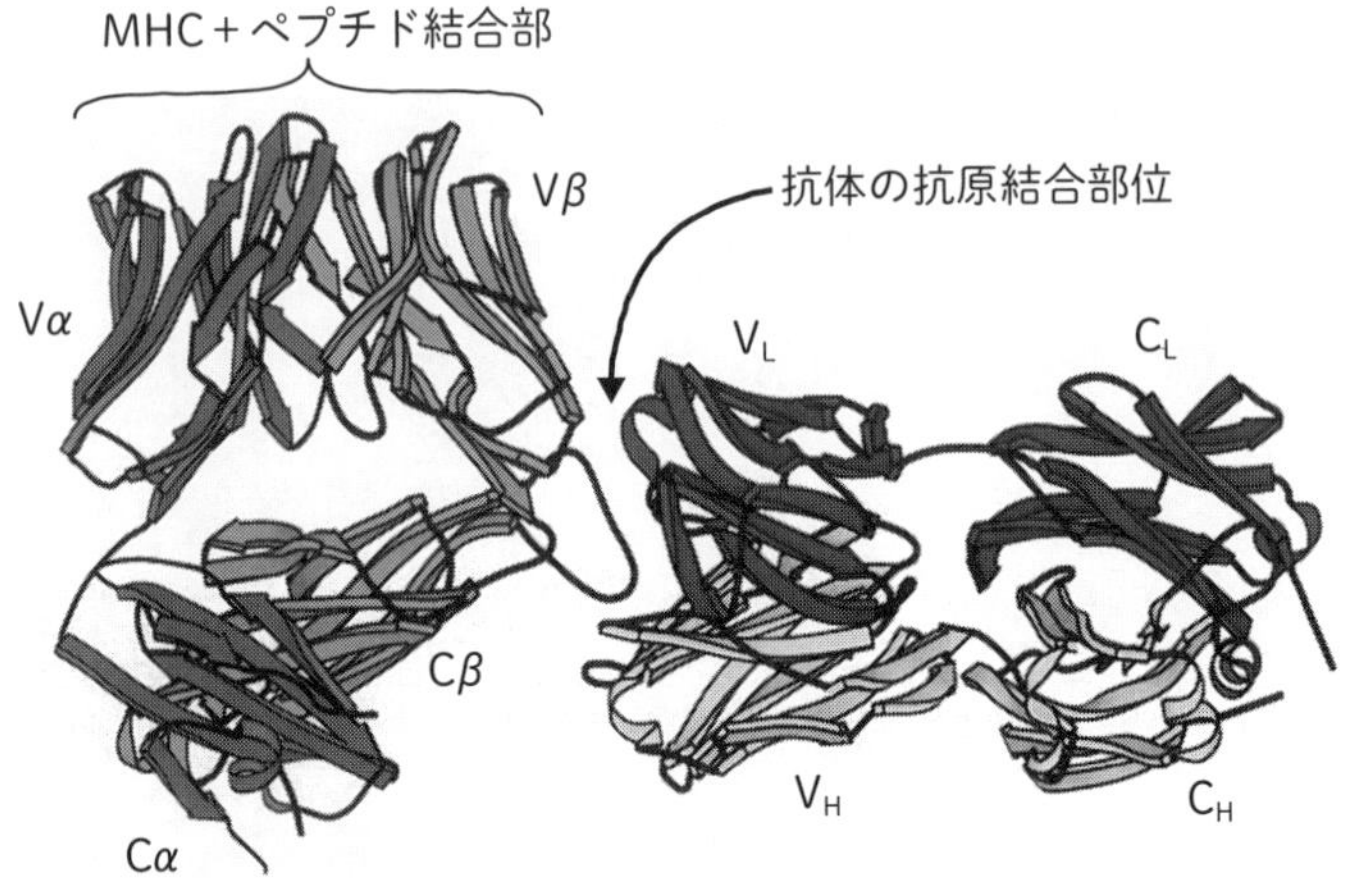

図4-5　T細胞受容体複合体の構造

マウスT細胞受容体とその β 鎖の定常領域に結合する単クローン抗体の複合体の三次元構造。Wang, J.–H. et al.：EMBO J. 17：10–26, 1998より転載。T細胞受容体（左）は膜貫通部分を除いた可溶性分子として発現させ、抗体（右）はFab部位のみを調製し、その複合体の結晶構造を示してある。

ある抗体をB細胞抗原受容体、あるいは単にB細胞受容体とよぶこともあります。

自分と他人を見分けるT細胞：MHCとの深い関係

B細胞と同じようにT細胞も異物を見分けるための目をもっています。それがT細胞受容体です。第3章でお話ししたように、臓器移植のときにT細胞がみるMHCに大きな多型性（たくさんの違ったアミノ酸の並び方をもつ対立遺伝子があることを多型性とよぶことは第3章96ページでお話ししました）があるということは、T細胞の側にも多くの多様性があるはずです。一九八〇年代に明らかになったT細胞受容体の形は抗体とそっくりであり、やはり可変領域と定常領域をもっていました（**図４-５**）。また、特異性や多様性の生み出し方もB細胞がつくる抗体の場合とそっくりでした。といっても、T細胞受容体の構造は、抗体のようにタンパク質を相手にして明らかにされたわけではありません。分子生物学的な解析技術の発展において、B細胞ではつくられずT細胞でつくられるmRNAを探索するなかで、T細胞の中で再構成する遺伝子として見つかりました。

B細胞がつくる抗体と大きく異なる点は、T細胞受容体は抗原に直接結合することができないことと、抗体のように分泌されない点です。では、

問　T細胞はどうやって異物を見分けるのでしょうか？

このしくみを明らかにしてノーベル生理学・医学賞を受賞したツィンカーナーゲルとドハティが行った実験を紹介しましょう（**図４-６**）。彼らは、さまざまな純系のマウスにウイルスを感染させて、T細胞による異物の見分け方のしくみを明らかにしようとしました。彼らが気がついたことは、T細胞がウイルスに感染した細胞ならどんな細胞も殺すわけではないということでした。例えば、インフルエンザウイルスが感染したA系統のマウスの体内にはインフルエンザウイルスが感染した細胞を殺すキラーT細胞が現れますが、このキラーT細胞は、同じインフルエンザウイルスが感染したB系統のマウスの細胞は殺さなかったのです。

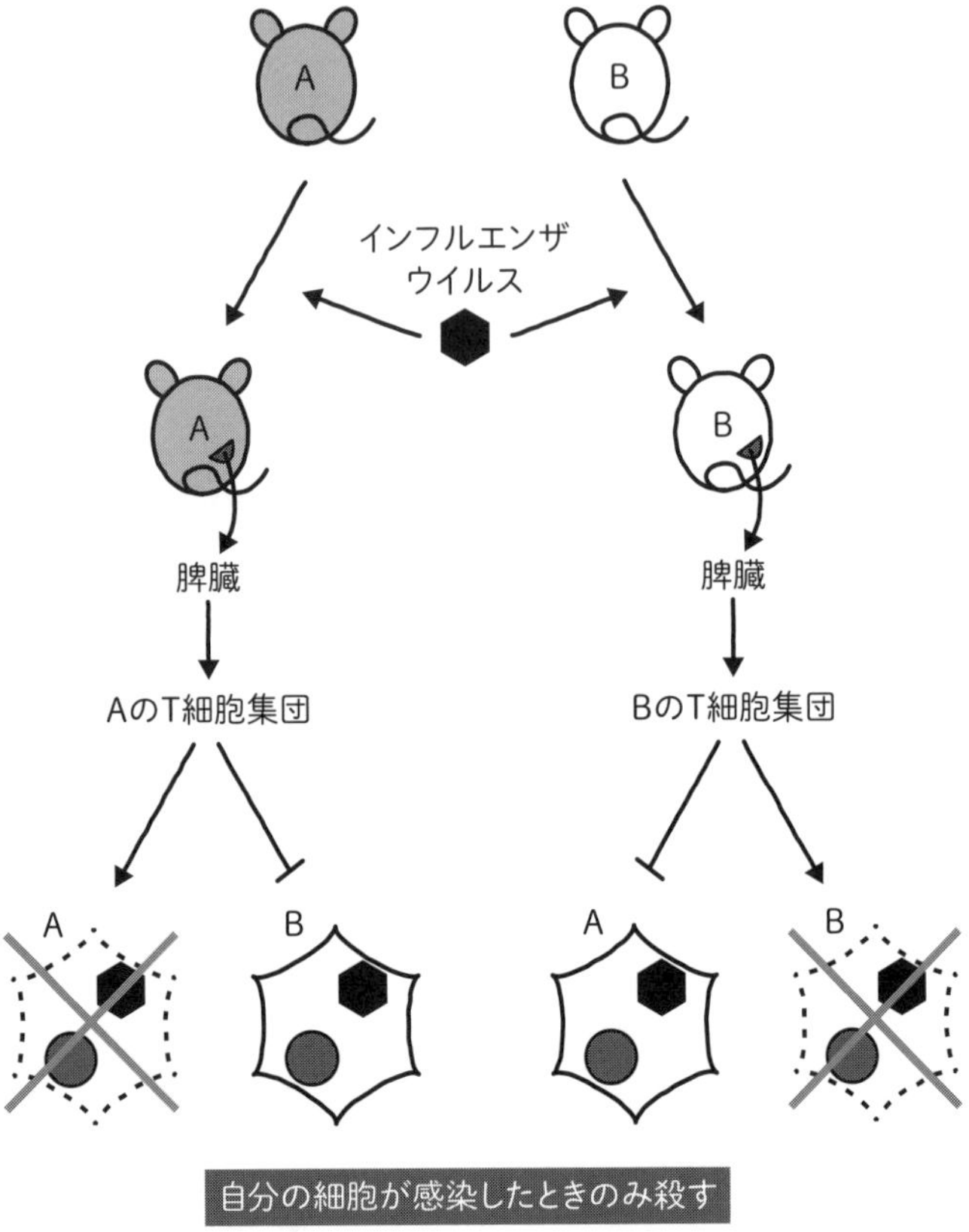

図4-6　ツィンカーナーゲルとドハティの実験

逆に、インフルエンザウイルスが感染したB系統のマウスの体内に現れるキラーT細胞は、インフルエンザウイルスが感染したA系統のマウスの細胞は殺しませんでした。つまり、ウイルスに感染した細胞を殺すキラーT細胞は、自分の細胞が感染したときのみ殺すことができて、他人の細胞がウイルスに感染しても殺すことができないのです。さらに詳しい実験から、**キラーT細胞は、自分が育ったマウスと同じMHCをもつ細胞がウイルスに感染したときにのみ、その細胞を殺すことができるということがわかりました**。

B細胞を助けるヘルパーT細胞においても同じことがみられました。マウスに異物、例えば卵白アルブミン（卵の白身です！）の投与をくり返すと、卵白アルブミンに結合する抗体がつくられます。このマウスの脾臓やリンパ節の細胞を取り出してシャーレのなかで培養し、卵白アルブミンを加えると一部のT細胞が分裂・増殖します（**図4-7①**）。このような細胞の分裂・増殖は卵白アルブミンを投与していないマウスの脾臓やリンパ節の細胞では観察されません。ここで増えているT細胞が、卵白アルブミンを特異的に見分けてB細胞が卵白アルブミンに結合する抗体をつくることを助けているヘルパーT細胞です。興味深いことに、T細胞だけにしてみると卵白アルブミンを添加してもT細胞は増えません（**図4-7②**）。T細胞を取り出した残りの細胞を戻してやると再びT細胞が増えてきますが、培養液の上澄みだけでは効果がなく（**図4-7③**）、T細胞を増やすためにはT細胞以外の細胞が必要でした（**図4-7④**）。つまり、T細胞に抗原をみせる細胞が必要なのです。みせることを専門的

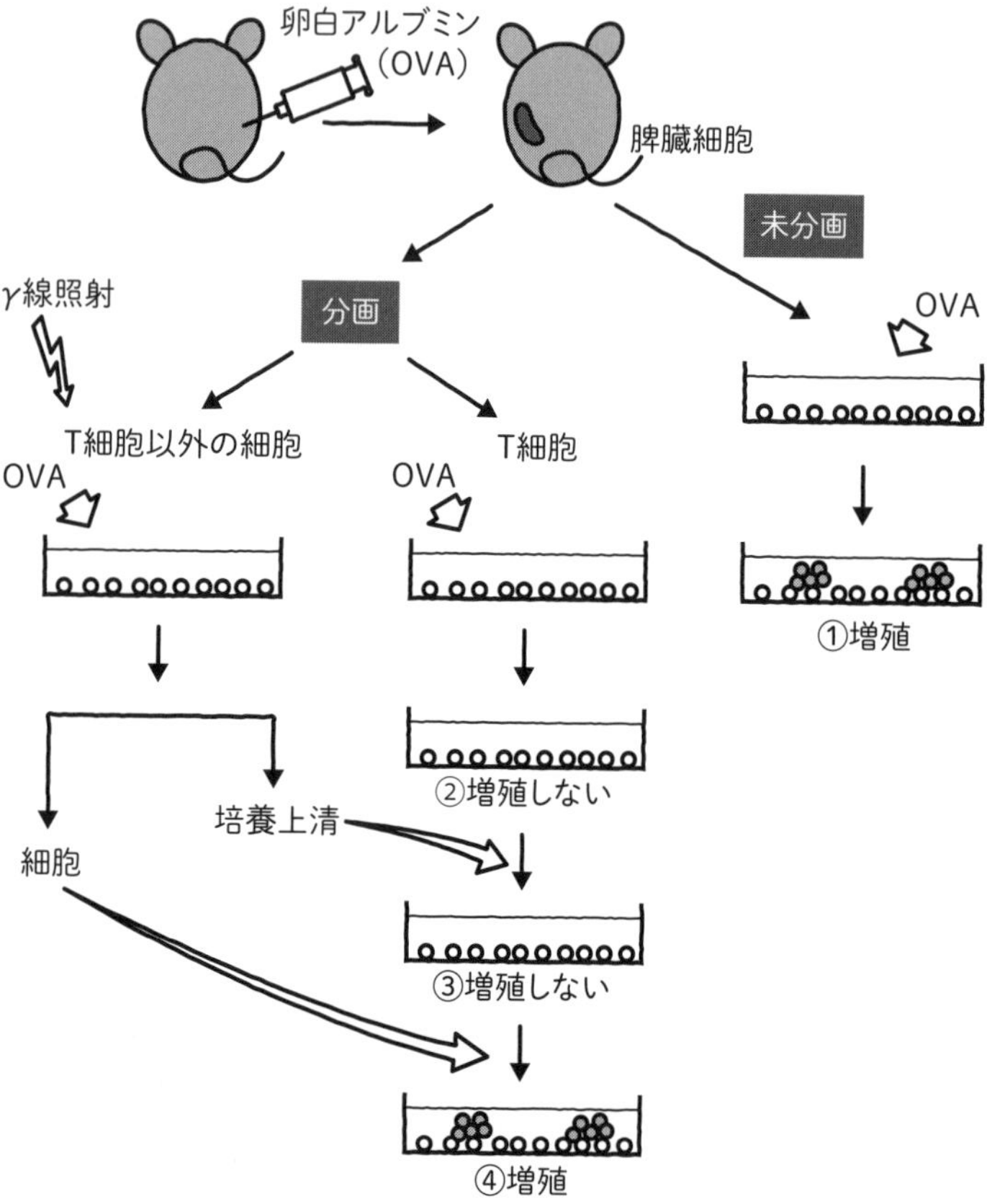

図4-7　T細胞と抗原提示細胞

T細胞は溶液中の分子をみることができず、他の細胞によって処理された後にみることができる。γ線照射された細胞はDNAの一部が切られて遺伝子の複製ができず、したがって増殖しない。

には抗原提示といい、みせている細胞を抗原提示細胞といいます。最も強力な抗原提示細胞が樹状細胞とよばれる細胞です（第6章2参照）。いろいろなマウス由来の抗原提示細胞を用いた実験の結果、**ヘルパーT細胞が抗原をみるときにも、自分が育ったマウスと同じMHCをもつ抗原提示細胞を必要とすることがわかりました。**

なぜ、T細胞はこのような面倒なやり方で異物をみるのでしょうか？　進化の問題でもありますから、はっきりとした答えはありません。しかし、後ほどお話しするように（第6章3参照）、B細胞がクラススイッチを起こすときや異物に対する結合能の高い抗体をつくるときにはT細胞の協力が必要です。その際にT細胞とB細胞が会話をするためには、このしくみはとても役に立ちます。

百聞は一見に如かず：立体構造が明らかにしたしくみ

問　では、どうやってT細胞は抗原とMHCの両方をみるのでしょうか？

そのしくみに関しては大議論が起こりました。T細胞がMHCをみる受容体と抗原をみる受容体の二種類をもっているという説と、抗原とMHCを同時に一つの受容体がみるという説です。この議論はなかなか決着をみなかったのですが、T細胞受容体の遺伝子の正体が明らかになったことから糸口が見つかりました。抗原やMHCの特異性のわかったT細胞受容体を別のT細胞に移す実験を行ったところ、抗原とMHCの両方の特異性を相手の細胞に移し替えることができたのです。これには皆が納得し、**一つの受容体で抗原とMHCの両方をみるという説が定着しました**。MHCにはクラスⅠとクラスⅡの二つのクラスがあるとお話ししましたが（第3章2参照）、T細胞のなかでもCD4というタンパク質を表面にもちヘルパーT細胞になるT細胞がMHCクラスⅡとともに抗原をみること、CD8というタンパク質を表面にもちキラーT細胞になるT細胞がMHCクラスⅠとともに抗原をみることもわかりました（❻）。

❻部外者にはややこしいCD分子の命名法

免疫にはCD4やCD8といったCD何々という番号をもつ物質が数多く登場します。CD番号は物質の性質については何も語らないので、免疫を専門としない人にはたいへんわかりにくい代物です。では、なぜこのような命名法ができたのでしょうか？

一九七〇年代の終わり頃から、マウスにヒトの白血球を投与し、白血球表面のいろいろな物質に対する単クローン抗体がつくられました。単クローン抗体というのは、一つのB細胞がつくる抗体のことです。B細胞とがん細胞を融合し、抗体をつくり続けるB細胞（これをハイブリドーマとよびます）をつくり、そのなかから自分が欲しい抗体をつくるハイブリドーマを選びます。ハイブリドーマはほぼ無限に増えることができて、なおかつ同じアミノ酸の並び方をもった抗体、つまり単クローン抗体を大量に分泌します。いろいろな抗体がつくられましたが、とりあえず抗体が結合する物質（抗原）が何かは別にして、Ｔ細胞だけに結合する抗体、Ｂ細胞だけに結合する抗体など、たくさんの抗体が得られました。その結果、ヒトの白血球に結合する単クローン抗体が氾濫することになりました。それぞれの単クローン抗体が結合する物質の本体が不明でも、名前を付けなければなりません。抗原となった物質が何かを問わずにつくられたため、とりあえず抗体の名前をその未知の抗原の名前として使うことになりました。例えば、３Ｇ６７と名付けられた抗体が結合する抗原は〝３Ｇ６７抗原〟といった具合です。これでは抗原の名前がわかりにくく、しかもその性質を表さないばかりか、異なる研究室からの実験結果を比較することも困難です。そこで、世界中の研究者がヒトの白血球に結合する単クローン抗体をもち寄り、どのような抗原に結合するかによって分類しようということになりました。その結果、多くの抗体が同じ物質に結合するらしいということになり、複数の抗体が結合する物質に順番に番号をつけていくことにしました。結果的に多くの抗体が整理されるとともに、抗体の名前ではなく結合する物質の名前でものごとが語れるようになりました。二〇一四年に行われた一〇回目の会議までに、

CD371まで登録されています。今では、分子生物学的手法の発展により、ほとんどのCD番号をもつ物質の遺伝子が明らかになりました。ただし、すべてがタンパク質というわけではなく、相当数の糖鎖もあります。

ちなみにCDとはCluster of Differentiationの略です。CD番号は、ヒトの白血球の表面の物質に対する名称として定義されたものですが、他の動物種においても対応する物質をCD番号でよぶことが一般的です。この作業は、無数ともいえる単クローン抗体がつくられている現在、細胞の表面のいろいろな物質を分子の言葉で語ることを可能にしたという点で大いに評価されます。とはいえ、問題がないわけではありません。CD番号はそれ自身では物質の性質を表さないという欠点があるからです。そのため、さまざまな通称も使われています。特に、複数の物質が集まっている複合体の場合で、かつ、それぞれの物質がCD番号をもつようなときには通称が多く使われます。

さらに謎が生まれました。

問 一つの受容体が抗原とMHCを同時にみるといっても、どうやったらそんなことができるのでしょう?

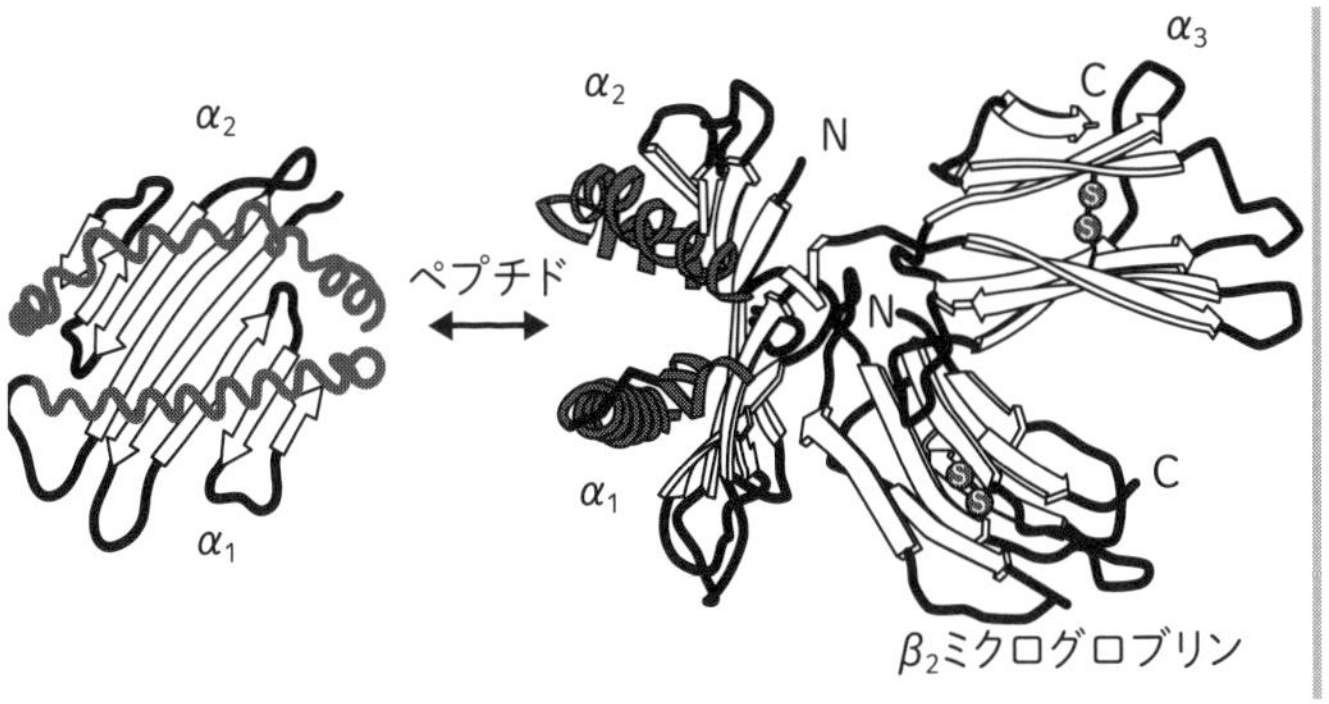

図4-8　MHCクラスⅠの三次元構造

X線結晶解析によって明らかにされたヒトMHCクラスⅠの1つHLA–A2の構造。左図は細胞の外側から細胞に向かって見下ろした図。右は横から見た図。2本のリボンの間に抗原が分解されてできたペプチドが挟まれる。Bjorkmann, et al.：Nature, 329：506–512, 1987をもとに作成。

これに答えたのが、タンパク質の立体構造を明らかにする構造生物学でした。一九八七年、ストロミンジャーとワイリーは、ヒトのＭＨＣクラスⅠタンパク質を結晶にして、その立体構造をＸ線結晶構造解析という方法で決めました（**図４-８**）。すると、ＭＨＣクラスⅠタンパク質というのは、台の上に二本のらせん状のアミノ酸のリボンが乗っかったような形をしていることがわかりました。何よりも興味深かったことは、その二本のリボンの間には何かが挟まっているのに、その構造が決定できなかったことでした。実は、これこそが抗原から切り出されたアミノ酸八〜九個からなるペプチド（タンパク質の短い断片）だったのです。異なるいろいろなペプチドが結合したＭＨＣタンパク質をまとめて結晶にしたために、結晶の中に複数のペプチドが含まれていて構造が決められなかったのです。これは抗体のアミノ酸のつながり方を決めようとして血清

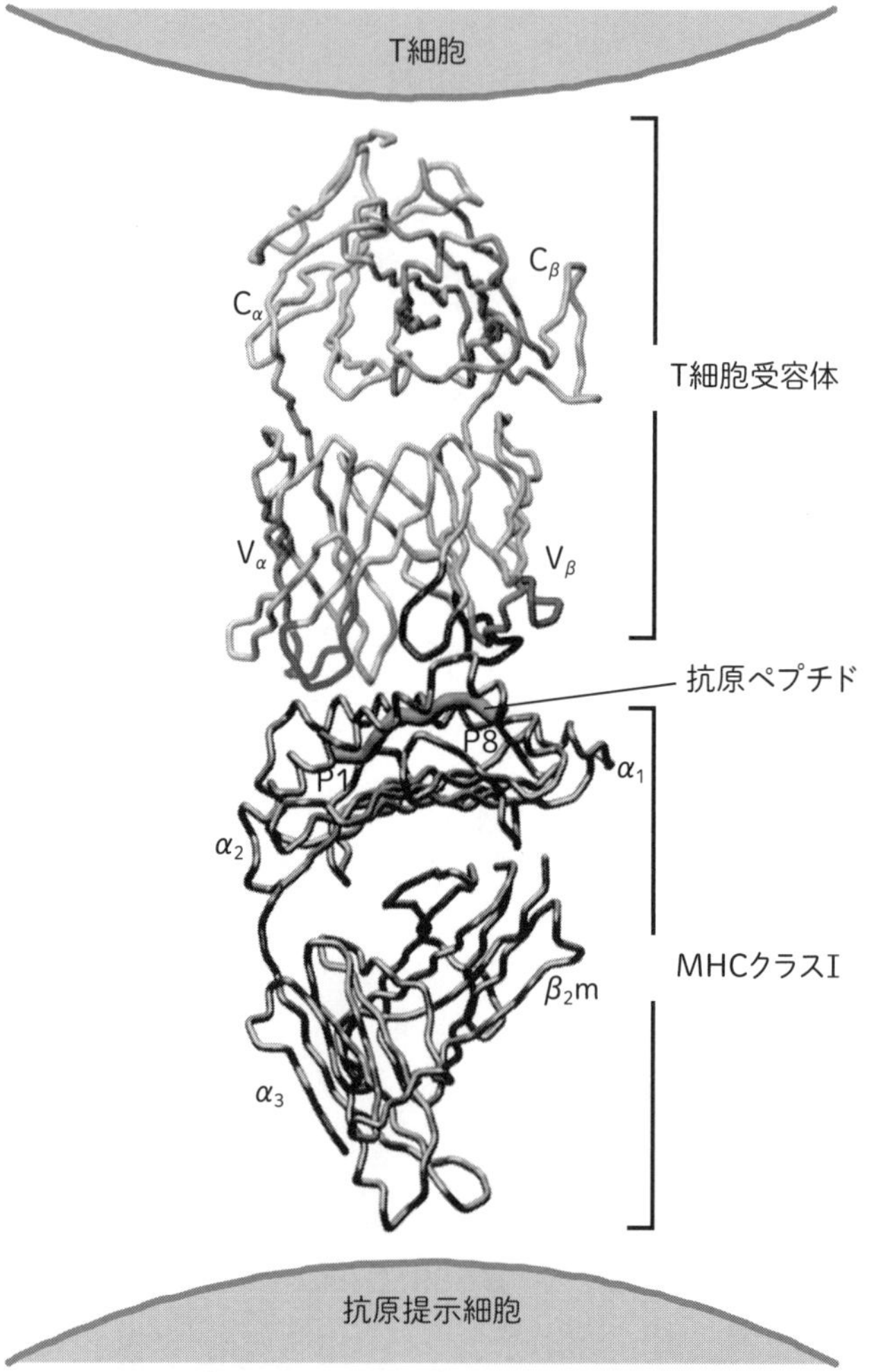

図4-9　T細胞受容体はMHCとペプチドの複合体に結合する

マウスMHCクラスIの1つH2–K^bとペプチドの複合体にT細胞受容体が結合した3分子複合体の構造。Garcia, K. C. et al.：Science, 274：209–219, 1996より転載。

中のγグロブリンで失敗したこと（第3章1参照）に似ていますね。後に一種類のペプチドだけをもったMHCタンパク質の立体構造が明らかにされ、その形を見ればすべては明らかでした。**T細胞がみていたのは抗原の一部を二本のリボンの間にはさみ込んだMHCタンパク質だったのです**。これはMHCクラスⅡの場合にも同様でした。違いはMHCクラスⅡの場合は二本のリボンのつくる溝の両側が開いており、MHCクラスⅠよりも長いペプチドが挟まることができる点です。MHC、ペプチド、T細胞受容体の三者の複合体のX線結晶構造解析にも成功し、T細胞受容体が抗原の一部であるペプチドとMHCタンパク質の複合体をみていることが最終的に証明されました（**図4-9**）。MHCタンパク質の形は、ワトソンとクリックが示したDNAの二重らせんと同様に、その形がしくみを語っている点でも比類ない美しい結果でした。まさに百聞は一見に如かずです。

異物は壊してから検査する：MHCと抗原提示

問　では、どうやって抗原の一部であるペプチドをMHCタンパク質の二本のリボンの間に挟むのでしょう？

そのためには、T細胞以外の細胞（代表が樹状細胞です）が抗原を処理して、MHCタン

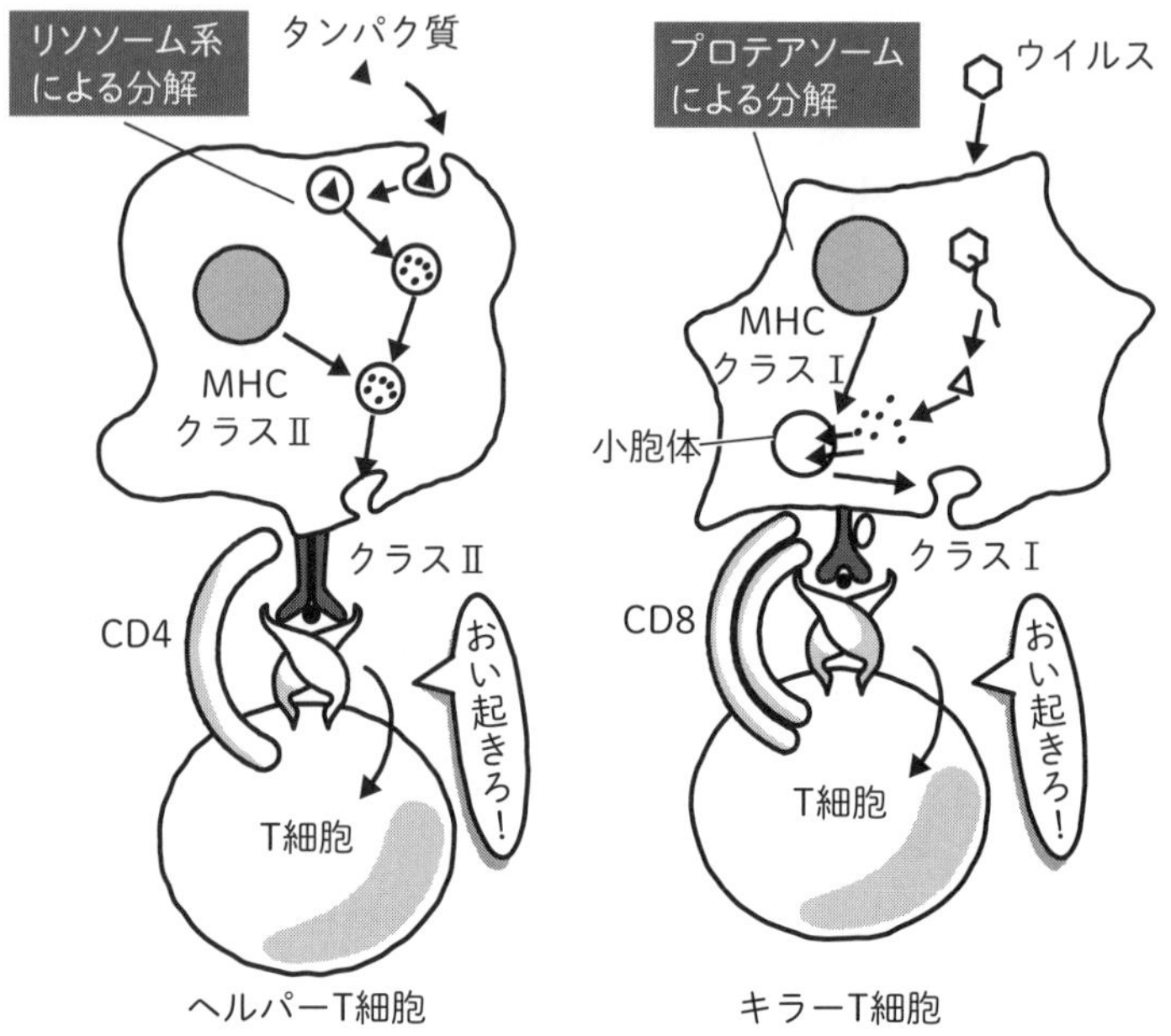

図4-10　抗原提示

MHCクラスⅠは細胞の中の抗原を処理してCD8をもつT細胞に抗原を提示し、MHCクラスⅡは細胞の外の抗原を処理してCD4をもつT細胞に抗原を提示する。

パク質とペプチドの複合体を細胞の表面に運び出すことが必要です。このしくみが抗原提示です。抗原提示のしくみはＭＨＣクラスⅠとＭＨＣクラスⅡとで少し違います（**図4-10**）。ＭＨＣクラスⅠの場合には、細胞質で合成されたウイルスなどのタンパク質がプロテアソームとよばれるタンパク質分解酵素（プロテアーゼ）の一種によって分解され、その結果つくられたアミノ酸八〜九個がつながったペプチドがＭＨＣクラスⅠとともに細胞の表面に運ばれます。ＭＨＣクラスⅡでは、細胞外から貪食された抗原がリソソームとよばれる袋の中で分解され、その結果つくられたペプチドがＭＨＣクラスⅡとともに細胞の表面に運ばれます。卵白アルブミンに対する反応を解説した**図４-７**の場合がこれです。つまり、**ＭＨＣクラスⅠは細胞の中（例えば、ウイルス）の、ＭＨＣクラスⅡは細胞の外（例えば、細菌）の抗原を提示することになります**。

ＭＨＣタンパク質はクラスⅠもクラスⅡもペプチドを二本のリボンの間に挟まない限り細胞の表面には運ばれません。普段は自分のタンパク質（クラスⅠであれば細胞内の、クラスⅡであれば細胞外の血液などの体液中のタンパク質）が分解されてできるペプチドとの複合体として細胞の表面に運ばれます。つまり、**自分のＭＨＣというのは自分のＭＨＣと自分のタンパク質が分解されてできるペプチドの複合体ということになります。そのペプチドがウイルスや細菌などの異物由来のペプチドに置き換わったものがＴ細胞が異物としてみる相手になるのです**。

Ｔ細胞にはウイルスに感染した細胞を見つけ出して殺すだけではなく、移植された臓器を攻撃するはたらきもあることを前にお話ししました（第3章2参照）。Ｔ細胞は自分の細胞がウイルスに感染したときに感染した細胞を見つけ出すだけではなく、他人の細胞を見つけ出す能力ももつわけです。一見矛盾したこの二つはどう結びつくのでしょうか？　実は、**他人のＭＨＣとその人自身のタンパク質が分解されてできたペプチドの複合体が、自分のＭＨＣと異物のタンパク質が分解されてできたペプチドの複合体のようにみえるのです**。Ｔ細胞が臓器移植を見越して自分と他人を区別することができるように進化したとは、どうにも考えにくいですよね。本来は自分のMHCとともに抗原をみることが目的なのですが、そもそもMHC同士の形がよく似ているために、自分と似て非なる他人の細胞をウイルスが感染した細胞のような異物としてみているといえます。

第三の男：ナチュラルキラー細胞

ナチュラルキラー（NK）細胞とよばれる細胞があります。この細胞はT細胞でもB細胞でもありませんが、がん細胞をよく殺すリンパ球として五〇年以上前に見つかりました。臓器移植の際の拒絶反応にはキラーT細胞が重要ですが、例外も知られています。それは骨髄移植の場合です。がんを治療するときに使われる放射線療法や化学療法は、リンパ球や血液細胞を殺してその数を減らすために、しばしば骨髄移植を行って免疫や血液の細胞をつくりなおす必要があります。骨髄移植の場合にもなるべくMHCが同じ提供者を探すわけですが、それでも拒絶反応が起こるのです。この場合の拒絶反応には、通常のMHCの組合せでは説明できない場合があります。マウスで説明しましょう。A系統のマウスとB系統のマウスを交配して生まれたマウスは、どちらの親の皮膚も拒絶しません。ところが、親の骨髄が拒絶される場合が多々あります。**このような拒絶反応にはNK細胞が関与しているのです。NK**

細胞は骨髄細胞だけではなく、がん細胞やウイルス感染細胞もよく殺します。殺しの道具（第６章５参照）もキラーＴ細胞とよく似ており、その意味ではＮＫ細胞とキラーＴ細胞は親戚同士のようなものです。

ところが、ＮＫ細胞はＴ細胞受容体をもちません。では、

問 どうやって、殺す相手を選別するのでしょうか？

詳しく調べたところ、**ＮＫ細胞は活性化して相手を殺すための受容体と殺すことをやめさせる受容体の両方をもつことがわかりました。**活性化用の受容体（活性化受容体）は殺しの道具を蓄えている顆粒を標的細胞に向かって放出させる（このような性質を〝細胞傷害性〟とよびます）受容体です。では、

問 活性化用の受容体は何をみているのでしょうか？

一つは細胞がストレスを受けた際に表面に出てくるタンパク質です。ＮＫ細胞はウイルス感染細胞の表面のこのようなタンパク質が活性化用の受容体に結合すると殺しの道具を放出します。また、**ＮＫ細胞の表面にあるＩｇＧを結合するＦｃγ受容体も細胞傷害性を活性化**

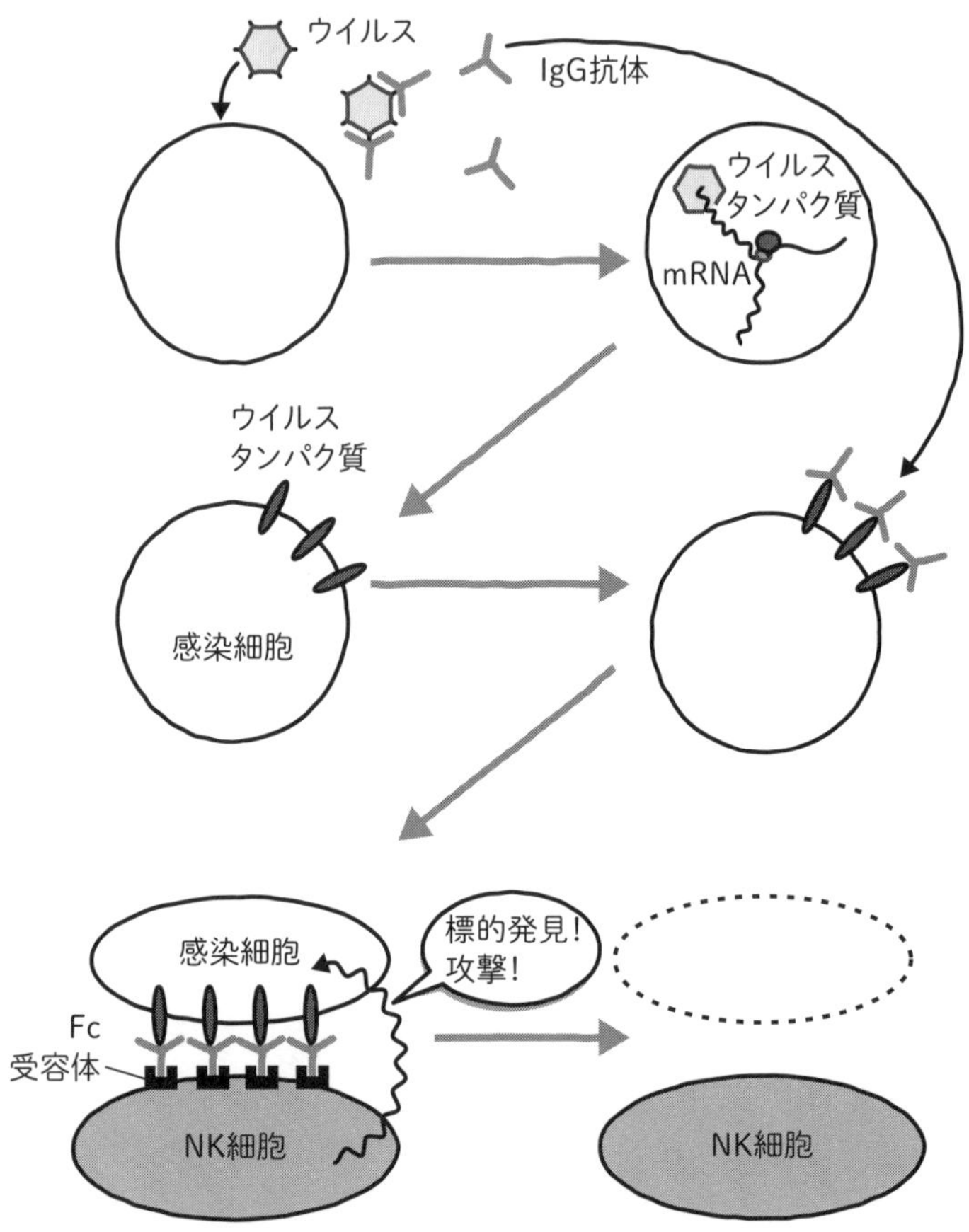

図4-11　Fc受容体を介した抗体依存性細胞傷害活性

ナチュラルキラー（NK）細胞上のFc受容体は抗体が結合した細胞に結合し、細胞傷害性を発揮する。

します。例えば、ウイルスが感染した細胞の表面に出てくるウイルスのタンパク質にＩｇＧが結合すると、ＮＫ細胞のＦｃγ受容体がその抗体を結合して殺しの道具を放出し、ウイルス感染細胞を殺すことができるのです。これを抗体依存性細胞傷害活性とよびます（**図4-11**）。

一方、マウスの骨髄移植の実験から、**ＮＫ細胞は自分のＭＨＣクラスⅠをもたない細胞を殺すが、自分と同じＭＨＣクラスⅠをもつ細胞は殺さない、あるいは殺すことをやめるという不思議な性質があることがわかりました**。ＮＫ細胞はＭＨＣクラスⅠに結合して相手の細胞を殺すことをやめさせる受容体（抑制性受容体）をもっています。このような受容体は抗体やＴ細胞受容体のような大きな多様性はもたず、遺伝子の再構成も起こしません。しかし、ＭＨＣクラスⅠと同様に多型性をもち（つまり対立遺伝子が複数あるということです）、この受容体が自分のＭＨＣクラスⅠと結合すると、「それは自分だからその細胞を殺すな」と命令する信号が伝えられるのです。それゆえ、ＮＫ細胞は自分と同じＭＨＣクラスⅠをもたない骨髄細胞や、自分のＭＨＣクラスⅠがウイルスの感染によって著しく変形したり、あるいはがん細胞のように表面のＭＨＣクラスⅠの量が減った細胞を殺すと考えられています（**図4-12**）。

ＮＫ細胞による異物の見分け方と補体による異物の見分け方には共通点があります。どちらも、**とりあえず攻撃をしますが、自分は解毒剤をもつので攻撃を避けられ、異物は解毒剤**

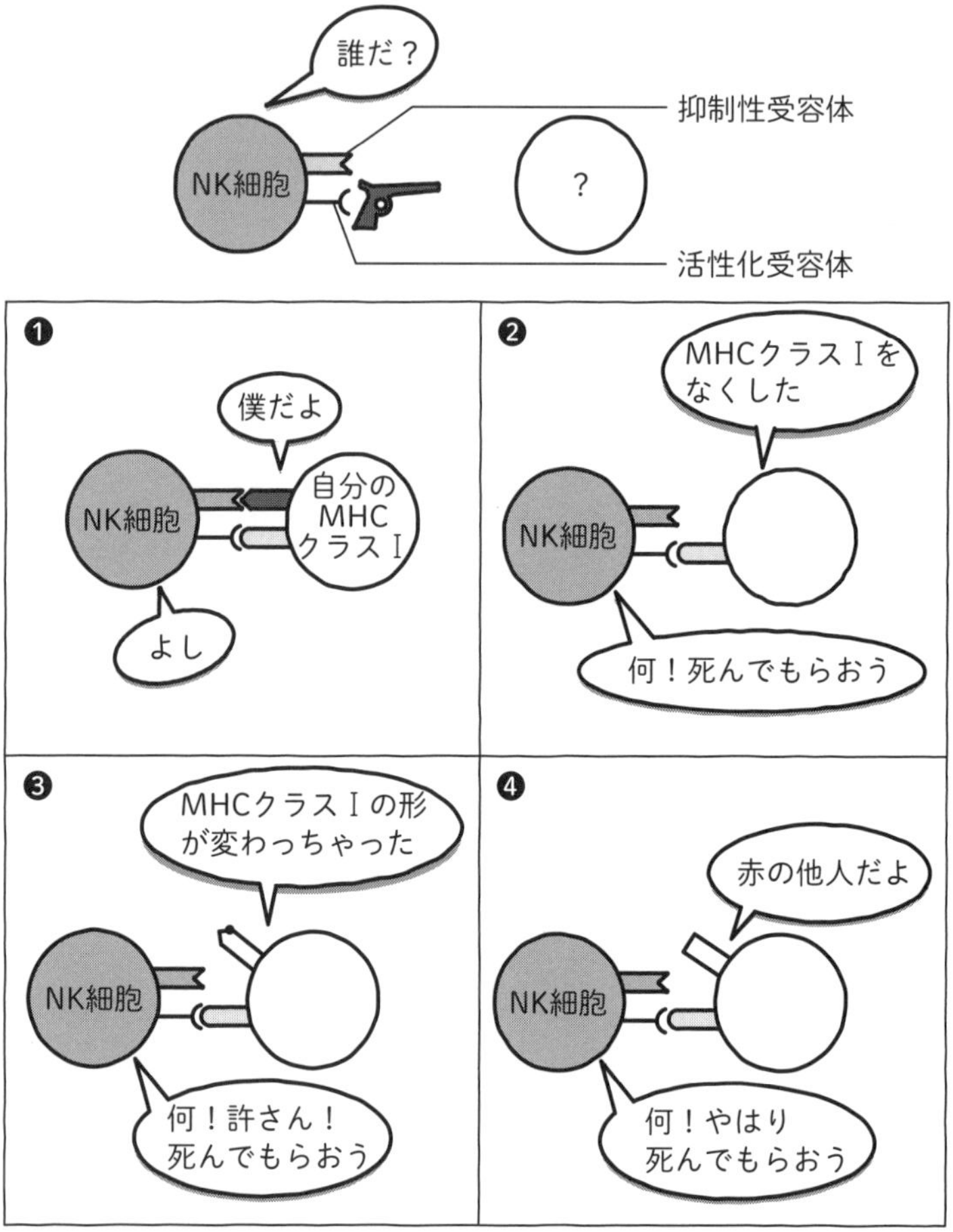

図4-12　ナチュラルキラー細胞

ナチュラルキラー（NK）細胞は誰でも殺すが、自分のMHCクラスIをもつ細胞は殺さない。

をもっていないので攻撃を避けられないようにしているるといえるでしょう（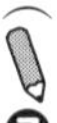❼）。

❼ＮＫ細胞と潜水艦？

　ＮＫ細胞が自分のＭＨＣクラスⅠをもっている細胞を殺さないことを、この現象を発見したスウェーデンの免疫学者ケアはおもしろいたとえで解説しています。一九八〇年代の冷戦時、バルト海のスウェーデンの海岸付近にしばしば訪れるソ連の潜水艦に業を煮やしたスウェーデン政府は、漁師に潜水艦の潜望鏡が見えたら通報するようにとお触れを出すのですが、自国の潜水艦も当然活動しています。というより、自国の潜水艦の方がより頻繁にスウェーデンの近海で活動しています。潜望鏡が見えたら通報、とやっていたらほとんどが自国の潜水艦ということになりかねません。そこで海軍が考えたのがおもしろい作戦でした。スウェーデンが保有していた三種類の潜水艦の潜望鏡のシルエットを印刷した紙が漁師に配布され、配布したシルエット以外の潜水艦を見つけた場合には報告するというお触れにしたそうです。当時大学院生だったケアはこの話を覚えていて、後年ＮＫ細胞の標的のみかたに関してこのたとえを使ったといいます。実際、ＮＫ細胞や補体が標的となる細胞や異物をみつけるやり方はこれとよく似ています。

ＮＫ細胞はリンパ球ですが、抗原をみる受容体をもたないことからリンパ球の鬼っ子のように思われていました。しかし、二一世紀になってＮＫ細胞以外にも抗原受容体をもたないリンパ球が次々に見つかってきました。ＮＫ細胞も含めて自然リンパ球とよびますが、これに関しては後ほど第6章5でお話しすることにします。

ここまでみてきたように、免疫はさまざまな方法を駆使してものを見分けています。異物を見分けることは私たちのからだを感染から守るために必要です。同時に自分と他人を見分けることも、自分を攻撃しないという自己寛容の成立のために重要です。次章以降では自分を攻撃せずに異物のみを攻撃するためのさらに巧妙なしくみを紹介しましょう。そのしくみがうまくはたらかなくなるとアレルギーや自己免疫疾患などが起こるのです。

第5章

自分が自分とわかる仕掛け

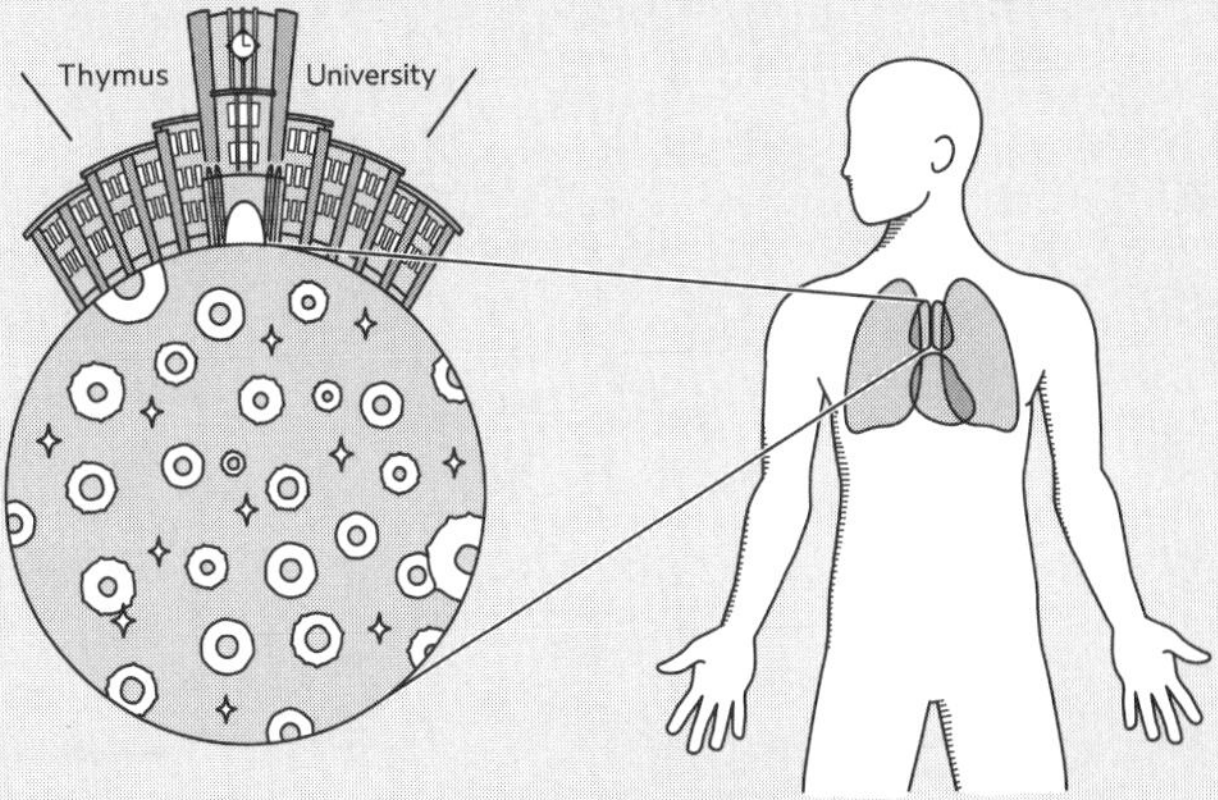

1 入学は楽だけど卒業が難しい胸腺大学—自己寛容の秘密

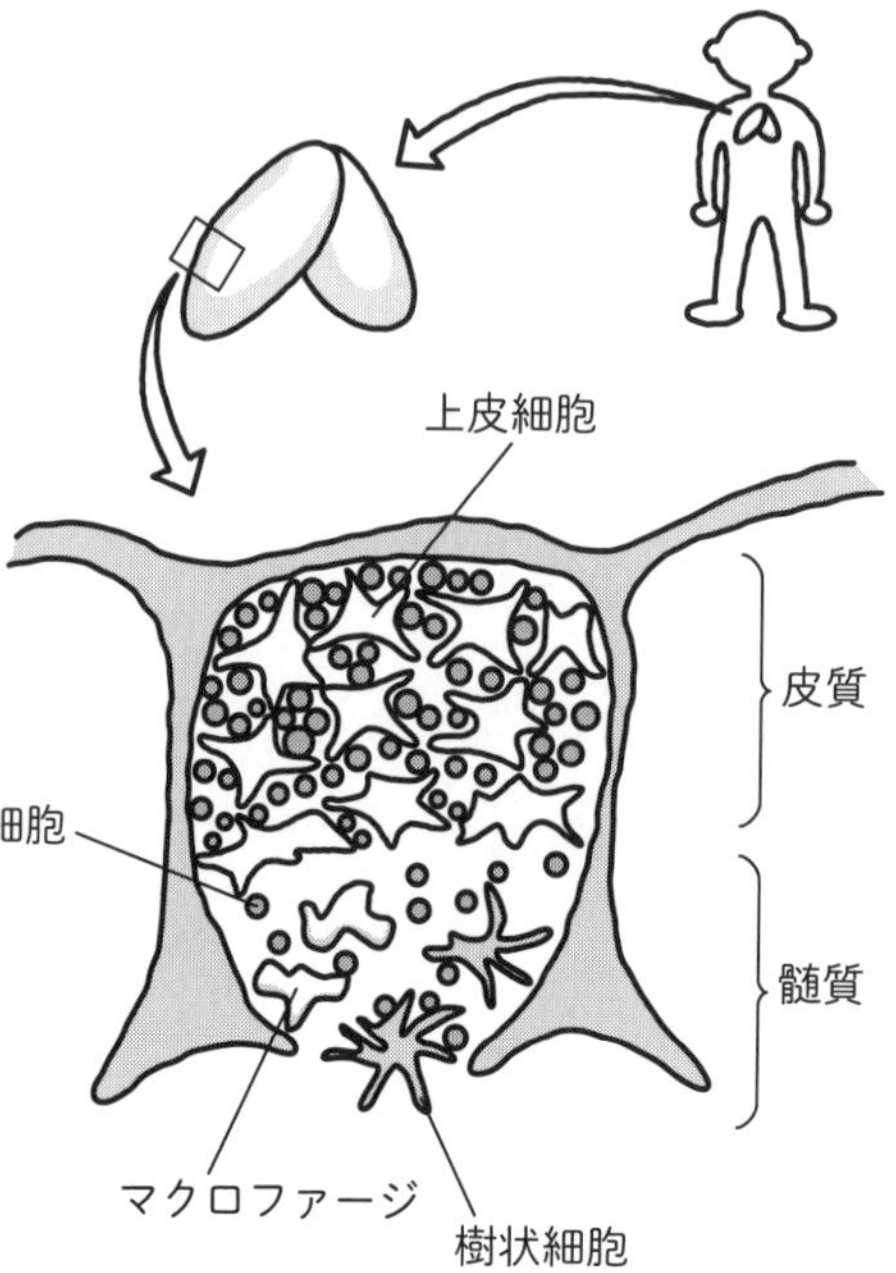

図5-1　胸腺の内部構造

第1章でお話ししたように、**T細胞ができるためには胸腺が必要です**。T細胞になるための細胞は、胎児では肝臓から、大人では骨の中（骨髄といいます）から、胸腺へ集まってきます。最初は、T細胞受容体やCD4、CD8などのT細胞を特徴付けるものをもっていないのでT細胞にはみえません。このような細胞が胸腺の中でT細胞になっていく過程では、胸腺の中の他の細胞が重要なはたらきをします。

胸腺は胎児期に最初は上皮細胞とよばれる細胞からできますが、その後にT細胞になるための細胞が入り、さらにマクロファージや樹状細胞も入ってきます。胸腺の外側の部分を皮質、内側の部分を髄質とよびます（**図5-1**）。T細胞になるための細胞は、まず皮質へいきます。遺伝子再構成によってT細胞受容体をつくり、だんだんとT細胞らしくなってくるとCD4とCD8の両方をもつ細胞となります。その後徐々に髄質へ移動し、最終的に成熟したT細胞はCD4かCD8のどちらかをもつ細胞となって胸腺から出ていきます。

胸腺の中に入ってくるたくさんの細胞が、すべて成熟したT細胞になるわけではありません。実は、ほとんどの細胞は胸腺から出ることなく死んでいくために、胸腺からは入った細胞の一％も出てきません。

問　なぜ、こんなむだなことをするのでしょうか？

実は、**胸腺ではT細胞の〝教育〟が行われていて、細胞が成熟する間に、役に立たないものや自分に危険なものは落ちこぼれさせ、最終的に私たちのからだに都合のよいものだけが選ばれて、胸腺から出ていきます。**胸腺大学の卒業試験はたいへん難しいのです。

胸腺大学のカリキュラムを知るための巧妙な実験

T細胞とMHCの関係を発見したツィンカーナーゲルとドハティは、T細胞の成熟について知るために胸腺のはたらきに関しても重要な実験をしました。それは同時に、**T細胞がどのようにして自分のMHCを知るのか、どうして自分を攻撃しないのか（自己寛容）**、という二つの疑問にも答えるものでした。マウスを使って彼らが行った実験を紹介しましょう。

A系統のマウスとB系統のマウスがいます。これまでお話しした通り、A系統のマウスはA系統のMHCと一緒に抗原を見つけ出し、B系統のマウスはB系統のMHCと一緒に抗原を見つけ出します。そして、A系統のマウスとB系統のマウスを交配して生まれたマウスは、どちらのMHCでも使うことができますし、どちらのマウスの皮膚も拒絶しません。ツィンカーナーゲルとドハティはこのような純系のマウスの組合せを用いて、自分のMHCを知り、かつ自分を攻撃しないしくみを知るために、巧妙な実験を行いました。

血液細胞のもとになる骨髄細胞やリンパ球は、他の細胞に比べて放射線に弱く、簡単に死んでしまいます。そこでまず、マウスに弱く放射線を当てて骨髄細胞やリンパ球を殺します。マウスはそのままにしておくと貧血で死んでしまいますが、骨髄移植をすることによって、血液細胞やリンパ球を復活させることができます。この際にツィンカーナーゲルとドハティは放射線を当てたA系統のマウスにA系統のマウスとB系統のマウスの間に生まれたマウスの骨髄細胞を移植してみました。すると、**復活したＴ細胞はＡ系統のＭＨＣだけを使って抗原をみることがわかりました**。つまり、ウイルスが感染したＡ系統の細胞は殺しますが、ウイルスが感染したＢ系統の細胞を殺しませんでした（**図５－２**）。同じ骨髄細胞を放射線を当てたＢ系統のマウスに移植すると、Ｂ系統のＭＨＣだけを使って抗原をみました。**復活したＴ細胞はＡ系統とＢ系統の両方のＭＨＣをもっているにもかかわらず、移植されたマウスのＭＨＣだけを使うのです**。

彼らはさらに次のような実験を行いました（**図５－３**）。ヌードマウスというマウスがいます。このマウスはＦｏｘｎ１という遺伝子の変異によって胸腺をもたないマウスで、そのためにＴ細胞がつくられません。そこで、このマウスに胸腺を移植してみました。都合のよいことに、このマウスにはＴ細胞がいないので、移植した胸腺は拒絶されません。移植には胎仔の胸腺を使いました。取り出した胎仔の胸腺をデオキシグアノシンという薬で処理すると、放射線を当てた場合と同じようにＴ細胞や骨髄から胸腺に入ってきた細胞は死にますが、上皮細胞は生き残ります。そこで、Ａ系統のヌードマウスに、Ａ系統のマウスとＢ系統のマウスの間に生まれたマウスの胸腺をデオキシグアノシンで処理した後に移植しました。ヌードマウスの骨髄にいるＴ細胞になるべき細胞は正常なので、胸腺の移植によってＴ細胞が復活しました。復活したＴ細胞は移植した胸腺がもつＭＨＣを使って抗原をみることができました。つまり、ウイルスが感染したＡ系統の細胞のみならずウイルスが感染したＢ系統の細胞

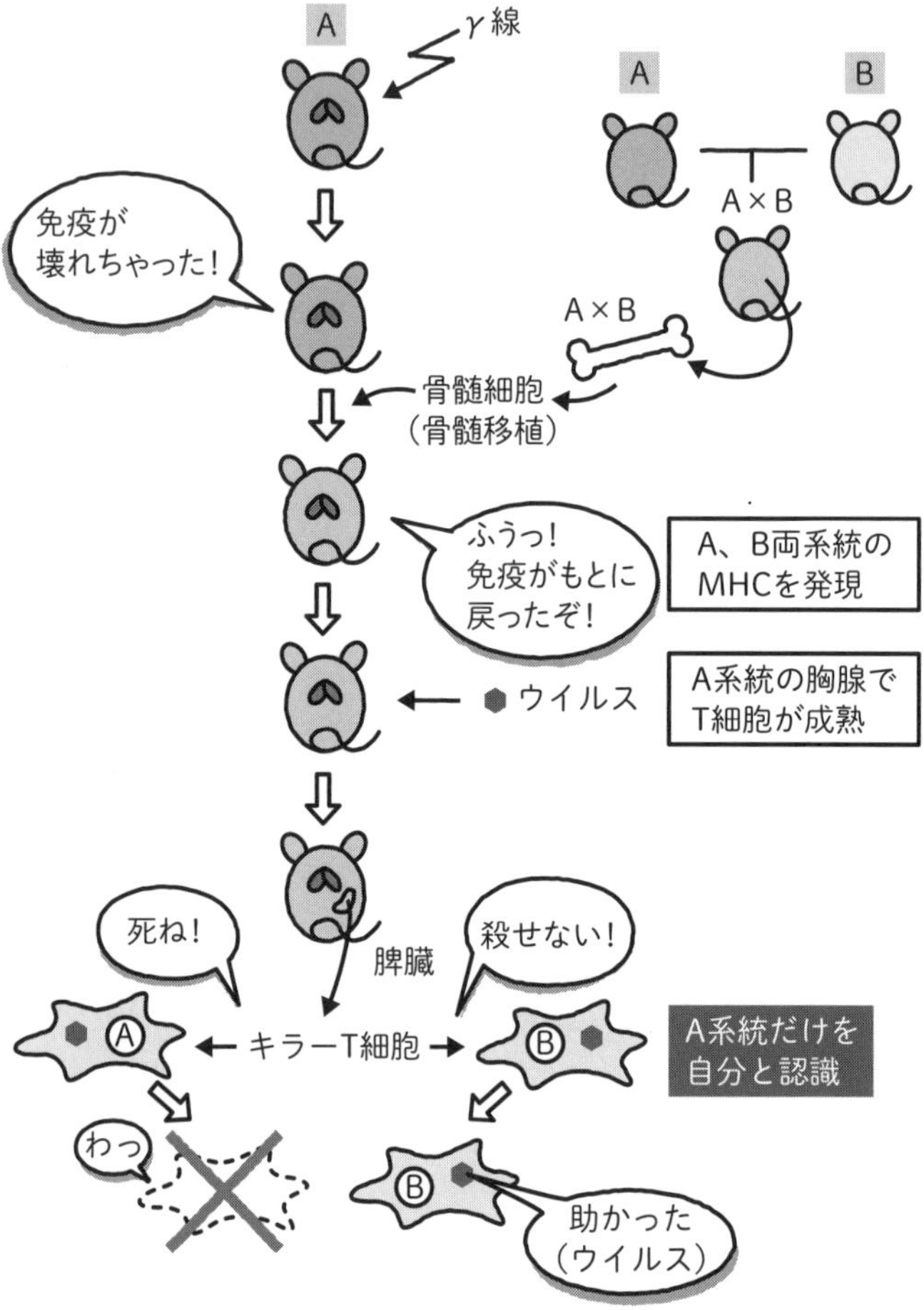

図5-2　T細胞は自分のMHCを胸腺で学ぶ

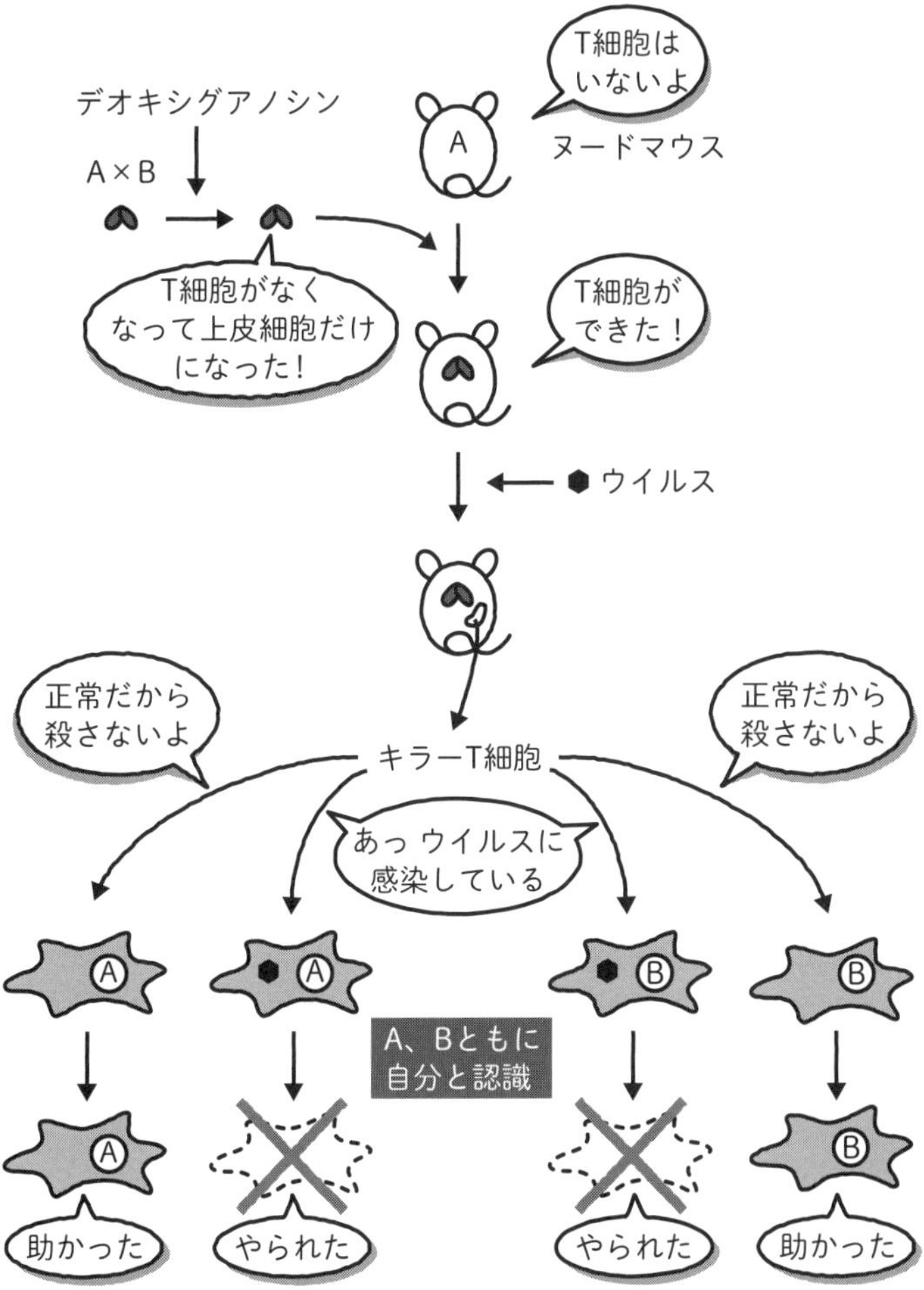

図5-3　自分のMHCを知るためには胸腺の上皮細胞が必要である

も殺すことができました。この場合、**復活したT細胞はA系統のMHCしかもたないにもかかわらず、ウイルスが感染したB系統の細胞もみることができたのです。**

これらの実験結果は、利根川による抗体の遺伝子再構成とほぼ同時期に発表されましたが、遺伝子再構成と同様に大きな驚きをもって迎えられました。同じ遺伝子をもつ細胞が環境によって性質を変えるということは、にわかに信じ難かったのですね。もちろん厳密には単一の細胞がその性質を変化させるのではなく、集団として性質を変化させるというのが正解です。その点では抗原に特異的なクローンが増えてウイルスなどに対抗するという、クローンの集団が形成するレパートリーが免疫の鍵であることを見抜いたバーネットの手の平（第2章1）を一歩も出てはいません。ともあれ、**これらの実験結果から、胸腺はT細胞に何らかの教育を施す場であると考えられるに至りました。**

胸腺大学の卒業試験を解明：フォンバーマーとローの実験

さらに胸腺大学における教育カリキュラムを明らかにするいくつかの実験が行われました。ここではトランスジェニックマウスを利用して行われたフォンバーマーとローの実験を紹介しましょう（**図5-4、図5-5**）。トランスジェニックマウスとは、調べたい遺伝子を受精卵に入れて、生まれたマウスが受精卵に入れた遺伝子がつくり出すタンパク質をもつようにし

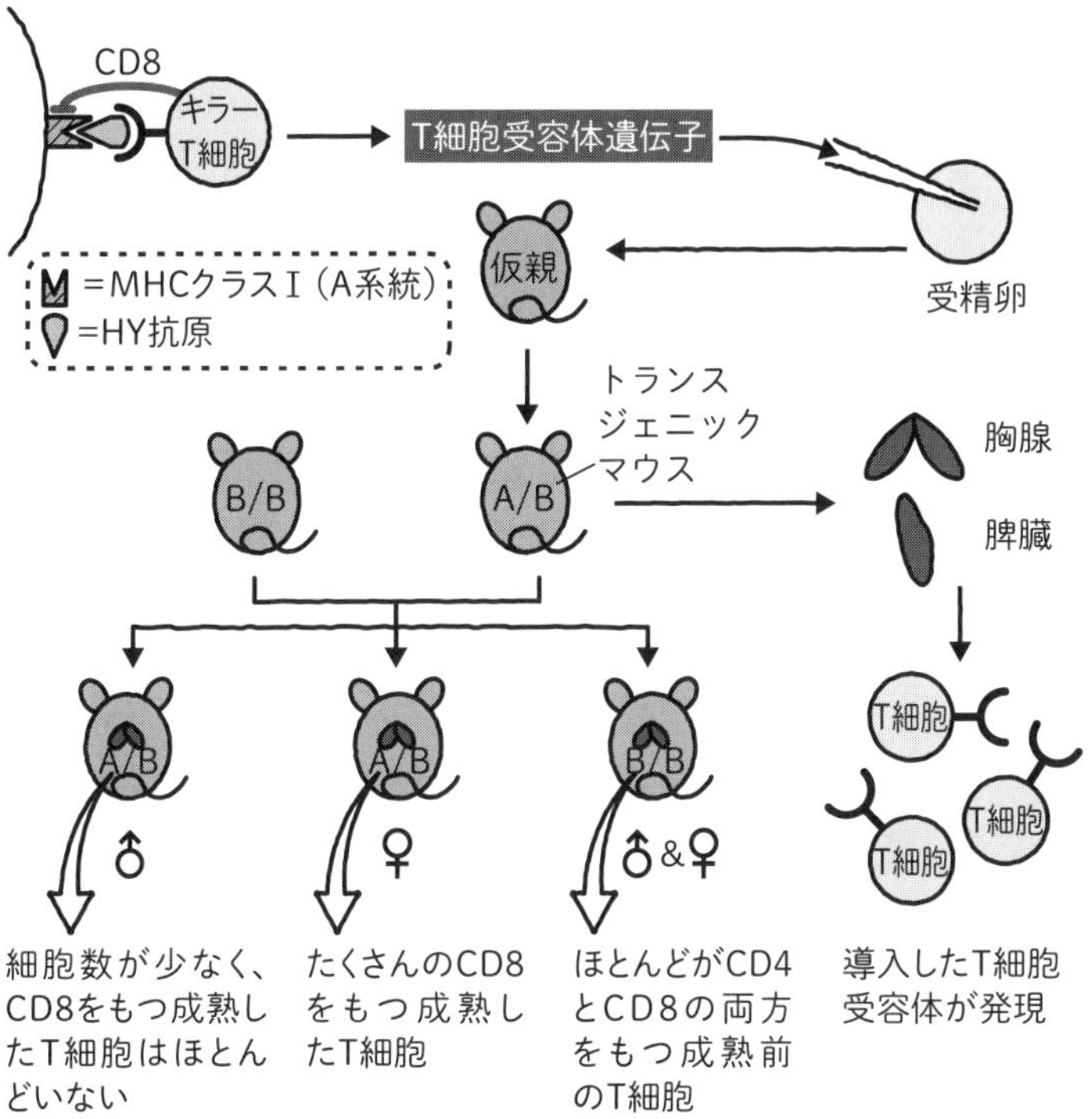

図5-4　フォンバーマーの実験

たマウスです。フォンバーマーは、Y染色体に遺伝子があってオスでのみつくられるHYというタンパク質をA系統のMHCクラスIとともにみるメス由来のキラーT細胞（この細胞はCD8をもち、A系統のオスの細胞を殺すことのできるT細胞）を使いました。このT細胞からT細胞受容体の遺伝子を取り出し、この遺伝子を入れたトランスジェニックマウスをつくり、生まれたマウスでT細胞がどのようにできるかを観察しました（**図5-4**）。このT細胞受容体をもつT細胞はオスに

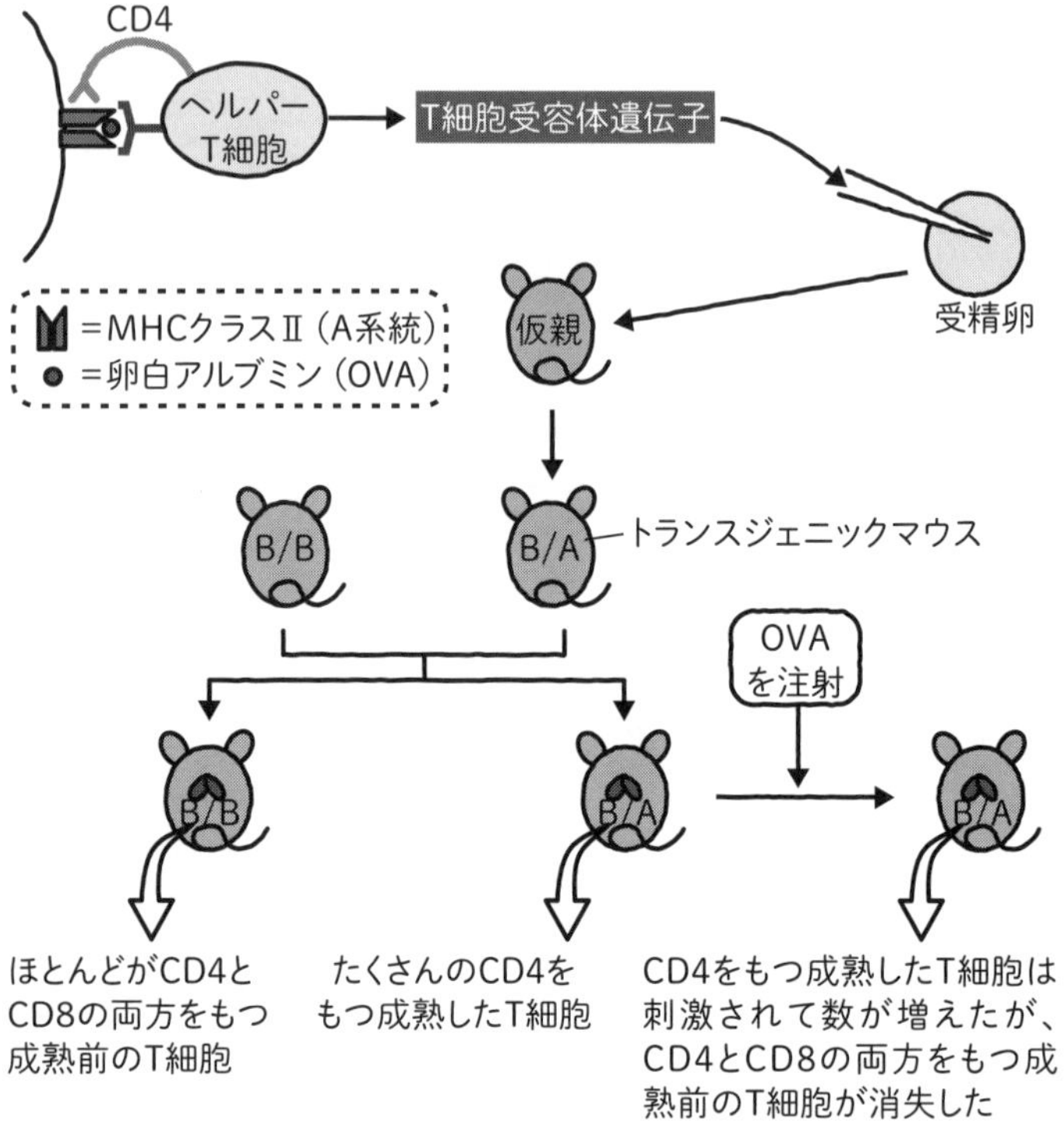

図5-5　ローの実験

とっては自分を攻撃する危険なT細胞のはずです。できあがったトランスジェニックマウスをB系統のマウスと交配し、A系統とB系統の両方のMHCをもつマウスをつくりました（**図5-4のA／B**）。このマウスのオスの胸腺を調べると、細胞の数は通常の$\frac{1}{10}$以下と少なく、しかもCD8をもつ成熟したT細胞はほとんどいませんでした。一方、メスの胸腺では細胞の数は正常で、もととなったキラーT細胞と同様のCD8をもつ成熟したT細胞がたくさんいました。さらに、このマウスをＢ系統のマウスと交配してＢ系統のＭＨＣのみをもつトランスジェニックマウスを作製したところ**（図５-４のＢ／Ｂ）**、この胸腺では細胞の数は正常でしたが、ＣＤ４とＣＤ８の両方をもつ細胞はいるものの成熟したＴ細胞はほとんどいませんでした。

ローは別のトランスジェニックマウスをつくりました**（図５-５）**。ＣＤ４をもち卵白アルブミンをＡ系統のＭＨＣクラスⅡとともにみるヘルパーＴ細胞からＴ細胞受容体の遺伝子を取り出してつくったトランスジェニックマウスです。すると、Ａ系統のＭＨＣをもつマウスの胸腺にはＣＤ４をもつ成熟したＴ細胞がたくさんいました。このマウスに卵白アルブミンを投与すると、ＣＤ４をもつ成熟したＴ細胞は刺激されて数が増えたのですが、胸腺にいるＣＤ４とＣＤ８の両方をもつ成熟前のＴ細胞はいなくなってしまいました。

フォンバーマーとローの実験を合わせて考えると、**Ｔ細胞がＣＤ４とＣＤ８の両方をもつ段階でＴ細胞受容体がみる特異的な抗原（フォンバーマーの実験ではオスのＨＹ抗原であり ローの実験では卵白アルブミン）に出会うと、その細胞が死んでしまってとり除かれたと考えられます**。まさにバーネットが予想した通りのしくみが実験的に確かめられたのです。そして、成熟したＴ細胞は同じ抗原に反応して分裂・増殖したという点もバーネットがクローン選択説で予想した通りでした。

さらに、ローのマウスをＢ系統のみのＭＨＣをもつようにしたところ、フォンバーマーのマウスの場合と同様に、CD4とCD8の両方をもつ細胞はいるのに成熟したT細胞はほとんどいなくなりました。このことは自分がみるべきMHC（正確には自分のMHCと自分のタンパク質が分解されてできたペプチドの複合体）が胸腺にないと、そのT細胞受容体をもつ細胞は成熟できないことを意味します。言葉を変えれば、**胸腺の中で自分がみるべきMHCに出会うことがMHCと一緒に抗原をみるようになるしくみだといえます**。また、成熟前にはCD4とCD8の両方をもっていますが、MHCクラスIとともに抗原をみるT細胞受容体をもつT細胞はCD8をもつT細胞となり、MHCクラスIIとともに抗原をみるT細胞受容体をもつT細胞はCD4をもつT細胞となることもわかります（**図4-10**参照）。

胸腺大学の講師陣：上皮細胞と樹状細胞の役割

図5-2でA系統のマウスとB系統のマウスの間に生まれたマウスの骨髄細胞を移植したA系統のマウスでは、リンパ球や血液細胞はA系統とB系統の両方のMHCをもちます。

問 このマウスでは、B系統を異物として攻撃し、その結果、自己免疫疾患に陥らないのでしょうか？

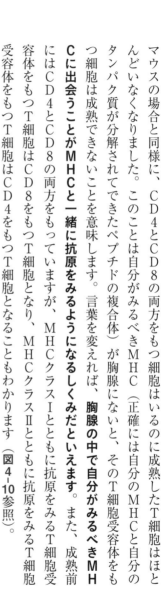

答えをいえば、そうはなりません。このマウスはA系統の皮膚もB系統の皮膚も拒絶しません。つまり、**自分のMHCを知るためのしくみと自分を攻撃しないためのしくみとは、異なるのです**。胸腺には、T細胞になるべき細胞以外に、上皮細胞、マクロファージ、樹状細胞などがいます。これらの細胞は皆MHCクラスⅠとMHCクラスⅡの両方をもっていて、T細胞の教育に携わります（皮膚や消化管の上皮細胞と異なり胸腺の上皮細胞はMHCクラスⅡをもっています。皮膚や消化管の上皮細胞もγ型インターフェロンが作用するとMHCクラスⅡを表面にもつようになりますが、胸腺の上皮細胞は常にMHCクラスⅡをもっています）。マクロファージと樹状細胞は骨髄からやって来る細胞で、主に髄質に分布します（**図5-1**）。**図5-2**の実験で、上皮細胞はA系統ですが、マクロファージや樹状細胞は骨髄から来ますので、A系統とB系統の両方のMHCをもちます。少し話はややこしくなりましたが、上皮細胞は胸腺と同じ系統のMHCをもちますが、マクロファージや樹状細胞は骨髄と同じ系統のMHCをもつのです。**自分のMHCを教え込むのは主として皮質にいる上皮細胞であり、自分を攻撃しないように教育するのが髄質にいる上皮細胞や骨髄から来るマクロファージや樹状細胞なのです**。**図5-2**の実験の場合、骨髄から来た細胞によって、B系統のMHCをもつ皮膚を攻撃する可能性のあるT細胞はとり除かれたのです。**図5-3**の実験の場合には、上皮細胞はA系統とB系統の両方のMHCをもちますから、髄質の上皮細胞によってA系統のMHCを攻撃するT細胞もB系統のMHCを攻撃するT細胞もとり除かれます。だから、A系統とB系統どちらの皮膚も拒絶されないのです。

上皮細胞の巧妙さ

自分と反応する可能性のあるT細胞は胸腺でとり除かれるとお話ししましたが、では、胸腺の中には自分のからだがもつすべての物質があるのでしょうか? 例えば、インスリンは膵臓でしかつくられないことは知っていますね。

問 **インスリンのような特定の組織や細胞でしかつくらないタンパク質（臓器特異的タンパク質とよびます）と反応する可能性のあるT細胞はどうなるのでしょうか?**

この疑問に対する答えの一部は、APECEDという先天性の自己免疫疾患の研究から得られました。この病気ではさまざまな組織が自分のT細胞に攻撃され、また自分のタンパク質に対する抗体（自己抗体といいます）がつくられます。この病気の原因となる遺伝子の変異が見つかり、変異が起こっていた遺伝子にAireという名前が付けられました。Aireは胸腺の髄質にいる上皮細胞でつくられることがわかりました。おもしろいことに、**Aireをもつ上皮細胞でインスリンをはじめとするたくさんの臓器特異的と考えられたタンパク質がつくられることがわかりました。**ただし、つくられる量はそれほど多くはなく、血糖値を調節するほどのインスリンがつくられるわけではありません。その後、Aire以外にもFezf2という遺伝子も見つかり、AireとFezf2が違うしくみで臓器特異的タンパク質を胸腺の髄質の上皮細胞につくらせることがわかりました。臓器特異的タンパク質がAireやFezf2の作用によって胸腺の中でつくられ、そのような自分のタンパク質に反応するT細胞がとり除かれる、実に巧妙なしくみではありませんか。

胸腺大学での教育のまとめ：エリート細胞の選抜

抗体の場合と同じように、T細胞は偶然に任せて遺伝子再構成をしてT細胞受容体をつくりますから、一兆個のT細胞がいれば一兆種類のT細胞受容体が生まれます。当然自分を攻撃するT細胞や全く役に立たないT細胞もいるはずです。骨髄から胸腺に入った未熟な細胞は、T細胞受容体の遺伝子再構成に伴って、T細胞受容体を細胞の表面にもつようになるとともに、CD4とCD8の両方をもつようになります。そのなかから、自分のMHCと一緒に抗原をみることのできるT細胞を成熟させることを、ポジティブセレクションとよびます。このとき、T細胞受容体が自分のMHCとある程度結合することで生き残るための信号を受けとることができると考えられています。そして、**MHCクラスIIとともに抗原をみることができるT細胞はCD4のみを残し、MHCクラスIとともに抗原をみることができるT細胞はCD8のみを残して成熟します。**ポジティブセレクションを受けられず、生き残るため

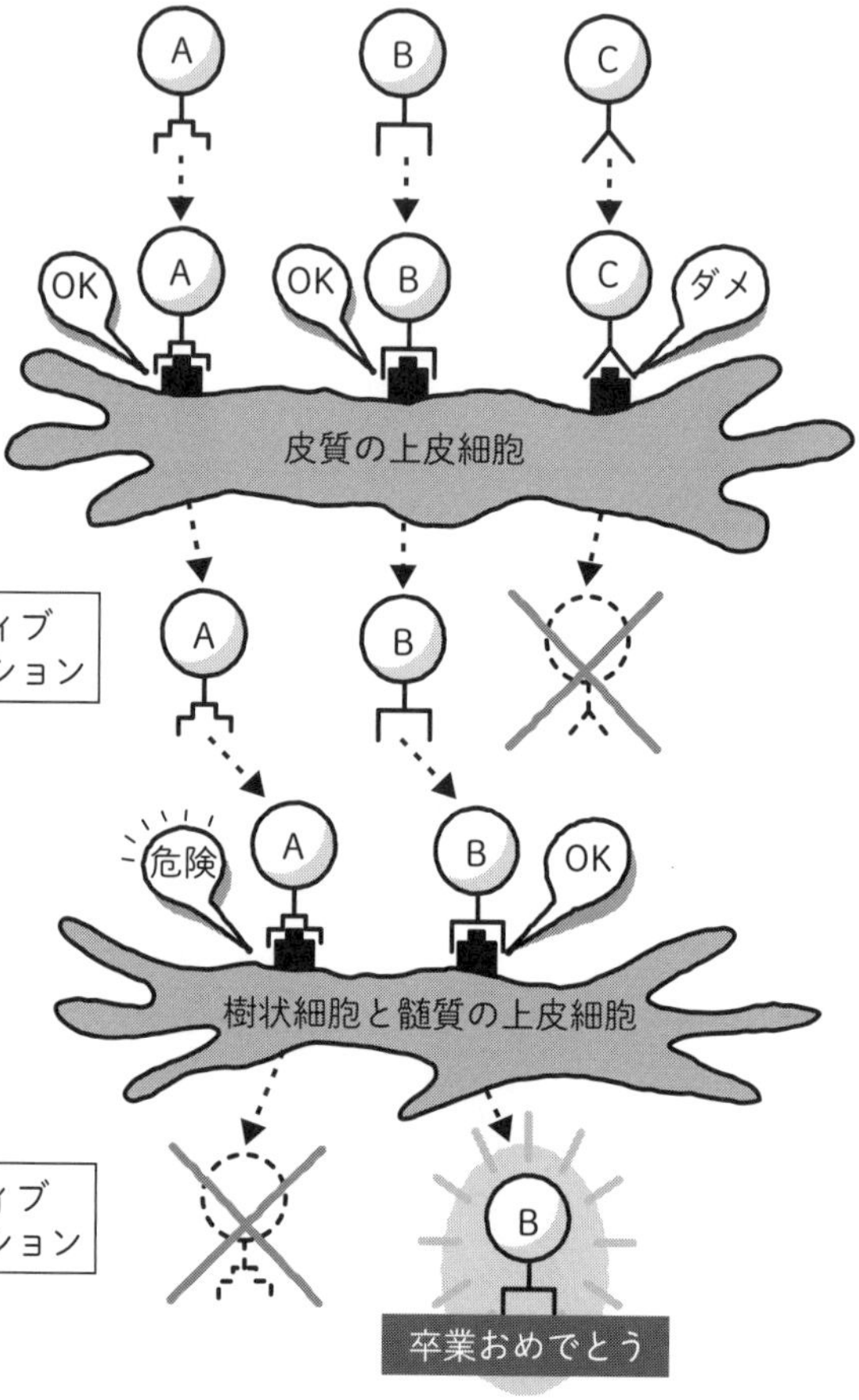

図5-6　胸腺大学のカリキュラム

の信号を受けとることができずに死んでしまう細胞は、いわば誰からも助けてもらえずに無視されて死に至るようなものです。一方、自分を攻撃する可能性のあるT細胞をとり除くことを、ネガティブセレクションとよびます。**自分に強く反応して危害を及ぼすような細胞は、強い刺激が入りすぎて積極的に自殺に追い込まれると考えられています**。これが自己寛容の秘密です。

T細胞が、自分が育ったからだのMHCを学ぶのが胸腺というわけです。また、バーネットがクローン選択説において自分を攻撃しないしくみについて述べた、自己反応性のT細胞クローンをとり除いているのも胸腺であり、胸腺の外に出てからだのあちこちではたらくT細胞は、胸腺大学を幸運にも卒業したエリート集団なのです（**図5-6**）。

2 自分を攻撃しないための第二・第三の策略

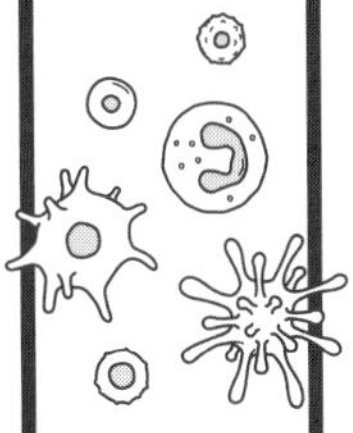

T細胞に必要な第二の刺激とアナジー

さて、胸腺がいかにして自分に都合のよいT細胞を選別するかをお話ししてきましたが、いくらAireやFezf2によって胸腺の髄質にいる上皮細胞にいろいろなタンパク質をつくらせても、胸腺にはないものもたくさんあると思われます。

問 それでも自己寛容が成立して自己免疫疾患にならないのはどうしてでしょう?

いろいろな可能性が考えられますが、**自分のタンパク質などをみることができるT細胞が、アナジーとよばれる状態に追い込まれるという可能性が示されています。**

アナジーとは聞き慣れない言葉かと思いますが、それはT細胞が異物によって刺激されるしくみの研究から明らかになってきました。**成熟した後ではじめて抗原とMHCの複合体をもった樹状細胞に出会ったT細胞が刺激されてはたらく(これを活性化といいます)ためには、T細胞受容体を介した刺激に加えてCD28から伝えられる第二の刺激が必要です。**両方の刺激を受けとると、T細胞は自分が増えるために必要なインターロイキン(IL)-2というサイトカインをつくります。CD28に結合して刺激するタンパク質は複数あり、これらはB7ファミリーとよばれ、抗原提示細胞である樹状細胞、マクロファージ、活性化されたB細胞の三種類の細胞がもっています。T細胞がはじめて抗原(とMHCの複合体)に出会ったときに第二の刺激がないと、T細胞はIL-2をつくれないために増えることができなくなります。のみならず、その後にB7ファミリーをもった樹状細胞によって二つの刺激を受

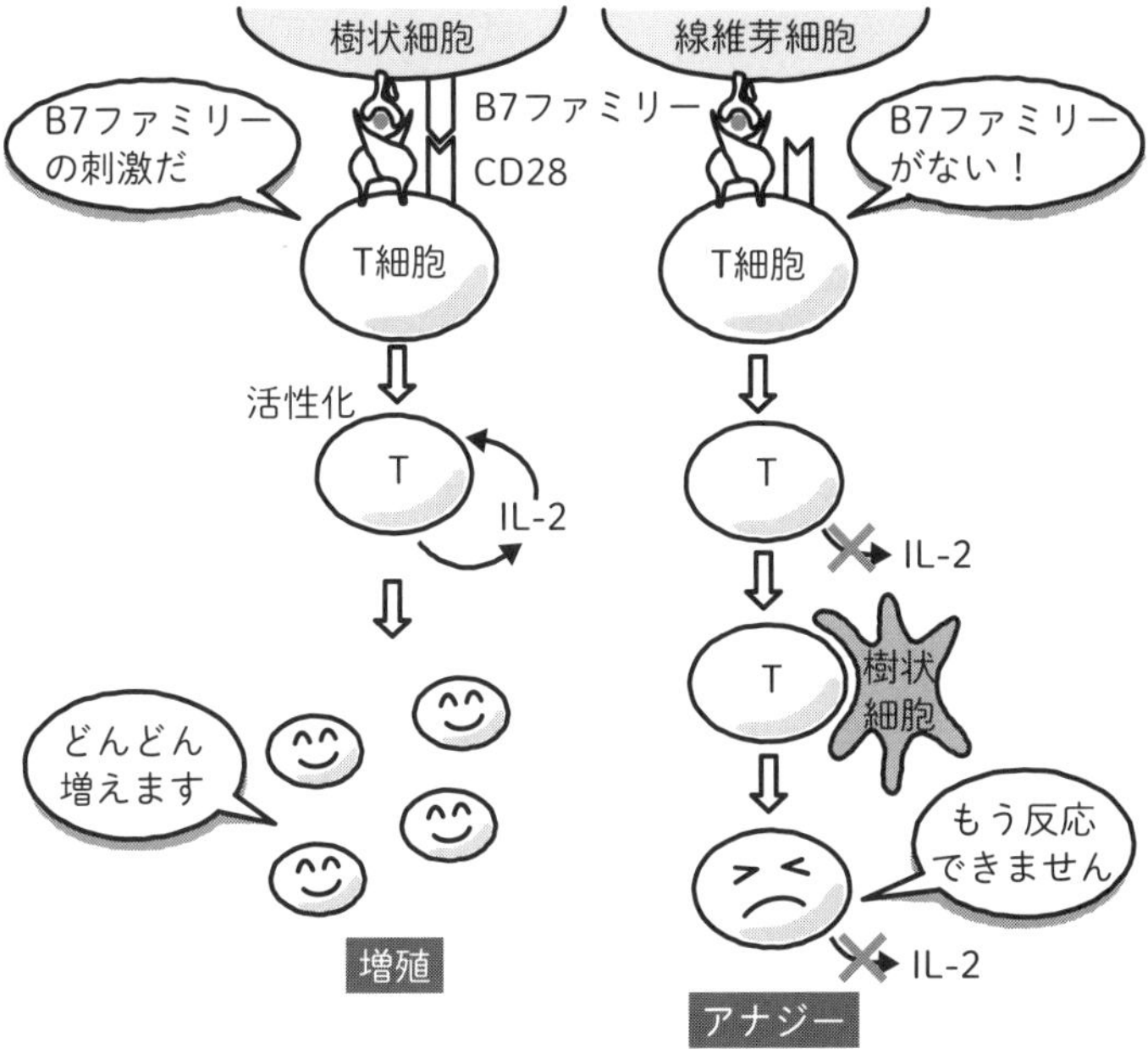

図5-7　T細胞のアナジー

けても、もはや反応できなくなるのです。この状態をアナジーとよびます（**図5-7**）。二つの刺激が必要な理由は、T細胞がはじめて抗原に出会う際に、樹状細胞などの抗原提示細胞によってのみ活性化されることを保証するためと考えられます。胸腺ではつくられない自分の抗原に反応するT細胞が胸腺から出てきたとしても、その抗原が樹状細胞によってMHCと一緒にみせられて、かつB7ファミリーがCD28を刺激しない限り活性化しないための安全弁ともいえます。例えば、胸腺にはない自分の抗原が血管でつくられていてT細胞が胸腺から出てきてはじめて血管でその抗原（とMHCの複合体）に出会っても、B7ファミリーがないので活性化されずアナジーに陥ることになります。抗原提示細胞以外の細胞は第二の刺激に必要なB7ファミリーをもっていないので、自分に反応する可能性のあるT細胞の多くがアナジーに陥ると考えられます。

二つの刺激によって活性化されたT細胞は、その後に抗原とMHCの複合体に出会うときには第二の刺激は必要ありません。それゆえに、ウイルス感染に対応できるのです。最初は、ウイルス抗原をもち、かつB7ファミリーをもつ抗原提示細胞によって刺激されてキラーT細胞となる必要がありますが、その後は、皮膚の細胞であろうが肝臓の細胞であろうが、ウイルスが感染した細胞を殺すことができるのです。

冷静な学級委員長：制御性T細胞

T細胞のなかには免疫反応を抑えるはたらきをもつものもいます。CD4をもつT細胞のなかに、CD25をもつT細胞が五％くらい存在します。CD25はIL-2の受容体を構成する分子であることから、はじめは刺激を受けて活性化されたT細胞かと思われましたが、CD25をもつT細胞はCD25をもたない他のT細胞の活性化を強力に抑えるはたらきをもつことがわかりました（**図5-8**）。この細胞は制御性T細胞とよばれ、その特徴はFoxp3というタンパク質をつくることです。Foxp3は先天性の自己免疫疾患の一つであるIPE

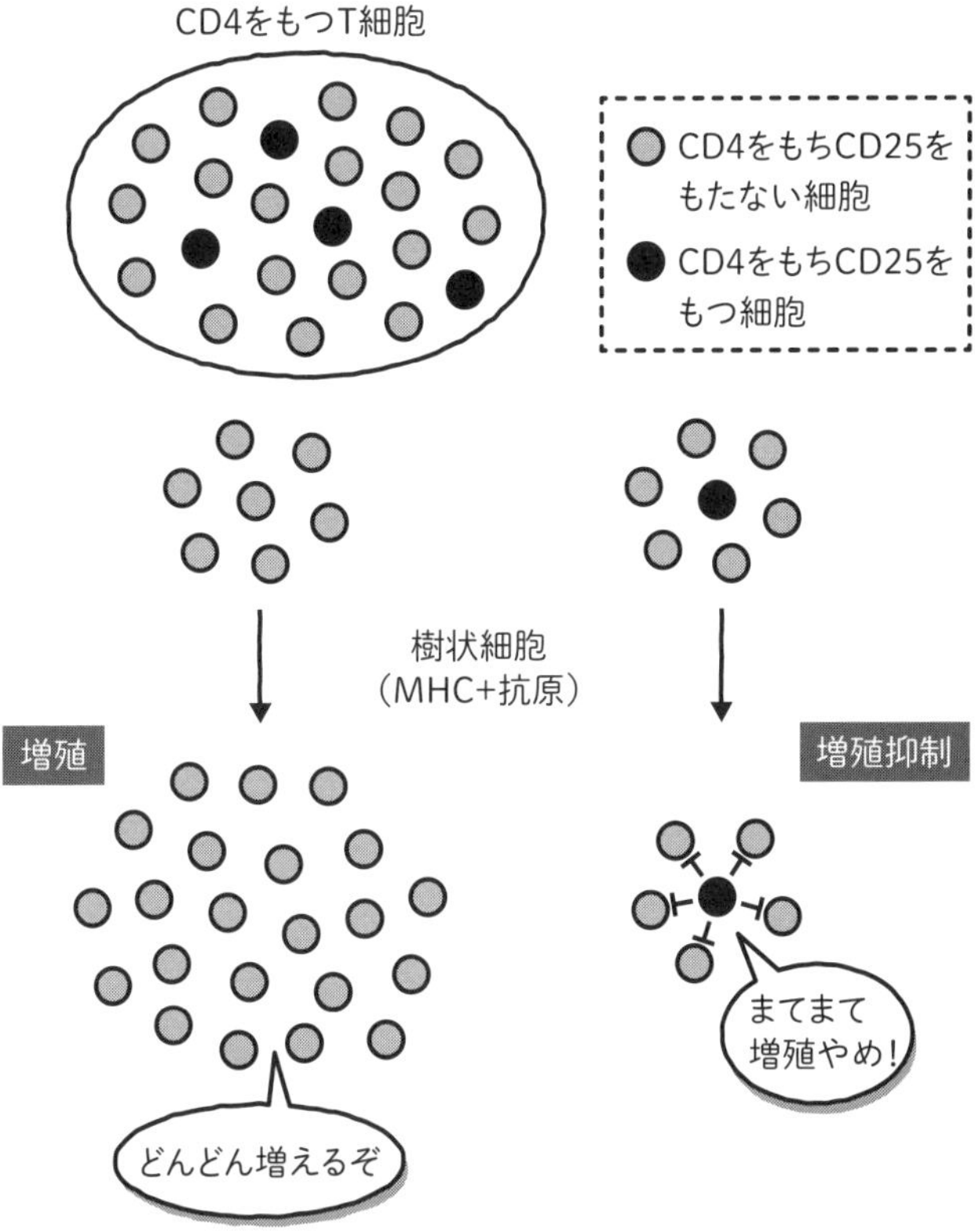
CD4をもつT細胞
CD4をもちCD25をもたない細胞
CD4をもちCD25をもつ細胞
樹状細胞
（MHC+抗原）
増殖
増殖抑制
どんどん増えるぞ
まてまて
増殖やめ！

図5-8　制御性T細胞

Xで変異をもつ遺伝子として見つかりました。IPEXでは全身でさまざまな組織が攻撃されます。この病気はいろいろなことを私たちに教えてくれました。Foxp3に異常があっても胸腺ではAireやFezf2のはたらきで自分の反応するT細胞はとり除かれていて、このはたらきは正常です。したがって、胸腺の外に出てくるT細胞は、自分のMHCと異物由来のタンパク質が分解されてできたペプチドとの複合体によって活性化されるT細胞のはずです。しかし、全身でさまざまな組織が攻撃されるということは、自分のMHCと自分のタンパク質が分解されてできたペプチドとの複合体によって活性化されるT細胞がいるということです。制御性T細胞はこのようなT細胞の活性化を抑えていると考えられています。**Foxp3に異常があって制御性T細胞がつくられないと、少しの刺激でもT細胞が活性化され、ブレーキがかからなくなるのです。**

胸腺大学での教育に戻って考えてみると、ネガティブセレクションでは自分のMHCと自分のタンパク質が分解されてできたペプチドの複合体に強く結合するT細胞受容体をもつT細胞が死んでとり除かれました。では、

問 どのくらい強く結合すると危険なのでしょうか？

ポジティブセレクションでも自分のMHCと自分のタンパク質が分解されてできたペプチ

ドの複合体の結合によって生き残る刺激が与えられるわけですから、ネガティブセレクションとポジティブセレクションの境界がどこかにあるはずです。自分のＭＨＣと自分のタンパク質が分解されてできたペプチドの複合体とＴ細胞受容体の結合の強さがある一定以上になるとネガティブセレクションが起こると考えざるをえません。この境界よりも弱い結合でポジティブセレクションを受けて胸腺から出てきたＴ細胞が、同じように弱い結合の強さで弱い刺激が入った場合、通常は制御性Ｔ細胞のはたらきで活性化が抑えられているのに、ＩＰＥＸでは制御性Ｔ細胞がいないことで活性化してしまうと考えられます。制御性Ｔ細胞も他のＴ細胞と同じように胸腺でつくられますが、制御性Ｔ細胞のＴ細胞受容体は自分のＭＨＣと自分のタンパク質が分解されてできたペプチドの複合体に対してネガティブセレクションとポジティブセレクションの境界に近い強さで結合するようです。逆にいえば、境界に近い結合の強さをもつＴ細胞受容体をもつ細胞が制御性Ｔ細胞になると考えられます。

制御性Ｔ細胞が他のＴ細胞の活性化を抑えるしくみに関してはいろいろな実験結果がありまます。一つは制御性Ｔ細胞が他のＴ細胞よりも樹状細胞に結合しやすく、他のＴ細胞と樹状細胞をとり合うことで弱い結合しかできないＴ細胞を排除しているという実験結果が報告されています。これは制御性Ｔ細胞がもつＴ細胞受容体が自分のＭＨＣと自分のタンパク質が分解されてできたペプチドの複合体に比較的強く結合するということとも矛盾しません。また、制御性Ｔ細胞はＴＧＦβやＩＬ-10というさまざまな細胞のはたらきを抑える抗炎症性サイトカインもつくります。

興味深いことに、制御性T細胞は胸腺でつくられるだけではなく、胸腺を出てからもつくられます。CD4をもつがCD25をもたないT細胞でもTGFβというサイトカインが作用すると、Foxp3をもつようになって制御性T細胞になることがわかっています。このような制御性T細胞もTGFβやIL-10という炎症を抑える抗炎症性サイトカインをつくることでT細胞を含む周りの細胞のはたらきを抑えることができます。**このような制御性T細胞はTGFβがたくさんつくられる腸に多いことがわかっています**。考えてみれば、腸には食べ物由来のいろいろな異物が入ってきますから、免疫をある程度抑えることが必要です。そのために腸ではTGFβによって制御性T細胞がたくさんつくられて、免疫を調節していると考えられます。

MHCと一緒に抗原をみるというT細胞の性質は、胸腺で自分を知るための巧妙な仕掛けを可能にしたといえるでしょう。さらに、自分がもつ膨大な抗原のレパートリーに対して自己寛容を維持するために複数のしくみを生み出しました。考えてみれば、自分がもつ抗原（自己抗原）と異物の間にもはっきりとした線引きがあるわけではありません。そこで二重三重に自分を攻撃する可能性のあるT細胞を抑える方法を駆使し、異物に対処しつつ自分を攻撃する可能性を最小に抑えるという、私たちのからだにとって最も都合がよい状態を保つ工夫がなされているといえるのではないでしょうか。

第6章 免疫の登場人物とその履歴

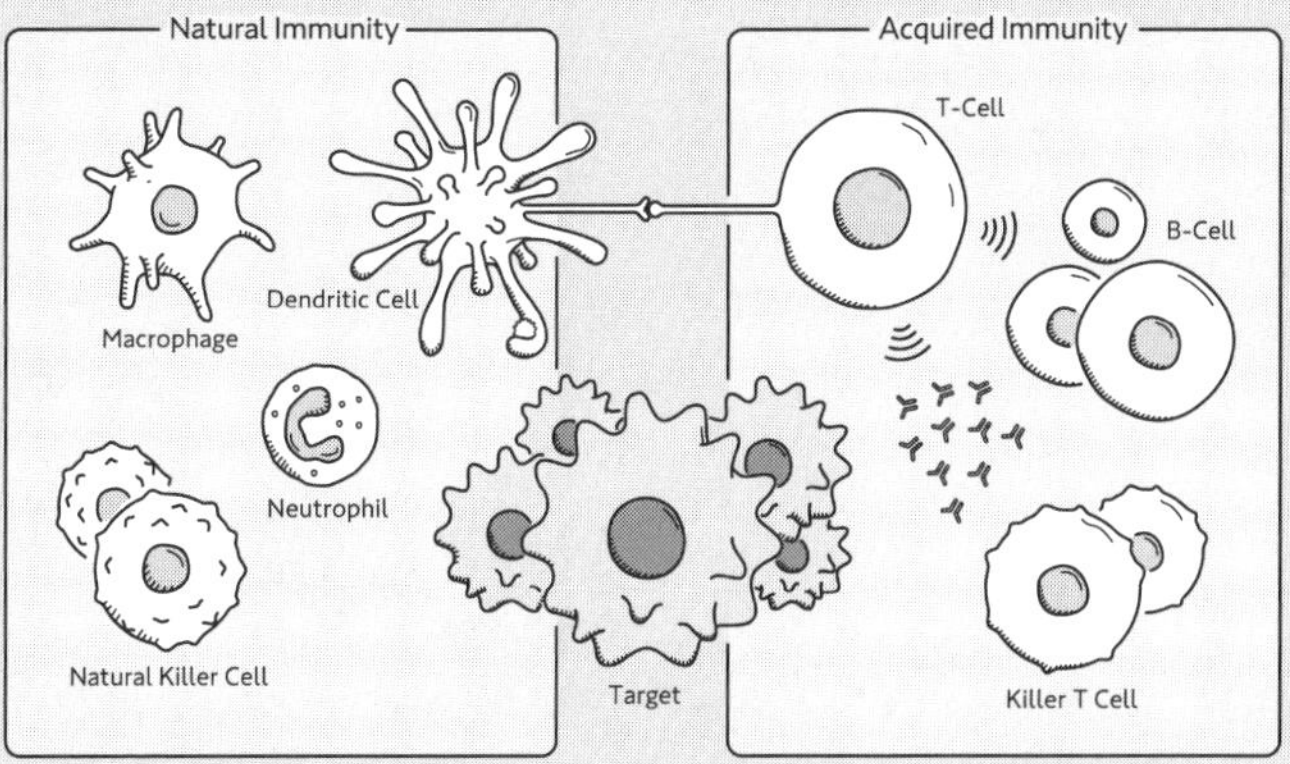

これまでの章では、ものを見分ける原理や自分を知る方法についてお話をしてきました。このようにして組み立てられた私たちのからだの免疫が外敵とどのように戦うのでしょうか？　本章では免疫のはたらきについてみていきましょう。

1 外敵と戦う戦士たち
——多彩な顔つきの白血球と自然免疫

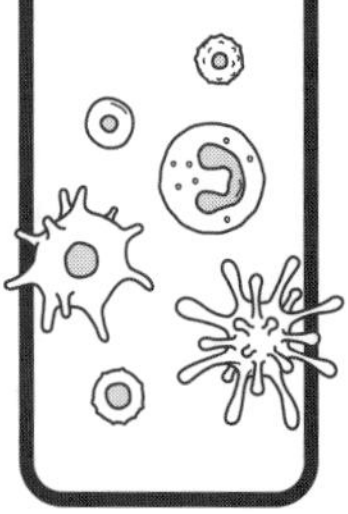

血液中の赤血球と血小板を除いた残りの細胞が白血球です。**白血球はギムザ染色という方法で分類ができます**。ギムザ染色で色をつけると、ＤＮＡが折りたたまれた染色体を格納している核と、タンパク質をつくる装置やエネルギーを生み出す装置をもつ細胞質をはっきりとみることができます。核が丸くなく分かれていて、細胞質につぶつぶの顆粒をもった細胞がいますが（**図6-1下段**）、このような白血球をまとめて顆粒球とよびます。さらに、細胞内の顆粒の染まり方によって、赤く染まる好酸球、青紫に染まる好塩基球、赤紫に染まる好中球に分類されます。好中球は第1章でお話ししたように細菌を貪食します。好酸球は粘膜に多く、寄生虫との戦いに重要です（本章5参照）。顆粒の中にさまざまな殺菌物質をもってい

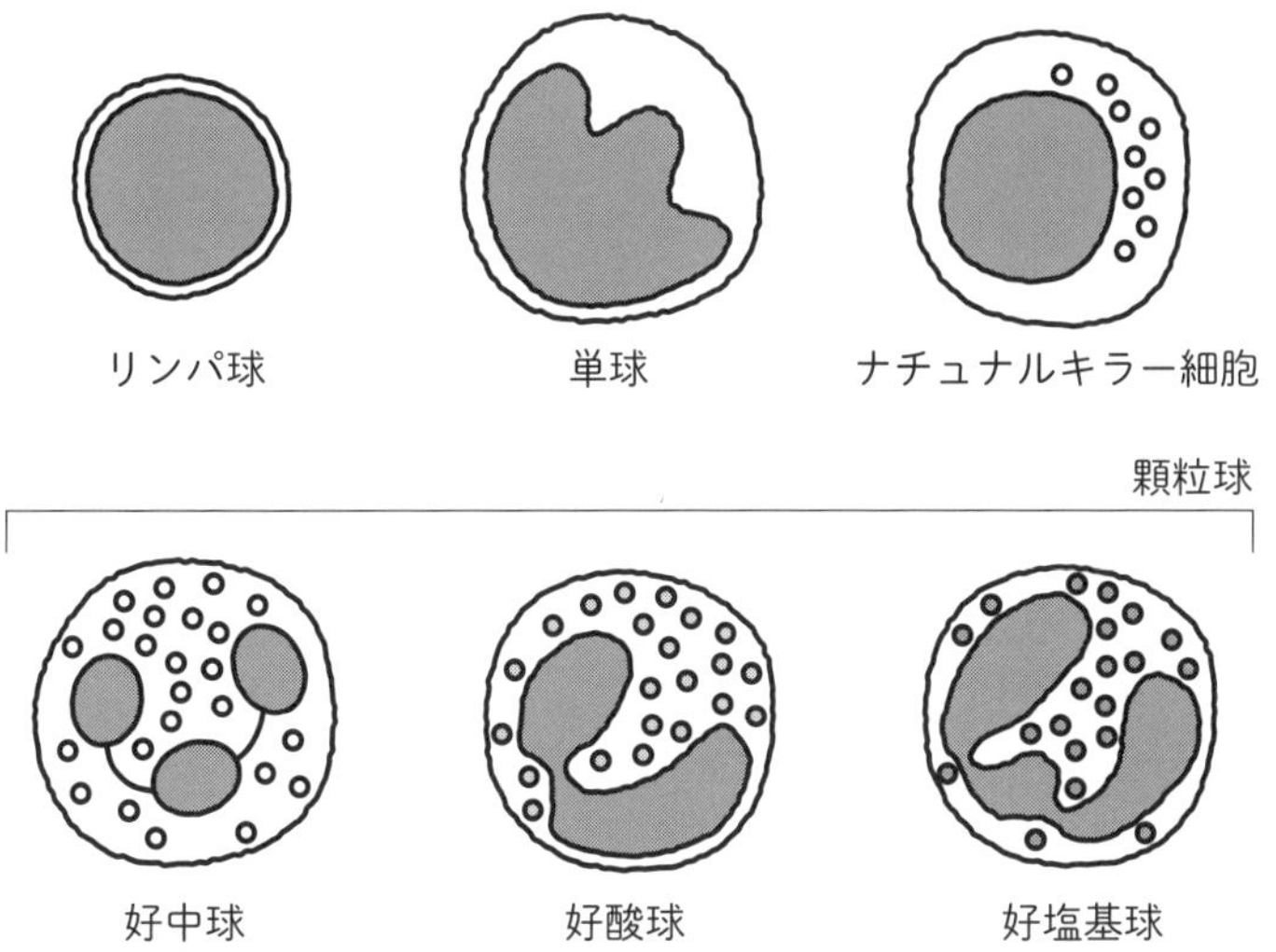

図6-1　種々の白血球

て、これを放出することで寄生虫を攻撃します。好塩基球は血液中で最も数の少ない白血球ですが、ダニとの戦いに重要です。血液からいろいろな臓器に入ってマクロファージになる単球は白血球のなかでは比較的大きく、核は分かれていません。リンパ球は小さい細胞で細胞質がほとんどみられずに核ばかりにみえるのが特徴です。ギムザ染色ではＴ細胞とＢ細胞の見分けはつきません。ナチュラルキラー（ＮＫ）細胞もリンパ球ですが、ナチュラルキラー細胞はＴ細胞やＢ細胞よりやや大きく、細胞質に顆粒をもつことから大型顆粒リンパ球（Large Granular Lymphocyte）とよばれることもあります。

細菌感染防衛線

私たちのからだは、はじめから細菌に対して抗体を使って戦えるわけではありません。細菌がはじめて侵入した場合、抗体をつくるまでには時間がかかります。皮膚に外傷を負い、そこから細菌が感染した場合を考えてみましょう（図6-2）。

まずはじめに、第一線で戦うのはマクロファージや好中球などの食細胞です。マクロファージは皮膚を覆う上皮細胞の内側にたくさんいます。最初に、主にマクロファージが侵入した細菌を貪食して殺そうとします（図6-2①）。貪食したマクロファージは、リポ多糖などの細菌の成分がTLRに結合することで刺激され、サイトカインやケモカインを分泌します（図6-2②）。ケモカインの作用によって近傍の毛細血管から単球（マクロファージになる細胞）や好中球が集まり、さらに貪食による殺菌を促進します（図6-2③）。このように**食細胞が集まり、その部分が赤く腫れ、熱をもち、痛みが出ることを炎症とよびます。**TNFαやヘルパーT細胞のつくるγ型インターフェロン（後述）のようなサイトカインは、マクロファージの貪食・殺菌能を強めることで感染の拡大を抑え込みます。また、血管の透過性を上げて単球や好中球が感染している場所へ到達しやすくするだけではなく、血液中の液性成分を浸み出させる効果もあります（図6-2④）。細菌によっては、浸み出した補体によって溶かされる場合もあります。さらに、補体が結合してオプソニン化された細菌は、よりすみやかにマクロファージや好中球に貪食されます。大抵の場合は、これで一件落着となります。このような場面でつくられるケモカインやサイトカインは炎症を促進することから

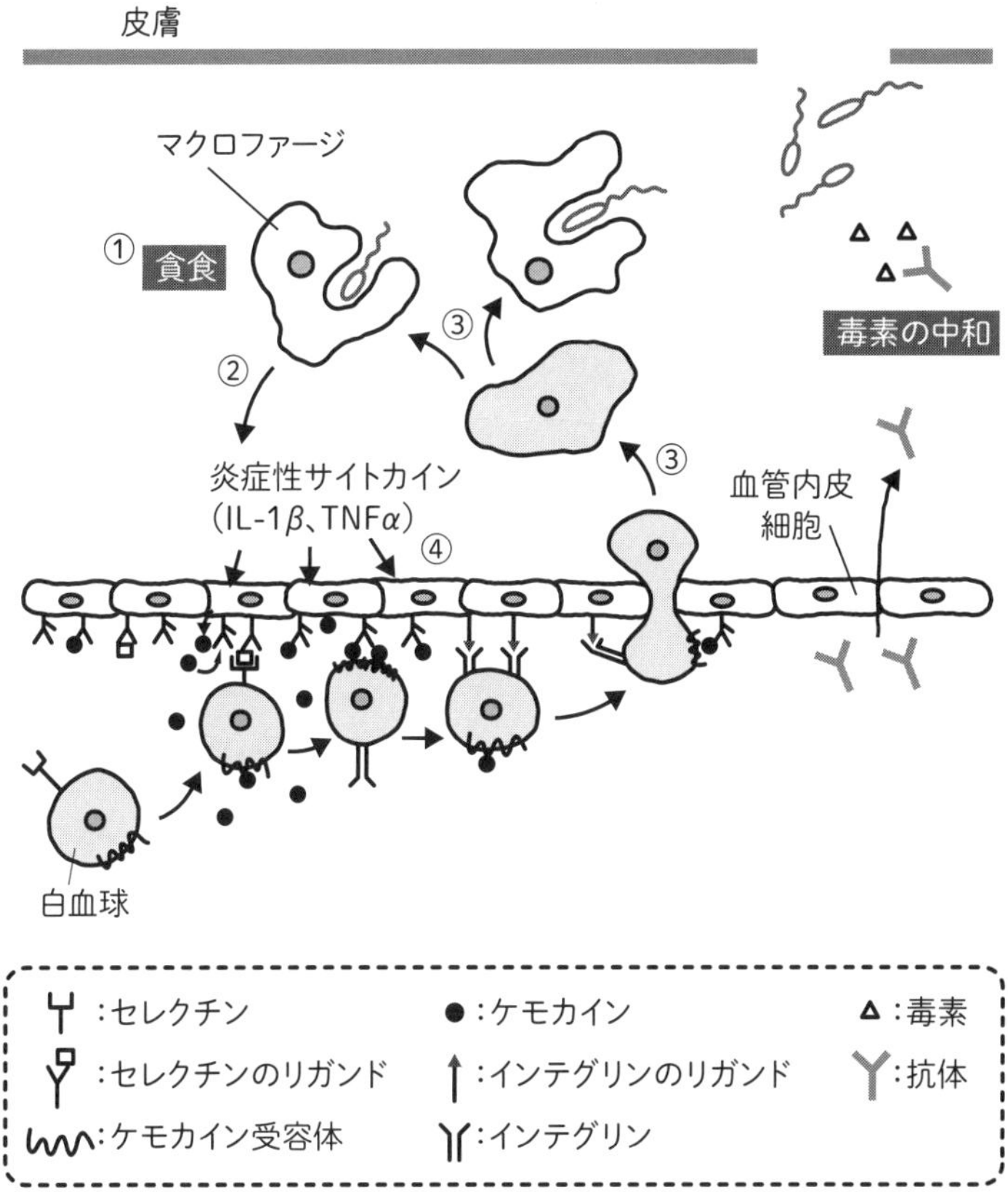

図6-2　細菌感染への対応

白血球上のセレクチンは血管をつくる内皮細胞の糖鎖と相互作用し、白血球は血管壁を転がるように移動する。炎症が起こっている場所では、炎症性サイトカインに反応して血管内皮細胞などが生産するケモカインが白血球表面のケモカイン受容体に結合し、さらに、白血球表面のインテグリンがリガンドに結合して最終的に内皮を通り抜ける。炎症が起こっている場所の血管内皮は透過性が上昇しており、抗体も浸み出して毒素の中和を助ける。

炎症性ケモカイン、炎症性サイトカインとよびます。

侵入してきた細菌の数が多かったり、毒素をもっていたりした場合には、そう簡単には戦いは終わりません。傷口は化膿し、マクロファージや好中球の死骸であるうみがたまってきます。しかし、時間が経って細菌や毒素に対する抗体がB細胞からつくられてくると事態は好転します。毒素は抗体に結合することによって無力化され分解されます。また、抗体が細菌に結合すると、オプソニン化された細菌は、よりすみやかにマクロファージや好中球に貪食されるとともに、補体をさらに活性化することにより効率よく処理されて、めでたく炎症が終わります。

ウイルス感染防衛線

ウイルスに感染した場合にはどうでしょうか？　**まずは、インターフェロンの出番です。**第1章2でお話ししたように、インターフェロンはウイルスが感染した細胞からつくられ、つくられたインターフェロンが作用した細胞は、いろいろなウイルスの感染に対して抵抗性を獲得します（**図1-8**参照）。例えば、ウイルスのRNAを分解する酵素をつくらせたり、ウイルスのmRNAからタンパク質をつくるはたらきを抑えるタンパク質を細胞につくらせたりして、ウイルスが増えるのを抑えます。**食細胞が細菌を選ばないようにインターフェロ**

ンもウイルスを選びませんので、ウイルスの感染に対する第一線の自然免疫のはたらきです。しかし、ウイルスは長い間にわたってヒトとともに進化しており、免疫の攻撃をかいくぐるいろいろな術をもっています。病気を起こすウイルスのほとんどはインターフェロンのはたらきを弱めるしくみをもっているのです。では、

問　このようなウイルスと戦うにはどうすればよいのでしょうか？

新型コロナウイルスに関していえば、スパイクタンパク質にくっついてスパイクタンパク質が肺の細胞がもっているＡＣＥ２にくっつけなくさせるような抗体をもっていれば、ウイルスが細胞に侵入することを阻止することができます。抗体がなかった場合には細胞への侵入を阻止することは難しく、ウイルスは細胞に入り込んで増えはじめます（**図序-4**参照）。ウイルスが細胞へ入ってしまえば抗体ではお手上げです（**図6-3**）。ここでまず登場するのは、第三の男ナチュラルキラー（ＮＫ）細胞です。ＮＫ細胞は殺しの道具を顆粒の中にもっていて、これらの武器を放出してウイルスに感染した細胞を攻撃します。また、ＮＫ細胞はインターフェロンをつくることで周りの細胞をウイルスから守ります。**こうやってＮＫ細胞が戦っている間に、Ｂ細胞が抗体をつくり、抗体がウイルスにくっつくことで感染の広がりを抑えることができるのです。また、キラーＴ細胞が登場して、ウイルスに感染した細胞を**

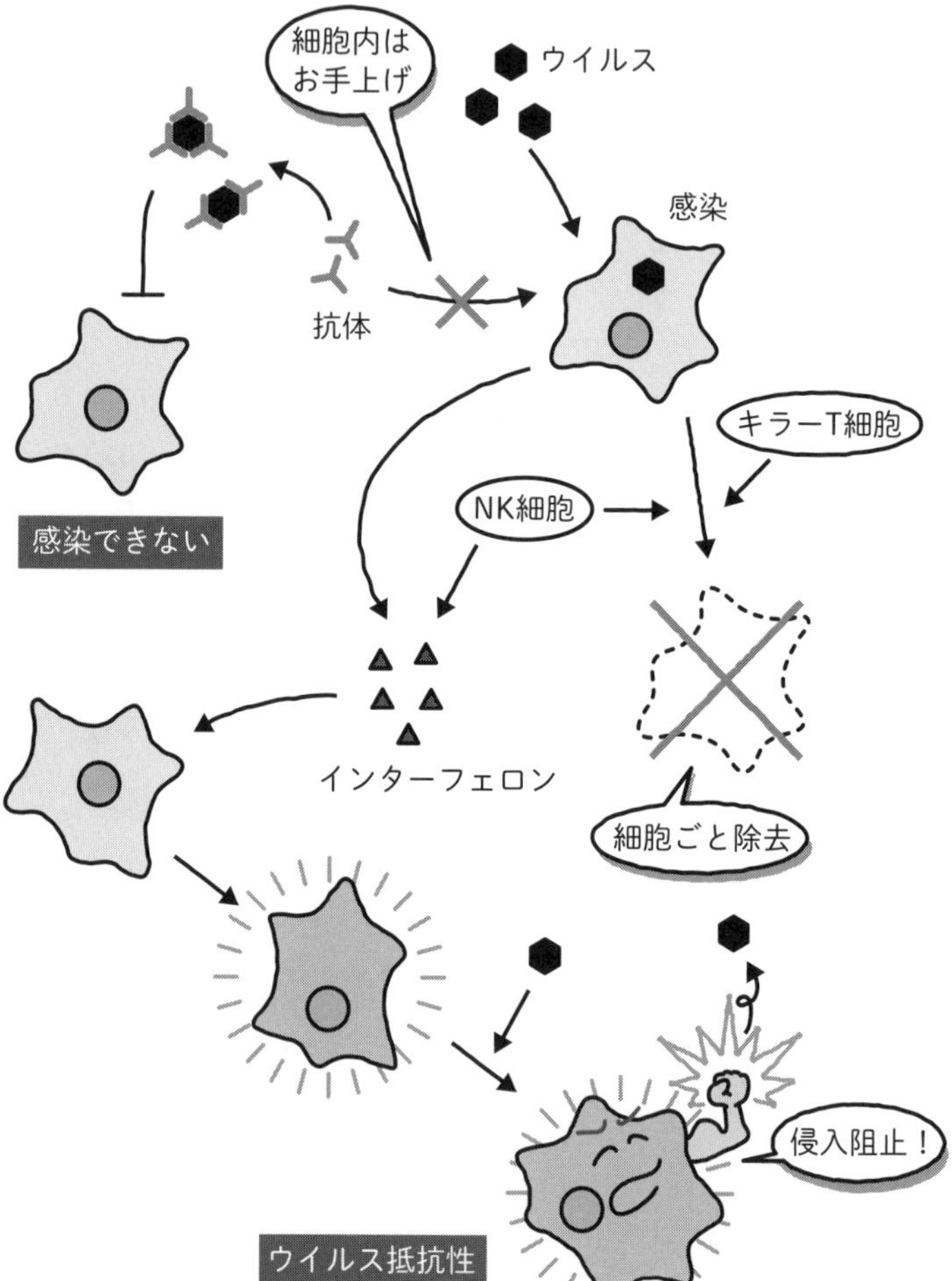

図6-3　ウイルス感染への対応

殺してとり除きます。

ウイルスや細菌は私たちのからだの表面から入ってきますが、表面で一番広いのは消化器や呼吸器などの粘膜です。私たちのからだの粘膜の面積は全部合わせるとテニスコート以上の広さになり、皮膚よりもずっと広い面積になります。そこは雑多な食物や空気中のゴミが通過するために、さまざまなウイルスや細菌が攻撃するところです。生殖器も同様です。**粘膜は皮膚と異なり物理的にはきわめて弱いために、粘膜をつくる上皮細胞は殺菌作用を示す抗菌ペプチドを分泌します。これも重要な自然免疫による防衛線です。**また、粘膜は粘液によって覆われており、粘液中には粘膜にいるＢ細胞によってつくられるＩｇＡという種類の抗体が分泌されています。**ＩｇＡは、ウイルスや細菌が粘膜に結合して侵入する前にそれらの病原微生物に結合し、水際でその侵入を食い止めています。**

2 免疫の隠れた司令塔
——樹状細胞とリンパ組織

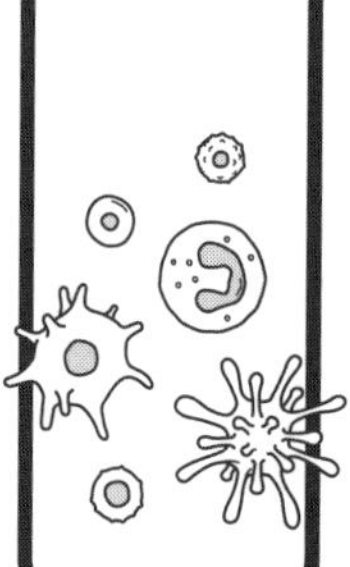

リンパ球は戦う相手をどうやって見つけるのか？

貪食やインターフェロンなどの**自然免疫の防衛戦が破られるとT細胞やB細胞の出番です**。これまでお話ししてきたように、T細胞やB細胞は一つひとつの細胞が違うものをみるようにつくられていますので、私たちのからだの中には特定の細菌やウイルスと戦えるT細胞やB細胞はごく少数しかいません。だから、私たちのからだが細菌やウイルスに感染してから戦えるT細胞やB細胞の数が増えるまで時間がかかります。この時間を稼ぐのが自然免疫の大事な役割です。では、

問

①自然免疫が時間を稼いでいる間に、少数しかいない細菌やウイルスと戦えるリンパ球はどうやって細菌やウイルスの侵入を知り、細菌やウイルスの成分に出会うのでしょう？

②B細胞の抗体がクラススイッチを起こし、抗原により強力にくっつける抗体をつくるためにはT細胞の協力が必要ですが、同じ抗原をみるT細胞とB細胞はどうやって出会うのでしょう？

B細胞やT細胞が勝手にからだの中を動いているだけでは出会うのは絶望的です。**この問題を解決するのが樹状細胞とリンパ組織です。**

これまでも出てきた樹状細胞という細胞がいます。突起をたくさんもった細胞です（図6-4）。マクロファージのいとこのような細胞で、マクロファージと同様に私たちのからだが外界と接する部分、例えば皮膚や粘膜などの上皮細胞の内側にたくさんいます。また、リンパ節や脾臓など、リンパ球がたくさんいる場所にもいます。一九七三年にスタインマンが脾臓の中に妙な格好をした細胞がいることを報告しましたが、当初はほとんど注目されませんでした。しかし、この細胞が強力にT細胞を刺激することがわかったことで、にわかに注目されるようになりました。異なる系統のマウスの白血球、あるいは異なるヒトの白血球を混ぜて培養すると、T細

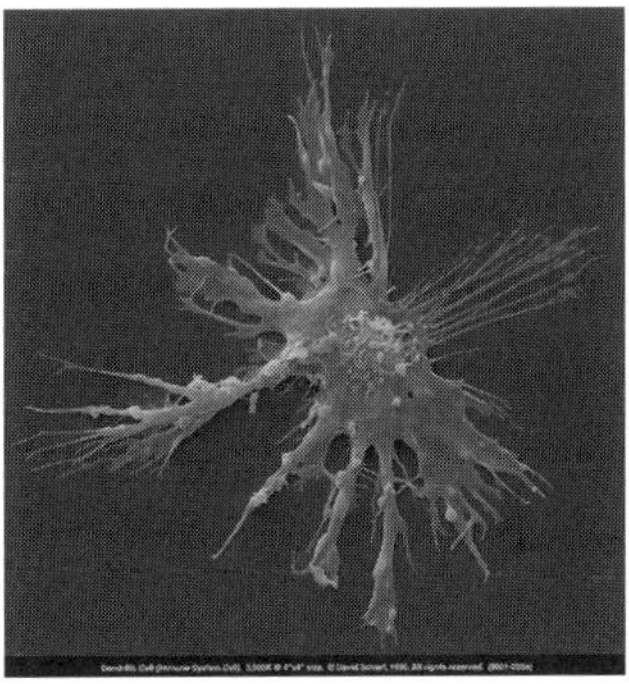

図6-4　樹状細胞

Dendritic Cell (Immune System Cell). 3,500×@ 4"×4" size. "David Scharf, 1996. All rights reserved. (9601-020a)

胞が刺激されて分裂・増殖をはじめます。互いに相手のＭＨＣをみて刺激し合うことから、移植時の拒絶反応を試験管の中でみるようなものです。このときにＴ細胞だけにしてしまうと混ぜてもＴ細胞の分裂・増殖はみられません。第４章２でお話ししたように、Ｔ細胞を刺激するのは樹状細胞です（**図４-７参照**）。**マクロファージもそれなりにＴ細胞を刺激しますが、樹状細胞はマクロファージよりも強力で、最も強力にＴ細胞を刺激する抗原提示細胞です。**

樹状細胞はマクロファージと同様に細菌などの異物を貪食するのですが、異物を分解する能力はマクロファージほど高くはありません。細胞の中で異物のタンパク質を分解してできるペプチドをＭＨＣとともに細胞の表面に運んで抗原提示をすることで異物の存在をＴ細胞に知らせることが主な役目です。ウイルスに感染して死んだ細胞なども貪食されますが、樹状細胞が貪食するとウイルスのタンパク質も分解されてＭＨＣに結合し、Ｔ細胞を刺激することができます。

第４章２で細胞質の中の抗原は分解された後にＭＨＣクラスⅠに、細胞の外から貪食した抗原は分解された後にＭＨＣクラスⅡに結合して提示されるとお話ししましたが（**図４-10参照**）、**樹状細胞は貪食で細胞の外から取り込んだ抗原を、細胞質の中に送り込んでプロテアソームに分解させ、ＭＨＣクラスⅠへ提示することができます。**このしくみをクロスプレゼンテーションとよびます。ウイルス感染で死んだ細胞を取り込むことによって、樹状細胞はウイルスの抗原をＭＨＣクラスⅠとＭＨＣクラスⅡの両方に提示することができるのです。これは樹状細胞のいわば特技ともいえるしくみで、**樹状細胞はウイルスと戦えるヘルパーT細胞とキラーT細胞の両方をつくり出すことができるのです**。抗原提示だけではなく、細菌のリポ多糖やウイルスのＲＮＡがＴＬＲに結合して刺激されると、インターフェロンを含むさまざまなサイトカインやケモカインを分泌します。その結果、マクロファージや好中球がよび寄せられて炎症が起こり、Ｔ細胞やＢ細胞がはたらく前に自然免疫の力で細菌やウイルスと戦うことも助けています。

リンパ節は出会いの場：樹状細胞がつなぐ自然免疫と獲得免疫

T細胞やB細胞が主役の獲得免疫がはたらくために大切なのがリンパ組織です。リンパ管は血管から浸み出した体液を回収してもう一度血管へ戻すための装置です。毛細血管と同様、リンパ管も体中に網の目のように張り巡らされています（**図6-5**）。血管から浸み出した体液はリンパ管によって集められ、体液を回収してきた複数のリンパ管はリンパ節に入ってまとめられ、そこからさらに太いリンパ管を通ってリンパ節から出ていって、ということをくり返し、だんだんとからだの中心に集められ、最後は胸管を通って血管へ戻ります。特定の場所からリンパ管が集まるリンパ節を所属リンパ節とよび、手なら脇の下、足であれば膝や

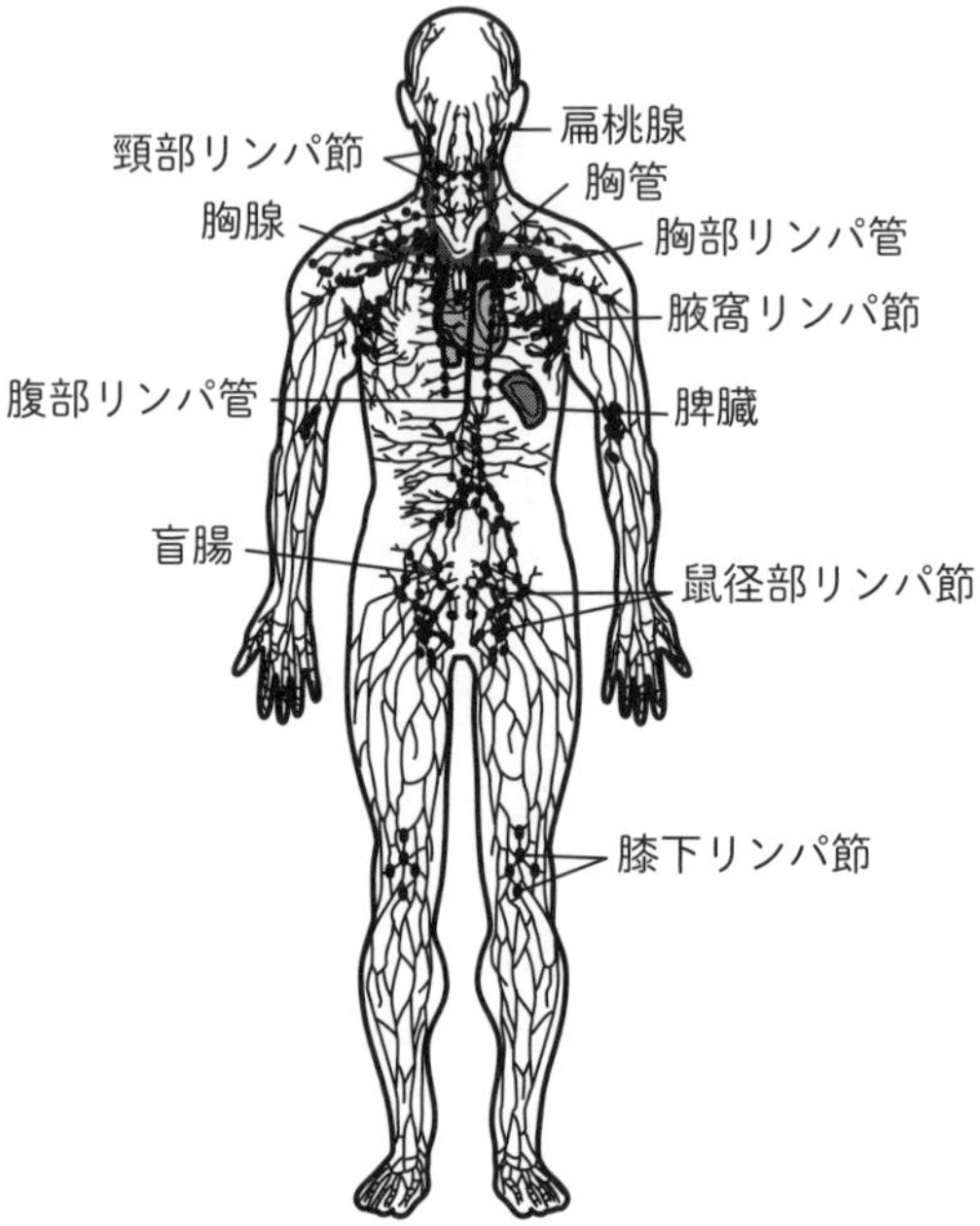

図6-5　ヒトのリンパ組織

http://www.naturalhealthschool.com/img/immune.gif より引用。

股間のリンパ節がそれに当たります。リンパ節にはT細胞やB細胞が詰まっています（リンパ節にいる細胞なのでリンパ球という名前が生まれました）が、T細胞やB細胞はリンパ節でじっとしているわけではありません。**リンパ節には血管が入り込んでいて、そこを常に白血球や赤血球が通りますが、ここからT細胞とB細胞だけがリンパ節に入っていきます。**これはT細胞やB細胞がリンパ節でつくられているケモカインの受容体をもっているためです。他の白血球や赤血球はそのようなケモカインの受容体をもたないのでリンパ節には入りません。血管からリンパ

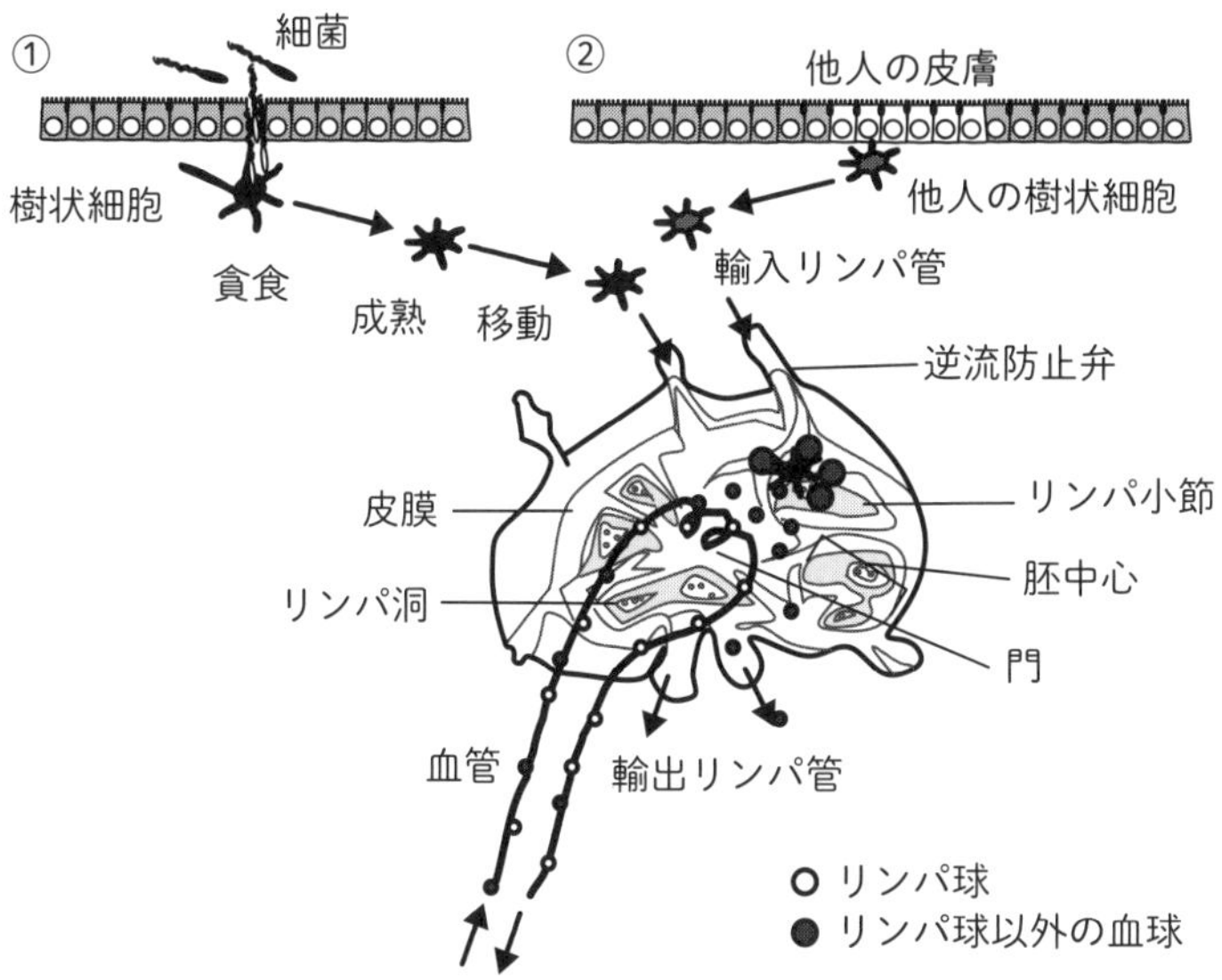

図6-6　リンパ節の構造と樹状細胞の動き
①細菌感染の場合。②皮膚移植の場合。

節に入ったT細胞やB細胞は、抗原に出会わなければ素通りして出口である輸出リンパ管から出てさらにリンパ管を通り、胸管を経由して血管へ戻ります。**こうしてリンパ球は血管とリンパ管の両方を通り、一日に一回はからだの中を循環するといわれています**。

ここに出会いの謎を解く鍵があります。樹状細胞は細菌やウイルスに感染した細胞を貪食し、細菌やウイルスの成分によってTLRが刺激されると、リンパ管やリンパ節でつくられるケモカインに結合できる受容体をもつようになります。その結果、ケモカインに誘引されてリンパ管に入り、輸入リンパ管から所属リンパ節へ入ります（**図6-6①**）。このとき、樹状細胞に貪食されなかった抗原も体液に乗ってリンパ節に届きます。そして、所属リンパ節で運ばれてきた抗原をみることができるT細胞やB細胞が刺激を受けてクローン増殖が起こります。また、同じことが移植の場合にも当てはまります（**図6-6②**）。移植された組織の一部をもちかえった樹状細胞や、移植された組織に含まれる他人の樹状細胞によってリンパ節の中でT細胞が刺激され、キラーT細胞が生み出され拒絶反応が起こるのです。**樹状細胞は自然免疫でもはたらきますが、さらに獲得免疫のスイッチを入れる重要な細胞なのです。**

ここで鍵となるのが樹状細胞の移動です。樹状細胞は抗原を捕捉すると同時にTLRによる刺激を受けて成熟することでリンパ節に移動します。ここに、第1章2で紹介したアジュバントの効果があります。ある動物（例えば、ウサギ）に別の動物（例えば、ウシ）の血清アルブミンというタンパク質（これはウサギにとっては異物のはずです）だけを注射してもなかなか抗体はつくられません。抗体をつくろうと思ったら、アジュバントとともに投与することが必要です。**アジュバントとウシの血清アルブミンを一緒に接種したときにウサギがまず異物と認識したのはアジュバントの中の結核菌の死菌（フロイントの完全アジュバントの場合）なのです**。結核菌の成分が結合したTLRによって刺激された樹状細胞がリンパ節へ移動するときに、たまたま同時に存在したウシの血清アルブミンも貪食して運んだのです（**図6-7**、実は**図4-7**の実験でもアジュバントが使われています）。言い換えれば、からだに危険を知らせる信号を受けとったときに免疫がはたらくともいえます（この考え方を危険

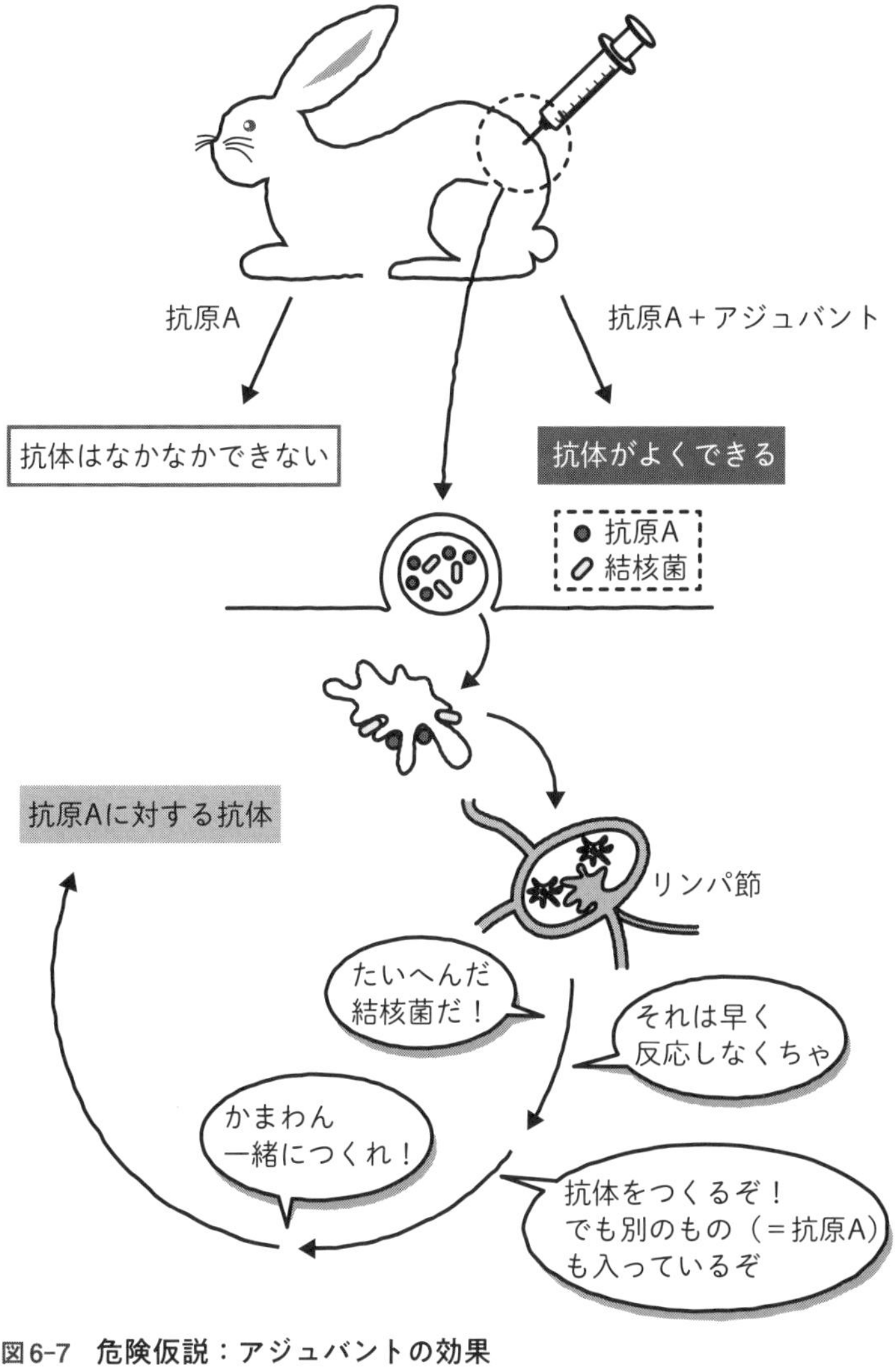

図6-7　危険仮説：アジュバントの効果

仮説といいます）。北里が毒素を使って抗体を見つけたのも、毒素が生体に危害を及ぼすタンパク質であったために、毒素だけでも免疫がはたらいたから、とも考えられます。

リンパ節の他にもT細胞やB細胞が詰まっている脾臓という大きな臓器があります（**図6-5**）。リンパ節では処理しきれずに血液中に入った抗原や、はじめから血液中に侵入した抗原は脾臓において樹状細胞が捉え、その抗原をみるT細胞やB細胞を刺激します。リンパ節でも脾臓でも、自分がみるべき抗原で刺激されたB細胞はさらに同じ抗原をみることができるT細胞の助けを借りて抗体を分泌する細胞（形質細胞）となります。無限とも思える多様性をつくり出す結果、個々のリンパ球が抗原に出会う確率は低くなるわけですが、**リンパ組織を発達させることで出会いの場をつくり、抗原に特異的なリンパ球が抗原と出会う確率や同じ抗原をみるリンパ球同士が出会う確率を上げているわけです**。よくできたシステムだと思いませんか？

たくさんの食物が通過する腸には、パイエル板とよばれる特殊なリンパ節があり、腸から直接抗原を取り込むことによって病原細菌などの異物を監視しています。また、喉には扁桃腺がありますが、これもパイエル板と同じように口から入ってくるウイルスや細菌などの異物を監視する役目をもっています。パイエル板や扁桃腺もリンパ組織の一部です。私たちのからだには、このようなリンパ組織が網の目のように張り巡らされており、外部からの侵入者に目を光らせているのです。

一方で、われわれが毎日食べている食物に対しては抗体はできませんよね？　血の滴るステーキ肉を移植（まあ、こんなことはあり得ませんが）すれば強い拒絶反応が起こりますが、食べている分には免疫ははたらきません。消化管で消化されていく分にはからだに危険が及ぶわけではなく、ステーキ肉中の牛の樹状細胞が私たちのからだのリンパ節に入り込むこともありません。抗原を無視しているといってよいでしょう。腸には腸内細菌とよばれる無害な菌がたくさんいて、食物の消化を助けています。病原細菌のように上皮細胞やパイエル板から侵入してTLRを介して自然免疫をはたらかせない限り、消化管ではむしろ積極的に異物を無視するためのしくみがあると考えられています。これを経口寛容とよびますが、第５章2でお話しした制御性T細胞をはじめとしたさまざまな細胞が関与していると考えられます。

第４章のはじめでもお話ししましたが、実は**異物を無視することも大事な意味をもちます**。病気を起こす病原微生物などからからだを守るという観点からみれば、自分に害を及ぼすものは排除しなければなりませんが、無害なものであればいちいち構わずに無視するのも一手です。免疫のしくみを使って異物を排除するためにはそれなりのエネルギーを使わなければなりませんから、大切なエネルギーをむだ遣いするのはもったいないですね。害がなければ放っておいて自然に外へ出ていくか、分解するのを待っていればよいのです。典型的な例が花粉ではないでしょうか。花粉は直接私たちに害を与えませんから放っておくのが一番なのですが、放っておけないために花粉症になることが問題ですね。これに関しては第７章２でもう一度考えましょう。

3 分子ミサイル「抗体」の誕生
——液性免疫

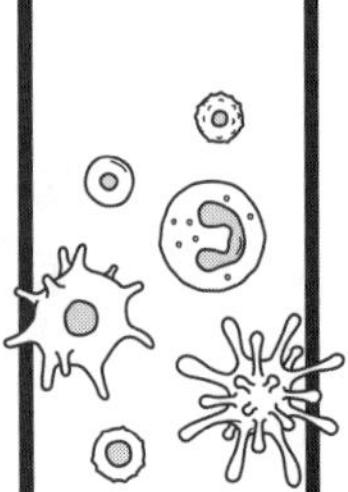

一人で何役もこなすための作戦：抗体の分泌とクラススイッチ

抗体は異物を見分けるB細胞のアンテナであると同時に、分泌して異物を攻撃する武器でもあります。抗体はB細胞でつくられますが、抗体がつくられる液性免疫のしくみをもう少し詳しく眺めてみましょう。

これまでお話ししてきたように、抗体にはそれぞれの抗原に結合する可変領域と複数の抗体で共通な定常領域があります。成熟したばかりのB細胞では同じ可変領域をもったＩｇＭとＩｇＤ（図4-4参照）がB細胞の表面に出ています。**B細胞が抗原に出会うと細胞の表面の抗体に抗原がくっつき、これがきっかけとなってB細胞は分裂して増えはじめ、さらにそれまで細胞の表面にあった抗体を細胞の外に分泌するようになります**（図6-8）。そのためにはＴ細胞がつくるサイトカインがいろいろなはたらきをします。Ｔ細胞がつくるイン

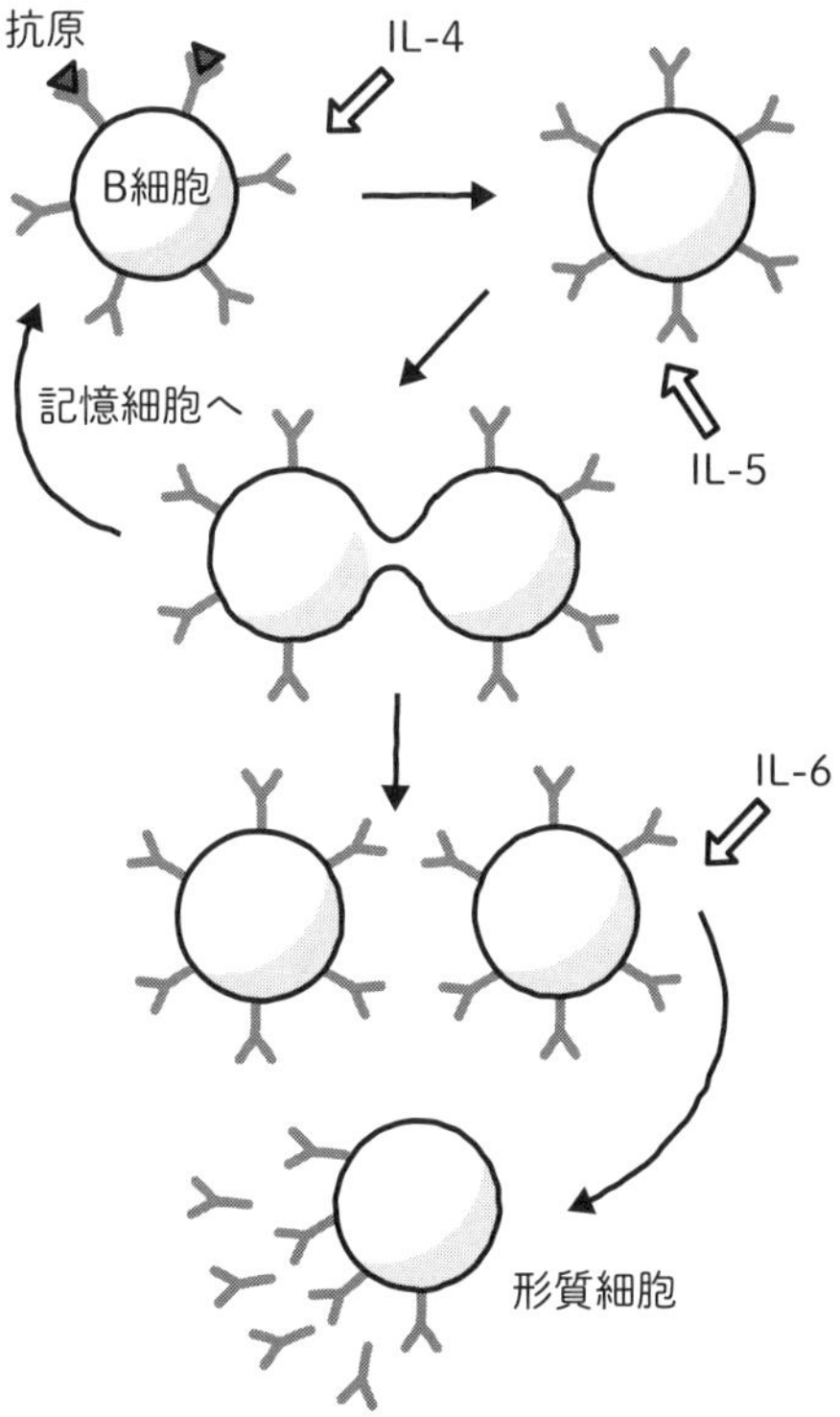

図6-8　B細胞とサイトカイン

B細胞は抗原刺激を受けた後、さまざまなサイトカインの助けを借りて形質細胞になる。

ターロイキン（ＩＬ）-４やＩＬ-５によってＢ細胞は分裂・増殖し、さらにＩＬ-６の作用によって最終的に抗体を分泌する形質細胞となり、ＩｇＭを分泌します（✎❽）。その後、一部の細胞ではクラススイッチが起こり、同じ可変領域をもちながら、ＩｇＧなどの別の定常領域をもつ抗体をつくるようになります。このような反応が起こるのは、リンパ節（あるいは脾臓）の中につくられるＢ細胞が集まる胚中心とよばれる場所です。

❽インターロイキンの命名法

サイトカインはごく少量ではたらくタンパク質であるため、物質として捕まえることは難しく、ほとんどの場合にはじめはその作用で定義されました。例えば、Ｔ細胞の増殖を促す物質をＴ細胞増殖因子というように、です。そのため、その数は一九八〇年代のはじめには、一〇〇を超えていました。自分独自の測定法さえつくれば誰でも簡単に新しいサイトカインを報告できたので、おそらく測定法の数だけサイトカインが報告されていたと思います。その後、分子生物学的な技術の発達により、次々とサイトカインの遺伝子がクローニングされていくと、それまでに報告されていた異なるサイトカインが、実は一つのサイトカインによるものである場合が数多く報告されました。例えば、肥満細胞を増殖させる肥満細胞増殖因子、骨髄細胞からさまざまな血液細胞を誘導するマルチコロニー刺激因子、骨髄細胞にＴｈ y1というタンパク質を誘導するThy1誘導因子などは、すべて同じサイトカイン（この場合には現在のIL-3）でした。こういった事情から、CDの命名のときと同じように、それまでに報告されていたさまざまな名称を統一する必要に迫られました。そこで、新たにリンパ球間の相互作用にはたらくという意味で、インターロイキン（Interleukin：IL）という名前が提案され、研究者の間で合意が得られた順に番号をつけていくことになりました。現在、インターロイキン40までが知られています。当然のことながら、CD番号と同じように、名前は物質の性質については何も語りません。また、この命名法は免疫学者が中心となってはじめたため、血液学者が扱っていた多くの液性因子はとり残されました。血液学者が注目していた液性因子は、骨髄細胞を軟寒天中で増殖させるとコロニーを形成することから、コロニー刺激因子とよばれていましたが、一部の名称はそのまま用いることになっています。

クラススイッチは、定常領域の遺伝子が再構成を起こして次々に置き換わっていく現象です。**クラススイッチが起こるためには、B細胞の表面にあるCD40というタンパク質に、ヘルパーT細胞の表面にあるCD40リガンドとよばれるタンパク質が結合することが必要です（図6-9）**。この刺激で、B細胞はAIDというタンパク質をつくります。AIDはそれぞ

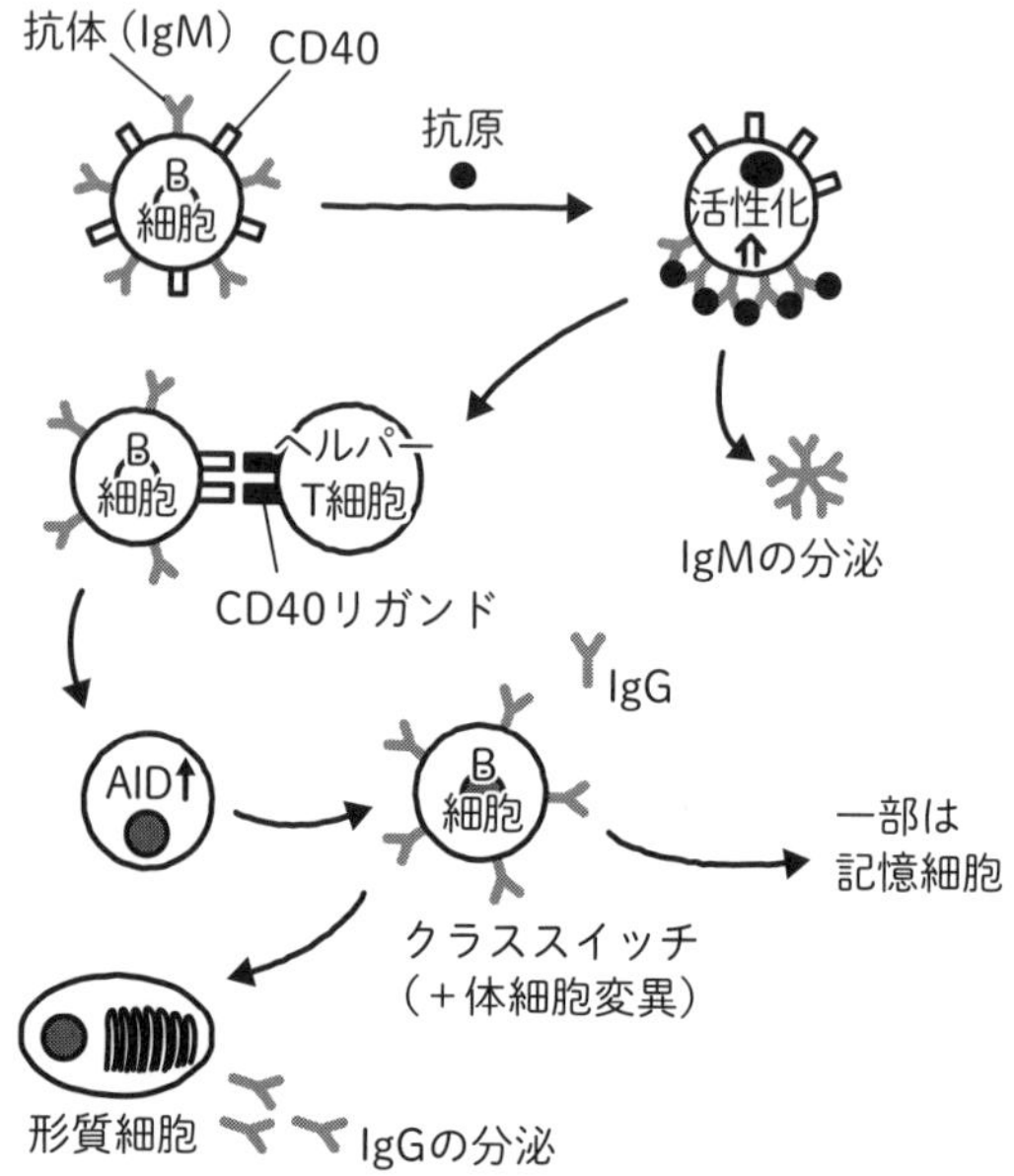

図6-9　クラススイッチにはヘルパーT細胞の助けがいる

れの定常領域の近傍にあるよく似たDNAの並び［スイッチ領域（図6-10）とよびます］の部分を切るために必要なタンパク質で、**AIDがはたらかないとクラススイッチが起こらず、IgMしかつくられません。**定常領域は直列に並んでいて（図6-10）、**IgMの定常領域とどの定常領域が置き換わるかはB細胞に作用するサイトカインの種類によって決まります。**例えば、IL-4が作用するとIgG1やIgEへクラススイッチが起こり、γ型インターフェロンが作用するとIgG2a、TGFβが作用するとIgAへのクラススイッチが誘導されます。いったんIgG1になってもさらにIgAへのクラススイッチが誘導される

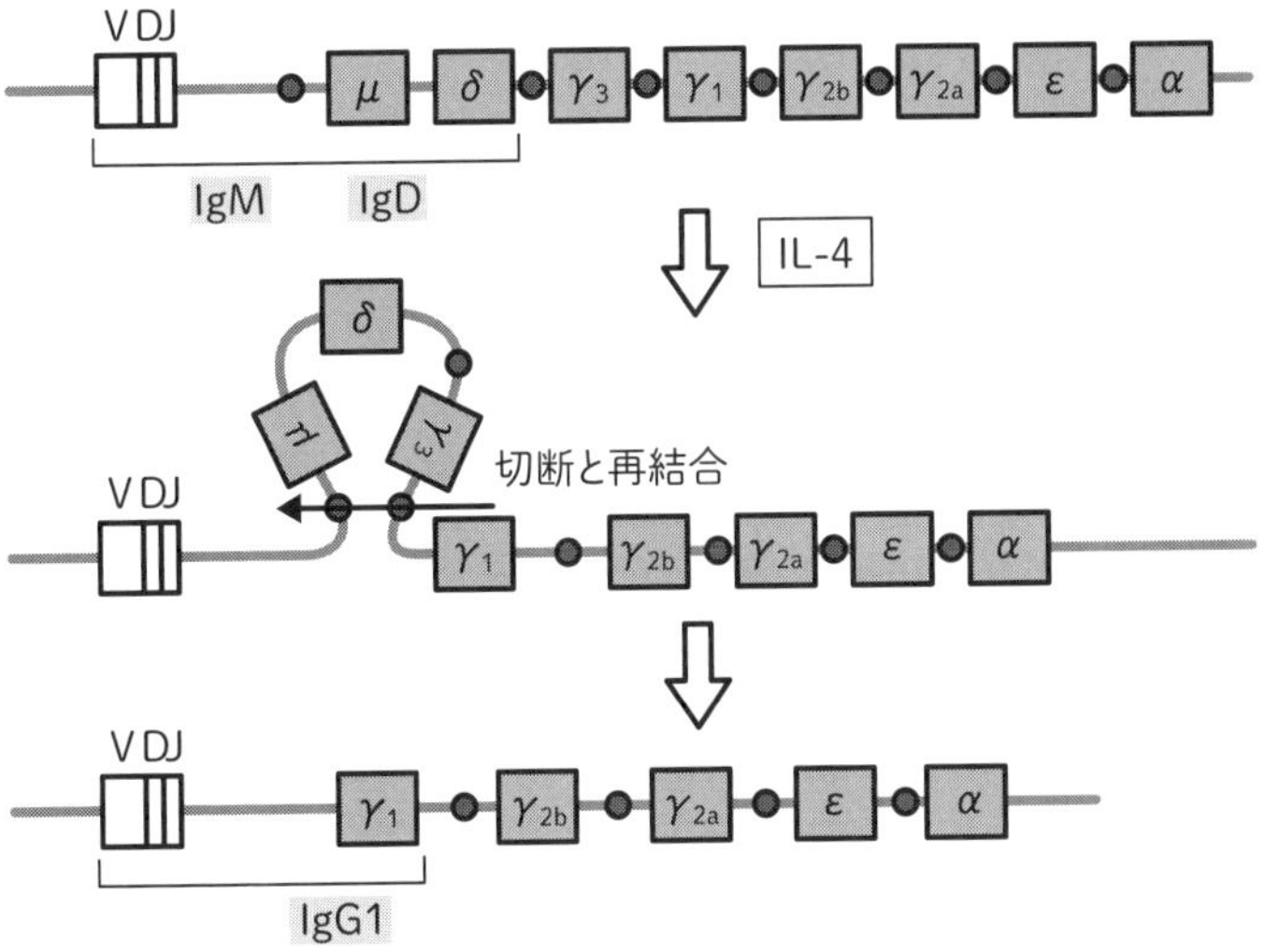

図6-10　クラススイッチもDNAの再構成を伴う

それぞれの定常領域遺伝子の前にはスイッチ領域（●）とよばれるDNAの並びがあり、2つのスイッチ領域の間でDNAの組換えが起こる。その際に中間のDNAが環状のDNAとして失われる。IgDの定常領域の前にはスイッチ領域がなく、IgDはIgMと挙動をともにする。

場合もありますが、クラススイッチが起こる際には、それまで使っていた定常領域と新たに使われる定常領域の間のＤＮＡは失われるため、**もとへ戻るクラススイッチは起こりません**（**図6-10**）。定常領域の違いはＦｃ部位の違いとして現れますから（**図4-4参照**）、**クラススイッチは同じ抗原に結合しながら機能が違うさまざまな抗体をつくるしくみです**。

Ｘ染色体にあるＣＤ40リガンドの遺伝子に欠陥があると、ＡＩＤがつくられないためにクラススイッチが起こらず、ＩｇＭ抗体ばかりがつくられます。遺伝子がＸ染色体にあるため、ＸＹという性染色体をもつ男性に高い頻度でみられる先天性の伴性高ＩｇＭ血症という病気です。

一方、ＡＩＤの遺伝子は常染色体にあり、

両方の染色体の遺伝子に変異があると高ＩｇＭ血症になります。

二度目の抗体は強いぞ

同じウイルスが二度目に感染したときには、前回刺激されて増えていたＢ細胞がさらに刺激されて増えるために、一度目よりもすみやかに、かつ大量の抗体をつくることができます（図3-2参照）。しかも、クラススイッチによってＩｇＧをつくるようになったＢ細胞も増えています。ウイルスにはじめて感染した場合には、まずウイルスに結合するＩｇＭが生産され遅れてＩｇＧがつくられますが、**二度目に同じウイルスに感染したときには最初からＩｇＧがたくさんつくられます。こうしてつくられるＩｇＧは、ＩｇＭに比較してウイルスへより強く結合できるのが特徴です。**クラススイッチによってＩｇＧがつくられるようになると同時に、可変領域の遺伝子に変異（体細胞変異とよびます。生殖細胞に変異が起こるわけではないので遺伝することはありません）が起こり、可変領域のアミノ酸の並び方が変わってウイルスによりくっつきやすい抗体がつくられます（第3章1でお話しした親和性成熟です）。このときに変異が起こるためにもＡＩＤが必要です。

一般に変異は無作為に起こるはずですから、なぜより強く結合できる抗体のみがつくられるようになるのかは不思議ですね。このときにはリンパ節や脾臓でつくられるＢ細胞が集

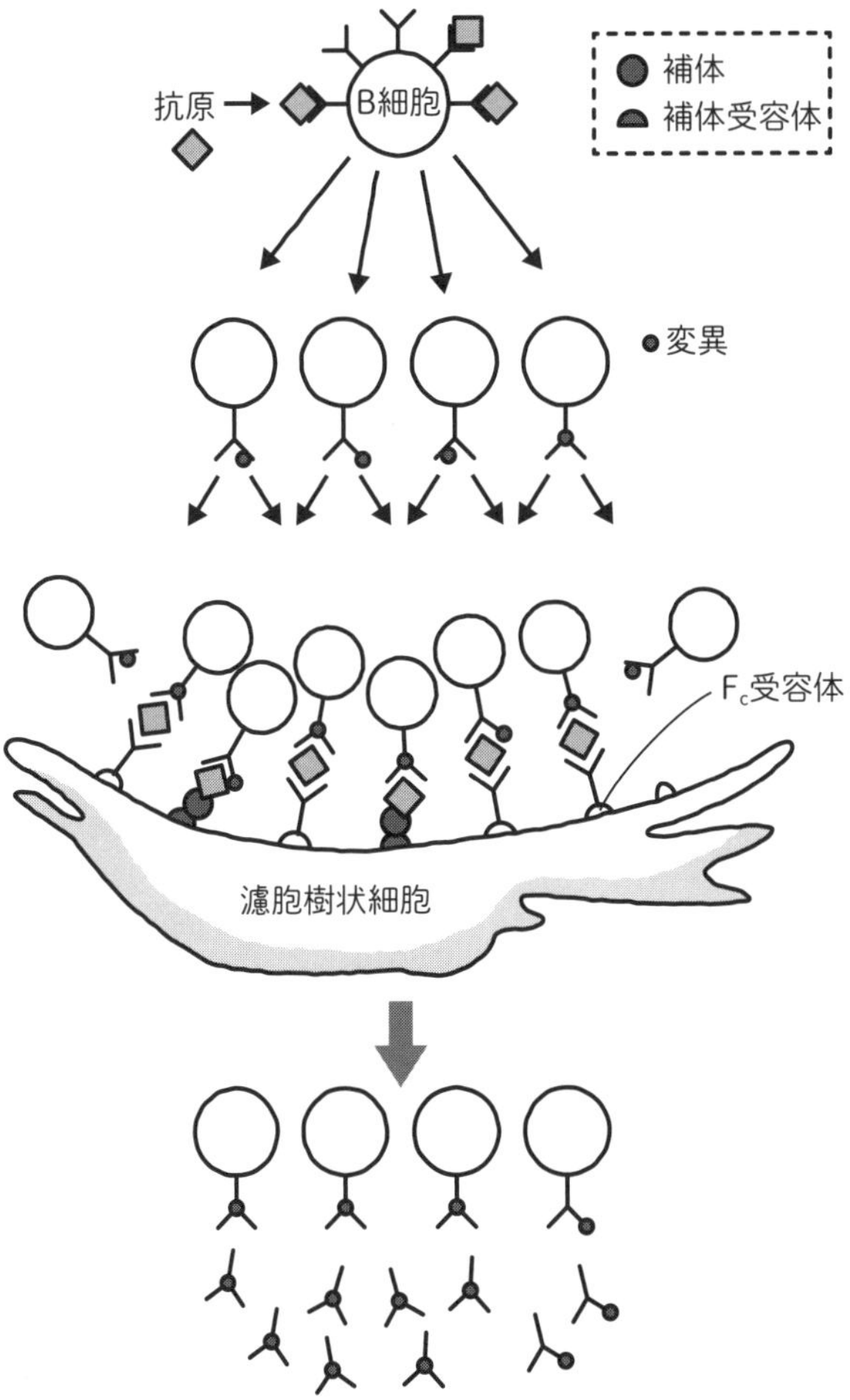

図6-11　抗原により結合しやすい抗体を生産するＢ細胞が選ばれるしくみ

まった胚中心の中にある、濾胞樹状細胞とよばれる細胞が鍵を握ります（図6-11）。この細胞は補体受容体やFc受容体を表面にもっており、抗原と補体の複合体や抗原と抗体の複合体を長期間にわたって結合しています。**二度目に抗原が侵入したときには、変異によってより強く結合できる抗体をもつB細胞と、強く結合できないままの抗体をもつB細胞が、濾胞樹状細胞の表面の抗原を取り合い、より強く結合できる抗体をつくるB細胞の方が刺激されて生き残ると考えられています。**これが親和性成熟のしくみです。本項のはじめに書いたように、二度目はウイルスに反応するB細胞が増えているために多数のB細胞がウイルスにくっつく抗体をつくります。それゆえつくられる抗体の量も二度目は多いのです。このようにして私たちの免疫は、一度目よりは二度目の方がより強く結合する抗体をつくり出し、また、前回刺激されて増えていたB細胞が抗体をつくり出すことでさらに抗体の量を増やすことによって、すみやかにウイルスや細菌とより強力に戦えるのです。

T細胞とB細胞の会話

クラススイッチが起きるときには同じ抗原をみることができるT細胞とB細胞が会話することが必要です（図6-12）。B細胞の表面の抗体に結合した抗原は、B細胞を刺激するだけでなく、エンドサイトーシスという貪食に似た作用で細胞の中に取り込まれ、エンドソーム

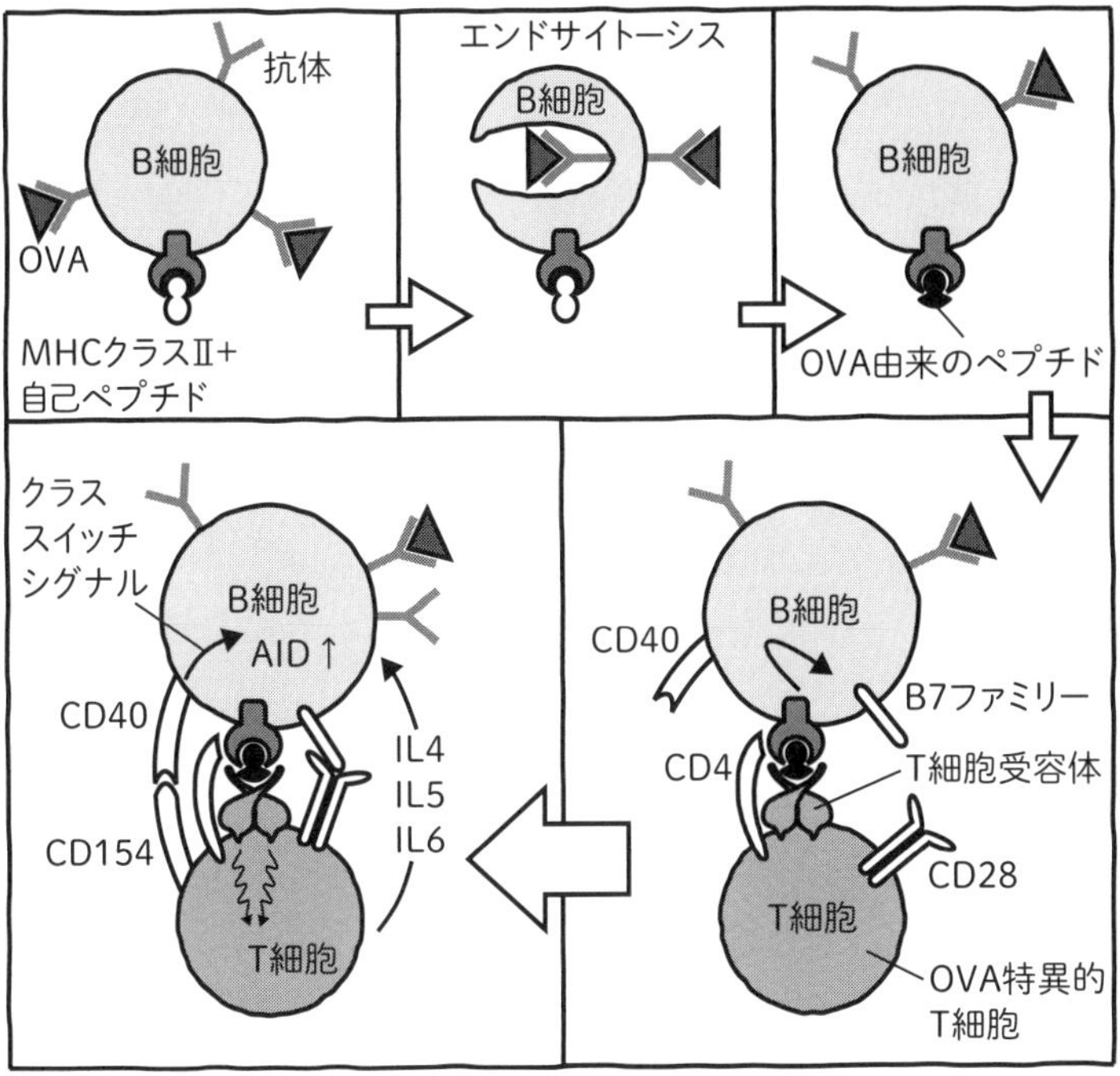

図6-12　T細胞による接触を介したB細胞に対する補助

OVA：卵白アルブミン。

という袋で分解されてできたペプチドがMHCクラスⅡのリボンの間に挟まれて細胞表面に運ばれます。すると、同じ抗原をみることができるT細胞はそのB細胞によって刺激されてサイトカインをつくり、さらにCD40リガンドが細胞の表面に出ます。そして、T細胞の表面のCD40リガンドがB細胞の表面のCD40に結合し、刺激されたB細胞でAIDがつくられます。さらにT細胞がつくるサイトカインのはたらきでクラススイッチが起こり、体細胞変異によって抗原により強く結合する抗体がつくられるようになり、抗体を多量に生産する形質細胞となります。

したがって、**T細胞とB細胞はT細胞受容体とMHCによって互いに接触し、さらにサイトカインを使って効率よく抗体をつくることができるのです**（図6-12）。同じ抗原をみるT細胞とB細胞が偶然出会うことはほとんどないでしょう。リンパ組織があるために出会えるのです。抗原に出会って刺激されたT細胞やB細胞はリンパ節に比較的長時間とどまるのに対して、刺激を受けない細胞はリンパ節を通り抜けます。一個のリンパ球が全身をめぐるのに約一日かかりますが、逆にいえば一日待てば樹状細胞が抗原をもちかえったリンパ節の中でその抗原をみることができるT細胞とB細胞が出会えるわけです。**リンパ節は樹状細胞とT細胞の出会いの場というだけでなく、T細胞とB細胞の出会いの場でもあるのです。**

形質細胞となって抗体をどんどんつくるようになったB細胞は、輸出リンパ管からリンパ節を離れ、最終的には骨髄へと移動してさらに抗体をつくり続けます。骨髄の中にいる形質細胞の寿命は長く、長期間にわたって抗体をつくり続けます。三種混合ワクチンは破傷風、ジフテリア、百日咳の三種類の毒素に結合して無力化する抗体をつくらせるのが目的ですが、つくられた抗体が長い間私たちのからだにあるのは、このような長寿命の形質細胞のおかげです。刺激されたB細胞の一部は再び増殖を止めて血管とリンパ管の循環に戻り、さらに一部は骨髄へ行って長期間生きることができます。このような細胞が次回の抗原の侵入に備える記憶B細胞です。クラススイッチによってIgGやIgAをつくるようになったB細胞が記憶Ｂ細胞になると、次回の感染のときには最初からＩｇＧやＩｇＡをつくることができます。

4 ツベルクリン検査が教えるもう一つの戦い方——細胞性免疫

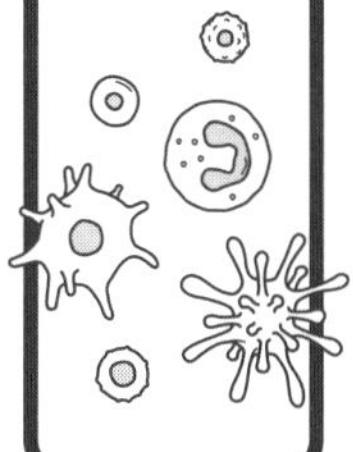

なぜ、ＢＣＧを注射するの？

結核菌は、マクロファージに貪食されても殺されずにマクロファージの中で増えます（図1-5参照）。細胞の中に寄生するために、抗体によって処理することができません。そこで、ウイルスが感染した細胞の場合と同じように、Ｔ細胞の関与する細胞性免疫とよばれるしくみが必要になります。では、

問 どうやってT細胞が結核菌を殺すのでしょう？

結核菌に感染したマクロファージの表面には結核菌のタンパク質が分解されたペプチドを結合したＭＨＣクラスⅡがあり、それを目印にヘルパーＴ細胞が感染したマクロファージを

見つけます。すると、**刺激されたヘルパーT細胞がつくるγ型インターフェロンによってマクロファージの殺菌能が大幅に亢進し、細胞内の結核菌を殺すことができるようになります。**つまり、T細胞は直接結核菌を殺すのではなく、間接的に殺すのです。また、結核菌が感染したマクロファージはキラーT細胞によって殺されることもありますが、結核菌は殺せないので、外に出た結核菌を貪食したマクロファージをγ型インターフェロンによって強くするしくみがとても大事です。

もう一度ツベルクリン検査を考えてみましょう。陽性の人、つまり結核に免疫をもっている人では、結核菌をみることができるT細胞が増えています。結核菌の成分を注射された場所においてマクロファージや樹状細胞が抽出物を貪食し、結核菌の成分を結合したMHCクラスII分子を細胞表面にもつようになります。CD4をもつT細胞のなかで結核菌を認識できるT細胞は、リンパ節へ結核菌の抗原をもちかえった樹状細胞によって再び刺激されてヘルパーT細胞になります。T細胞はリンパ節でつくられるT細胞を引き寄せるケモカインの受容体をもっているために、リンパ節の中の血管からリンパ節へ入っていくことはお話ししましたが、刺激を受けて活性化されるとリンパ節に入るためのケモカインの受容体はつくられなくなり、代わりに皮膚や粘膜などの感染で炎症が起こっている場所でつくられる炎症性ケモカインの受容体をつくるようになります。そのために結核菌の成分で刺激されたヘルパーT細胞は、リンパ節から出た後に結核菌の成分のある場所へ移動し、結核菌の成分を貪食したマクロファージによって刺激されてγ型インターフェロンを分泌してマクロファージを強くします。サイトカインやケモカインの作用によって、さらに好中球などの食細胞が集まり炎症が起こる結果、炎症の強さに従って皮膚が赤く腫れるわけです。陰性の人、つまり結核に免疫のない人では、結核菌の成分をみることができるT細胞の数がきわめて少ないので、見かけ上は何の反応も起こりません。そこで、**病気を起こす能力の低いBCGというウシの結核菌を注射して、結核菌を見分けることができるT細胞のクローン増殖を誘導しようとするわけです**（※）。

活性化されたヘルパーT細胞の一部は炎症性ケモカインの受容体を再び失い、刺激前と同様にリンパ節へ入るためのケモカインの受容体をもつようになります。このような細胞が記憶T細胞として再びわれわれの体内をパトロールすることで二度目の侵入を監視するのです。また、記憶T細胞の一部も骨髄へ移動して長期間生存するといわれています。

※…日本では一九五一年以来、幼児期にＢＣＧの集団接種をして、小学生でツベルクリン検査をして陰性の児童にＢＣＧの再接種をしていました。最近では、ＢＣＧは小児の結核には有効でも成人の結核には効果がほとんどないという結果が得られています。また、ＢＣＧの再接種はあまり効果がないという理由で廃止する国が増えており、日本結核・非結核性抗酸菌症学会も小学生での再接種を中止する勧告を出しています。

殺し屋登場：キラーT細胞

キラーT細胞は読んで字のごとく、**移植した皮膚を攻撃して拒絶したり、ウイルスに感染した細胞を殺したりする細胞で、CD8をもつT細胞からつくられます**。MHCクラスIは基本的にすべての細胞の表面にあるので、移植された臓器は提供者のタンパク質が分解されてできたペプチドを結合した提供者のMHCクラスIをもっています。ウイルスに感染した細胞は、ウイルスタンパク質を私たちの細胞の中で合成するために、ウイルスのタンパク質が分解されてできたペプチドが自分のMHCクラスIとともに細胞表面に出てきます。これらの**MHCクラスIがキラーT細胞の標的です**。移植の場合は、移植された臓器の一部を貪食した樹状細胞が提供者のMHCクラスIを表面に出すことがあり、そのような樹状細胞も移植された臓器を殺すキラーT細胞をつくり出すことができます。しかし、CD8をもつT細胞は、そのままでは標的細胞を殺す能力はほとんどありません。T細胞受容体とCD28から刺激を受けた後、IL-2によって分裂・増殖するに従って、細胞内の顆粒に他の細胞を殺すためのさまざまな道具を用意して、はじめてキラーT細胞となります（**図6-13**）。キラーT細胞は、標的細胞に出会った際にT細胞受容体からの刺激によって顆粒を細胞外に分泌し、相手の細胞を殺します。道具のなかには例えばパーフォリンとよばれるタンパク質がありますが、このタンパク質は補体と同様に、相手の細胞の表面に穴を開けます。グランザイムと

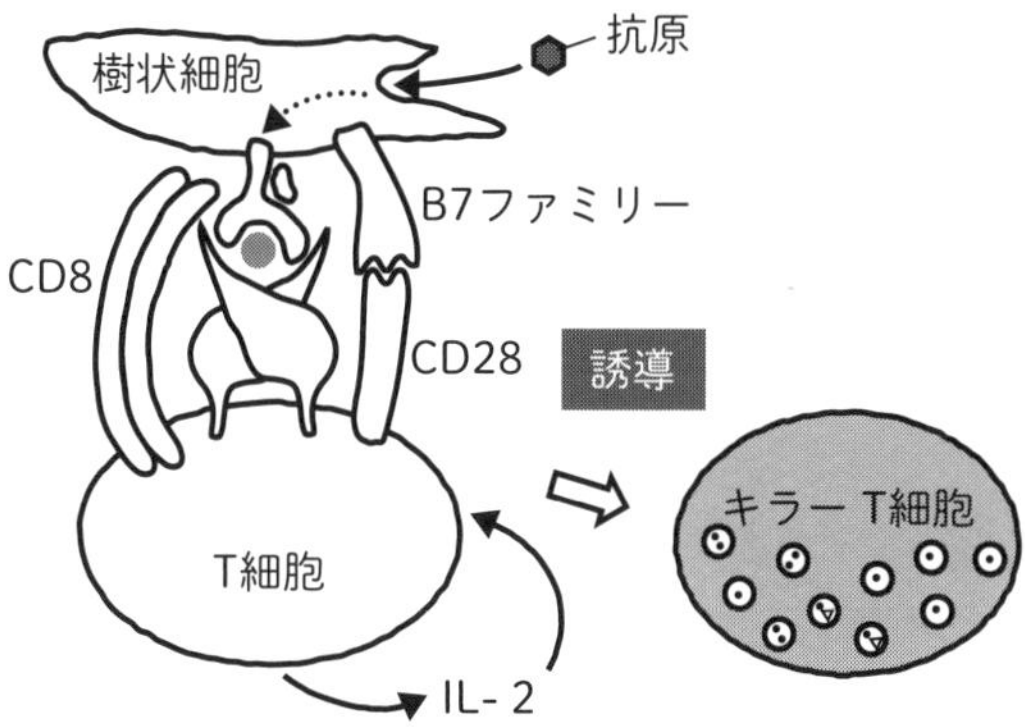

図6-13　キラーT細胞のはたらき方

キラーT細胞は抗原刺激を受けて武装し、標的細胞を殺す。

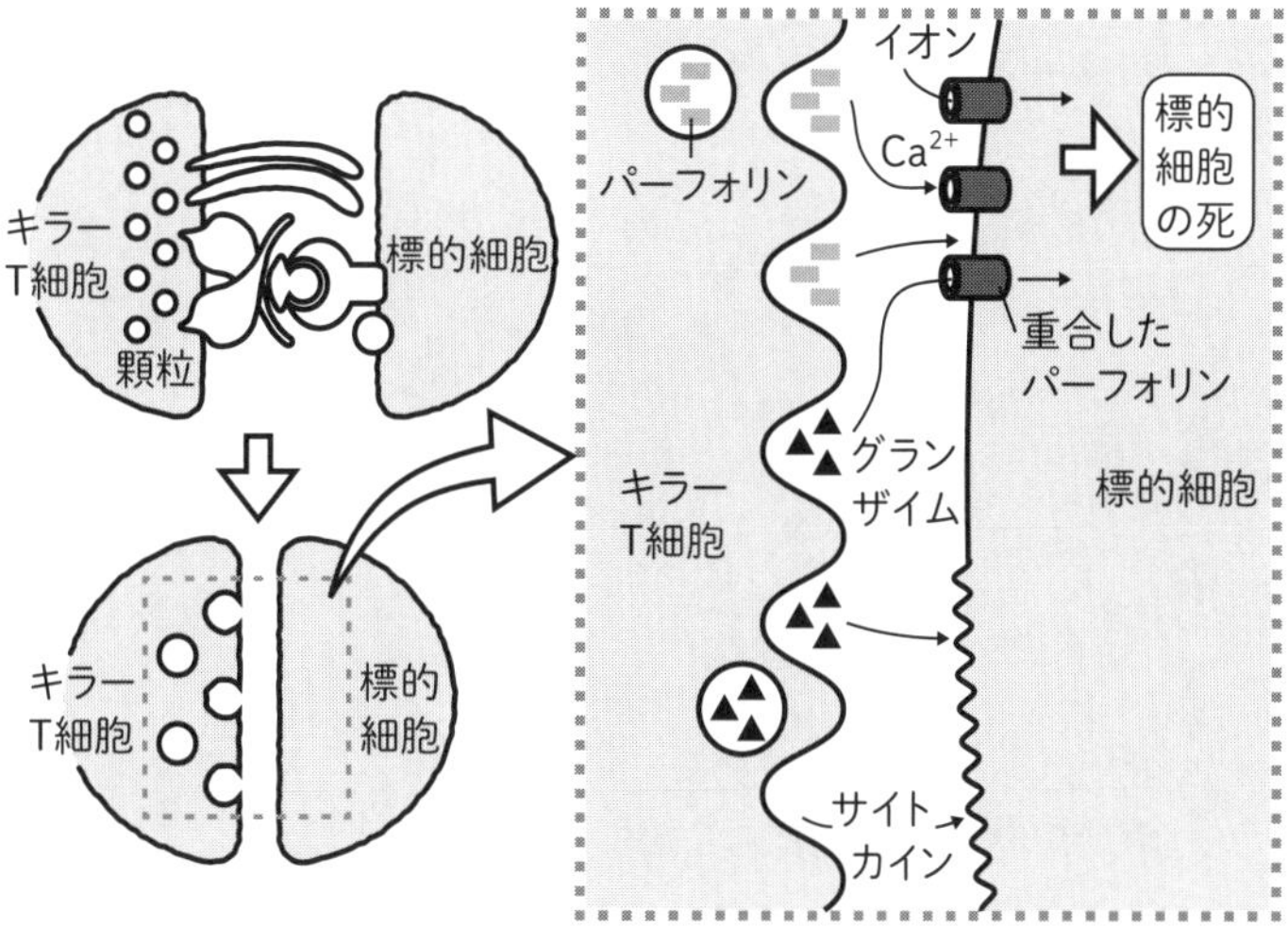

図6-14　キラーT細胞の細胞傷害性

キラーT細胞の顆粒に含まれるパーフォリンはCa^{2+}があると構造が変わり、標的細胞の表面で集まって穴を開ける。グランザイムは“顆粒の中の酵素”という意味をもつタンパク質分解酵素で、細胞の中へ侵入して、細胞内のカスパーゼ経路を活性化して細胞死を誘導する。

いうタンパク質分解酵素（プロテアーゼ）も道具の一つで、パーフォリンで開いた穴から相手の細胞の中へ入り込みます。すると、グランザイムは相手の細胞の中のカスパーゼという酵素を活性化して相手の細胞を自殺に追い込みます（図6-13、14）。**ナチュラルキラー（NK）細胞もキラーT細胞と同様な武器を使って相手の細胞を殺しますが、NK細胞ははじめから殺し屋の道具をもっている点がキラーT細胞と違う点です。**

CD4をもつT細胞と同じように、抗原に出会う前のCD8をもつT細胞は血管からリンパ節へ入るためのケモカイン受容体をもちますが、キラーT細胞になると今度は炎症性ケモカインの受容体をもつようになります。そして、キラーT細胞はリンパ節を去り、血管を通って体内を循環し、最終的には移植された臓器のある場所やウイルスに感染した細胞のある場所、つまり炎症の場所を探し当て、移植された臓器やウイルスに感染した細胞を攻撃して殺します。そして、**一部が記憶T細胞となって再びパトロールをはじめるのもヘルパーT細胞の場合と同様です。**

変わったT細胞

T細胞のなかには少々変わったT細胞もいます。**一つはγδ（ガンマデルタ）T細胞とよばれるT細胞です。**これに対してこれまでお話ししてきたT細胞はαβ（アルファベータ）

T細胞とよび、α鎖とβ鎖という二つのタンパク質からできたT細胞受容体をもっていますが**（図4-5参照）**。γδT細胞はγ鎖とδ鎖からできたT細胞受容体をもっています。γδT細胞も胸腺で生まれますが、MHCと一緒にものをみることはありません。抗体のように直接抗原を結合する場合もありますが、γδT細胞がものをみるしくみはあまりわかっていません。ヒトでは一部のγδT細胞はMHCとよく似たCD1とよばれるタンパク質に脂質が結合したものをみることがわかっています。ヒトのCD1にはa～dの四種類がありますが、マウスにはCD1dの一種類しかありません。

γδT細胞の一つの特徴は、多くのγδT細胞が胎仔期の早い段階でαβT細胞よりも先に生まれるという点です。マウスでは一番早く生まれるのはVγ5Vδ1という同じ組合わせをもった均一なγδT細胞で、この細胞は皮膚に移動します。次に生まれるのがVγ6をもつγδT細胞で、生殖器の粘膜に移動します。これらのγδT細胞が何をしているかはよくわかっていません。マウスとヒトではいろいろな違いがあり、ヒトの皮膚にはVγ5Vδ1をもつT細胞はありません。ヒトで特徴的なのは血液中にVγ9Vδ2という組合わせのγδT細胞がいて、結核菌やサルモネラ菌に感染すると劇的に増えることです。**このγδT細胞は微生物がつくるピロリン酸化合物をみて活性化されることがわかっており、自然免疫にはたらくT細胞と考えられています。**このγδT細胞はマウスにはいません。

もう一つ変わったT細胞としてナチュラルキラーT（NKT）細胞があります。この細胞はT細胞とNK細胞の両方の性質をもったリンパ球ですが、一番の特徴は**マウスでもヒトでもすべてのNKT細胞が同じT細胞受容体のα鎖（マウスでVα14、ヒトでVα24）をもつことです**。しかも普通のT細胞とは違い、MHCではなくCD1dによって胸腺の中で教育されて分化し、さらに胸腺を出てからはCD1dを使って抗原をみます。抗原は脂質です。特にαガラクトシルセラミドという脂質がCD1dに結合すると、NKT細胞を強力に刺激してγ型インターフェロンなどのいろいろなサイトカインがつくられます。CD1dはMHCとは違って多型性がなく、すべてのヒトが同じ配列のタンパク質をもっていますので、すべてのヒトのNKT細胞はαガラクトシルセラミドによって同じように刺激されます。αガラクトシルセラミド以外にもいくつかの微生物がつくる脂質で刺激されることがわかっています。変わったT細胞として、大腸などに多いMAIT（Mucosal Associated Invariant T）細胞というT細胞もいます。**NKT細胞と同じように、MAIT細胞もマウスでもヒトでもT細胞受容体のα鎖は同じです（マウスではVα19、ヒトではVα7.2）**。また、CD1dと同じようにMHCに似ていながら多型性がなく、すべての人が同じ配列をもつMR1というタンパク質によって教育されます。抗原としては、細菌がつくるビタミンB2の合成途中につくられる分子が知られています。細菌との関係では、腸内細菌がいないとMAIT細胞が減ることがわかっています。MAIT細胞は細菌や真菌の感染時にはたらくようです。**NKT細胞もMAIT細胞も自然免疫ではたらくリンパ球と考えられています**。

過ぎたるは…

免疫はどんどんはたらけばよいというものではなく、感染が終われば炎症を終息させてもとの静かな状態に戻ることも大事です。そのために、**行き過ぎを抑えて免疫の恒常性を保ついろいろなしくみがあります**（**図6-15**）。T細胞が刺激されるとCD28とよく似たCTLA-4というタンパク質が細胞表面につくられます。このタンパク質はCD28と同じようにB7ファミリーと結合するのですが、CD28と異なる点はB7ファミリーと結合するとT細胞受容体からの刺激を抑える信号を伝える点です。これにより、T細胞の過剰な増殖が抑えられます（**図6-15①**）。同じように、PD-1というタンパク質も活性化されたT細胞の表面につくられます。このタンパク質もPD-L1やPD-L2というタンパク質に結合するとT細胞受容体からの刺激を抑える信号を伝えます。**このような抑制のしくみを免疫チェックポイントとよびます**。PD-L1やPD-L2は、しばしばがん細胞やウイルスが慢性的に感染した細胞によってつくられ、細胞の表面に出てきます。そうするとキラーT細胞が攻撃できなくなり、がんは増えウイルスの感染は続くことになります。この性質を逆手にとって、**抗体を用いてCTLA-4やPD-1による抑制を外すという新しいがんの治療法が開発されています**（第7章5参照）。

T細胞と同じような行き過ぎを抑えるしくみはB細胞にもあります。B細胞の表面には、

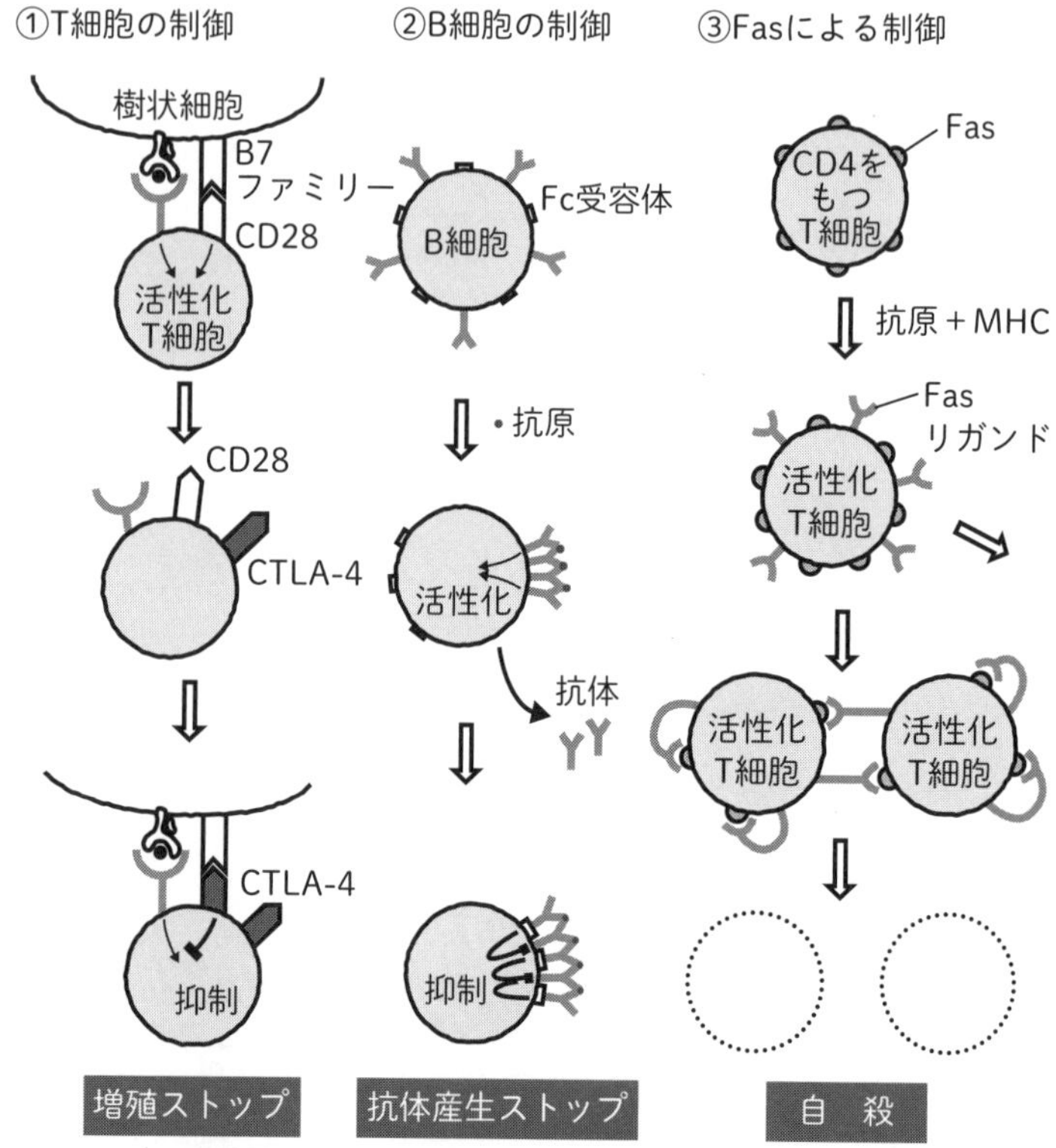

図6-15　免疫反応の行き過ぎを抑えるしくみ

①T細胞における抑制機構、②B細胞における抑制機構、③過剰な免疫反応の抑制。

ＩｇＧのＦｃを結合するＦｃγ受容体が存在しますが、このＦｃγ受容体はＢ細胞受容体からの刺激を抑える信号を伝えます。ある抗原に結合する抗体が充分にある場合には、その抗原と抗体の複合体がＦｃγ受容体に結合し、さらにＢ細胞受容体である細胞表面の抗体にも抗原が結合するようになります。こうなるとこのＦｃγ受容体は、Ｂ細胞受容体からの刺激を抑える信号を伝え、抗体がそれ以上つくられないようにします（図6-15②）。このようにＴ細胞とＢ細胞どちらの場合にも、はたらき過ぎないようにするしくみがあるのです。

Ｆａｓというタンパク質による制御もあります（図6-15③）（✎❾）。Ｆａｓはほとんどの細胞の表面にあるのですが、このタンパク質にＦａｓリガンドとよばれるタンパク質が結合すると細胞が死んでいきます。Ｆａｓリガンドは主に活性化されたＣＤ４をもつＴ細胞がつくります。ＦａｓリガンドをもったＣＤ４をもつＴ細胞は、キラーＴ細胞のようにＦａｓをもっている細胞を殺す力がありますが、同時に自分の表面のＦａｓに結合して自分自身を自殺に追いやるのです。**ＦａｓをもたないマウスではＴ細胞の過剰な活性化がみられることから、このタンパク質もＴ細胞のはたらき過ぎを抑えていることがわかります**。

このように、Ｔ細胞もＢ細胞もはたらき過ぎを抑えるしくみをもっており、制御性Ｔ細胞による調節と合わせ、免疫の恒常性を保つためにいろいろなしくみが用意されているのです。

❾Fasの思い出

Fasは京都大学名誉教授の米原伸が発見しました。一九八〇年代、米原と私は東京都臨床医学総合研究所で研究をしていました。あるときに米原から顕微鏡で細胞が死んでいる様子をみせられました。何かと聞くと、「抗体をかけたら細胞が死ぬ」といいます。「そんなばかな」と思ったのですが、何回もみせられるうちに確かに抗体をかけると細胞が死んでいくのがわかりました。米原は当時インターフェロンの研究をしており、インターフェロンの受容体の抗体を得るために単クローン抗体をつくっていました。当時のインターフェロンの測定法は、FL細胞というヒトの羊膜由来の細胞に水疱性口内炎ウイルスを感染させると細胞が死んで培養皿からはがれてくるのですが、そこにインターフェロンを入れておくと細胞がウイルスに対する抵抗性を獲得するのではがれてこないことを利用したものでした。もしインターフェロン受容体に結合する抗体がインターフェロンの作用を阻害するのであればインターフェロンの効果はみられなくなるだろうし、もし抗体がインターフェロンと同じような作用を示すのであればインターフェロンなしでも細胞ははがれてこないだろうという発想で、米原は数多くの単クローン抗体をつくってその影響を観察していました。すると、抗体をかけるだけで細胞が死んではがれてくるものが見つかったというわけです。当時そのような抗体は知られていませんでしたし、また抗体が細胞を殺すことはたいへんな驚きであったために、周りの人はほとんど信じませんでした。学会で米原が発表しても細胞を殺す微生物の混入ではないか、とコメントする人はまだましなほうで、嘘っぱちだという言う人までいました。最終的に論文として発表されたのは発見から数年後の一九八九年でした。その後Ｆａｓの遺伝子がクローニングされ、確かに細胞死を誘導するタンパク質があることが証明された後は、大勢の研究者がこの分野に参入し、細胞死の研究がたいへんさかんになりました。ちなみにＦａｓという名称は、免疫に使ったＦＳ７という細胞の表面にある抗原という意味でFS7-associated surface antigenから来ているというのが公式見解ですが、ａとｓは米原と一緒に抗体をつくった石井愛と米原伸の名前（愛と伸）の頭文字という説も有力です。今でもＦａｓと聞くと当時のことが懐かしく思い出されます。

5 リンパ球の役割分担―二一世紀になって見つかった（！）自然リンパ球

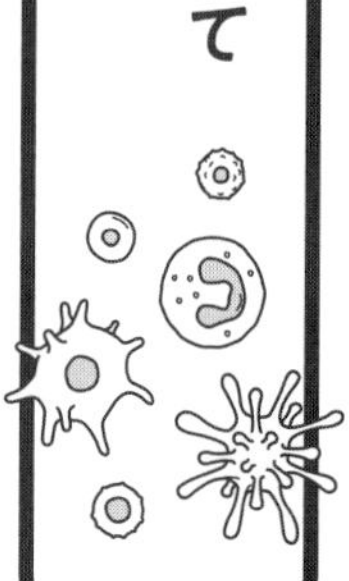

ヘルパーＴ細胞にもいろいろある

ＣＤ４をもつＴ細胞は抗原で活性化された後にヘルパーＴ細胞になるとお話ししましたが、実は**ヘルパーＴ細胞にも役割が違う何種類かの細胞があります**（**図6-16**）。活性化されるときにＩＬ-12とよばれるサイトカインがあると、Ｔｈ１とよばれるヘルパーＴ細胞になります（**図6-16①**）。Ｔｈ１はＩＬ-2、γ型インターフェロン、リンホトキシンなどの炎症を引き起こす種々のサイトカインを生産します。キラーＴ細胞の誘導も助けます。ツベルクリン検査の場合にもＴｈ１型の記憶Ｔ細胞がはたらいて、さまざまな炎症性サイトカインを生産することによって炎症を起こします。前にもお話ししましたが、Ｔｈ１から生産されるγ型インターフェロンは結核菌やらい菌が寄生しているマクロファージに作用して細菌を殺します。γ型インターフェロンによって活性化されたマクロファージを炎症性マクロファージあるいはＭ１マクロファージとよぶことがあります。また、γ型インターフェロンはＢ細胞によるＩｇＧ２ａへのクラススイッチも助けます。

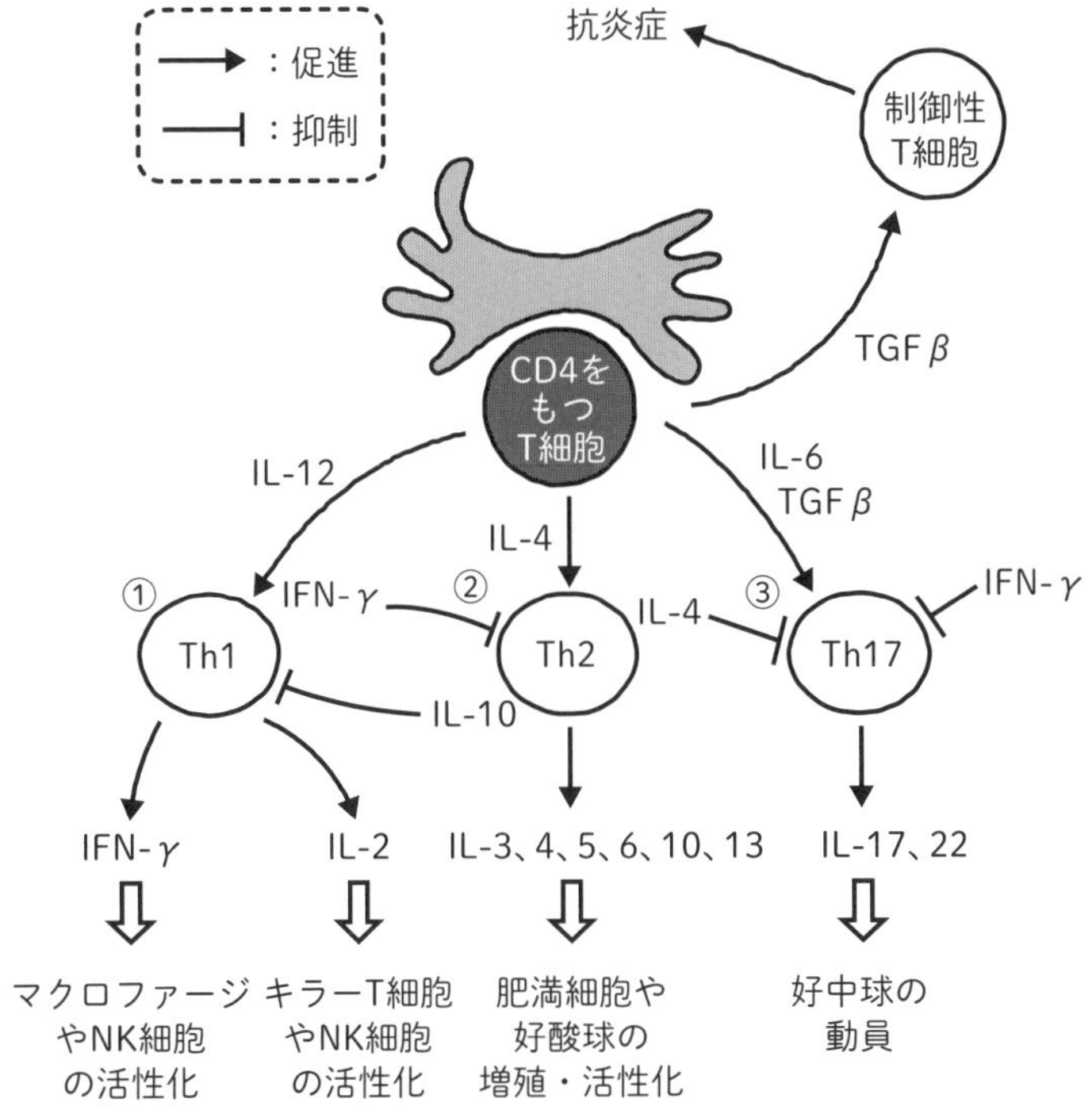

図6-16　ヘルパーT細胞のいろいろ

IFN-γ：γ型インターフェロン。

活性化されるときにIL-4があるとCD4をもつT細胞はTh2とよばれるヘルパーT細胞になり（**図6-16②**）、IL-4、IL-5、IL-13など、2型サイトカインとよばれるサイトカインをつくります。IgG1やIgEへのクラススイッチはTh2がつくるIL-4やIL-13によって誘導されます。また、好酸球や好塩基球などはTh2が生産するIL-3やIL-5で分裂して増え、IgEは肥満細胞や好塩基球を刺激するなど、Th2サイトカインによってTh1の場合とは別の種類の細胞をよび寄せて炎症が起こります。IL-13によって粘膜に増える杯細胞は粘液中にムチンを分泌し、IL-5は好酸球を増やし、増えた好酸球は強力な殺菌作用をもつタンパク質を放出し、これらは寄生虫感染との戦いで重要な役割を果たします。その一方で、これらの細胞のはたらきはアレルギー性の炎症の原因にもなります（第7章2参照）。マクロファージはIL-4やIL-13で刺激されると組織修復や線維化を誘導するマクロファージになり、これを炎症性のマクロファージに対比させて抗炎症性マクロファージあるいはM2マクロファージとよぶことがあります。

TGFβとIL-6があるとCD4をもつT細胞はIL-17やIL-22というサイトカインをつくるTh17とよばれるヘルパーT細胞になります（**図6-16③**）。IL-17は上皮細胞にはたらいて好中球をよび寄せるケモカインをつくらせるはたらきをもち、Th1が細胞の中に寄生する微生物の排除に重要なのに対し、上皮細胞などに付着し細胞外で活動する細菌（代表的なものが腸管病原性大腸菌のO-157です）との戦いではたらきます。第5章2で述べたように、TGFβのみが作用すると、CD4をもつT細胞は他の細胞の活性化を抑制する性質をもった制御性T細胞になります。

B細胞が抗体をつくることを助けるのがもともとヘルパーT細胞とよばれた理由ですが、**リンパ節や脾臓の胚中心でB細胞が抗体をつくることを助けることに特化したヘルパーT細胞が濾胞ヘルパーT細胞（Tfh）です**。この細胞はIL-6とIL-21によってつくられ、

Ｂ細胞が形質細胞や記憶Ｂ細胞になるときや胚中心の形成にもはたらくことがわかっています。また、Ｔｆｈはγ型インターフェロンをつくるＴｈ１型のＴｆｈ、ＩＬ-４をつくるＴｈ２型のＴｆｈ、ＴＧＦβをつくってＩｇＡと誘導するＴｆｈなどに細分類されます。興味深いことにγ型インターフェロンはＴｈ２やＴｈ17を抑え、ＩＬ-４やＩＬ-10はＴｈ１やＴｈ17を抑え、ＩＬ-２はＴｈ17とＴｆｈを抑えます。つまり、これらのヘルパーＴ細胞は互いに抑え合う関係にあるのです。では、

問　これらのヘルパーT細胞を誘導するサイトカインはどこから供給されるのでしょうか？

樹状細胞はＩＬ-６、ＩＬ-12、ＴＧＦβなどをつくります。樹状細胞にもいくつかの異なる種類があり、消化管の樹状細胞はＴＧＦβを比較的多くつくり、脾臓の樹状細胞はＩＬ-12をつくることが知られています。一方、樹状細胞はＩＬ-４をつくりません。肥満細胞や好塩基球がＩＬ-４をつくることが知られていますが、Ｔｈ２の誘導にはこれらの細胞や、後ほどお話しする２型自然リンパ球がはたらくと考えられます。

微生物との戦いを考えた場合、微生物の特性に合ったヘルパーＴ細胞が誘導されることが重要ですが、**それぞれの微生物が感染する経路が異なることが異なるサイトカインに出会う**

ことになり、異なるヘルパーT細胞が誘導される理由かもしれません。逆にいえば感染経路の違いによってつくられるヘルパーT細胞の種類も違ってくるのではないかと考えられます。

自然リンパ球の発見

二一世紀になってからヘルパーT細胞と同じような役割をもちながら抗原をみる受容体をもたないリンパ球が次々と見つかりました。自然リンパ球の発見です。

第4章2でリンパ球でありながら抗原をみる受容体をもたないナチュラルキラー（NK）細胞を紹介しました（**図4-12参照**）。NK細胞もT細胞やB細胞と同じように血液中を循環していますが、**NK細胞はT細胞受容体をもたないにもかかわらず、自分のMHCを見分けてキラーT細胞と同じように相手の細胞を殺すことができます**。顕微鏡でみるとリンパ球そっくりですがやや大きく、細胞質に顆粒をもっているので、大型顆粒リンパ球とよばれることもあります（**図6-1参照**）。まるでCD8をもつT細胞が活性化されてキラーT細胞になったようにみえます。事実、この顆粒にはキラーT細胞がもつのと同じパーフォリンやグランザイムといった殺しの道具（**図6-14**）が入っています。NK細胞がどのように生まれてくるかを調べると、T細胞やB細胞と同じような経路でつくられることもわかり、確かにリンパ球だということもわかりました。なぜ、このような抗原受容体をもたないリンパ球がいるのかは不思議ですね。ＮＫ細胞はキラー細胞であるだけでなく、ＩＬ‐12やＩＬ‐18などのサイトカインに反応してγ型インターフェロンをつくり、ウイルスが感染したときの自然免疫でも重要なはたらきをしています。ＮＫ細胞の研究を進めていくうちに胸腺の中にも似たような細胞がいることがわかりました。この細胞は細胞を殺す力は弱いのですが、ＩＬ‐12やＩＬ‐18で刺激するとＮＫ細胞よりもたくさんのγ型インターフェロンをつくります。肝臓の中にも似たような性質をもった細胞がいることがわかりました。細胞を殺す力が弱いにもかかわらず、たくさんのγ型インターフェロンをつくるという点で、この細胞（1型自然リンパ球：ＩＬＣ1）はＴｈ1によく似た細胞でした。一方で、ＮＫ細胞はキラーＴ細胞に似ています。

一九九〇年代に、リンパ節や腸のパイエル板がどのようにしてできるかを研究していた研究者が、抗原をみる受容体をもたないリンパ球をマウスの胎仔の腸で見つけました。この細胞は**ヘルパーT細胞と同じようにCD4をもっているのですが、T細胞受容体はもっていませんでした。そして、リンパホトキシンとよばれるサイトカインをつくってリンパ節やパイエル板をつくるためにはたらいていることがわかり、リンパ組織誘導細胞（Lymphoid tissue inducer：略してLTi細胞）と名付けられました。**当時はこの細胞は胎仔期にだけはたらく細胞と思われていたのですが、二〇〇九年頃に大人のマウスの腸にも似たような細胞がいることに複数の研究者が気がつきました。調べてみると、ＮＫ細胞やＬＴｉ細胞と同じようにT細胞受容体はもっていませんでした。さらにCD4ももっていませんでした。この細胞をIL-23やIL-1βで刺激するとTh17と同じようにIL-17やIL-22をつくります。この細胞は現在3型自然リンパ球（ILC3）とよばれます。

また、寄生虫の研究からも新しいリンパ球が見つかりました。寄生虫の感染に対する免疫のはたらき方は独特です。マラリアやトキソプラズマのような単細胞の寄生虫（原虫とよびます）は細菌と似ているといえますが、回虫やギョウ虫、さらにサナダムシにいたっては大きすぎてマクロファージや好中球が貪食するわけにはいきません。寄生虫に対する自然免疫があるのかどうかは謎でした。

寄生虫が感染するとTh2が増えてきてIL-4、IL-5、IL-13などの2型サイトカインがつくられます（**図6-17**）。IL-4の作用によって寄生虫に結合するIgEがつくられます。IL-5によっては好酸球が増えます。IL-13によって粘液の成分であるムチンをつくる杯細胞が腸につくられます。IgEは肥満細胞や好酸球の表面に結合し、刺激された肥満細胞は粘液の成分であるコンドロイチン硫酸をつくり、好酸球は主要塩基性タンパク質（MBP）という殺傷能力の高いタンパク質を分泌します。MBPは寄生虫を攻撃し、ムチンやコンドロイチン硫酸などは寄生虫に結合し、寄生虫を腸にとどまらせずに便とともに洗い流す役割をもっています。私たちがもつ一兆個のリンパ球のなかには寄生虫と戦えるリンパ球もいますがその数はとても少なく、感染してから増えはじめるものの、Th2が出てく

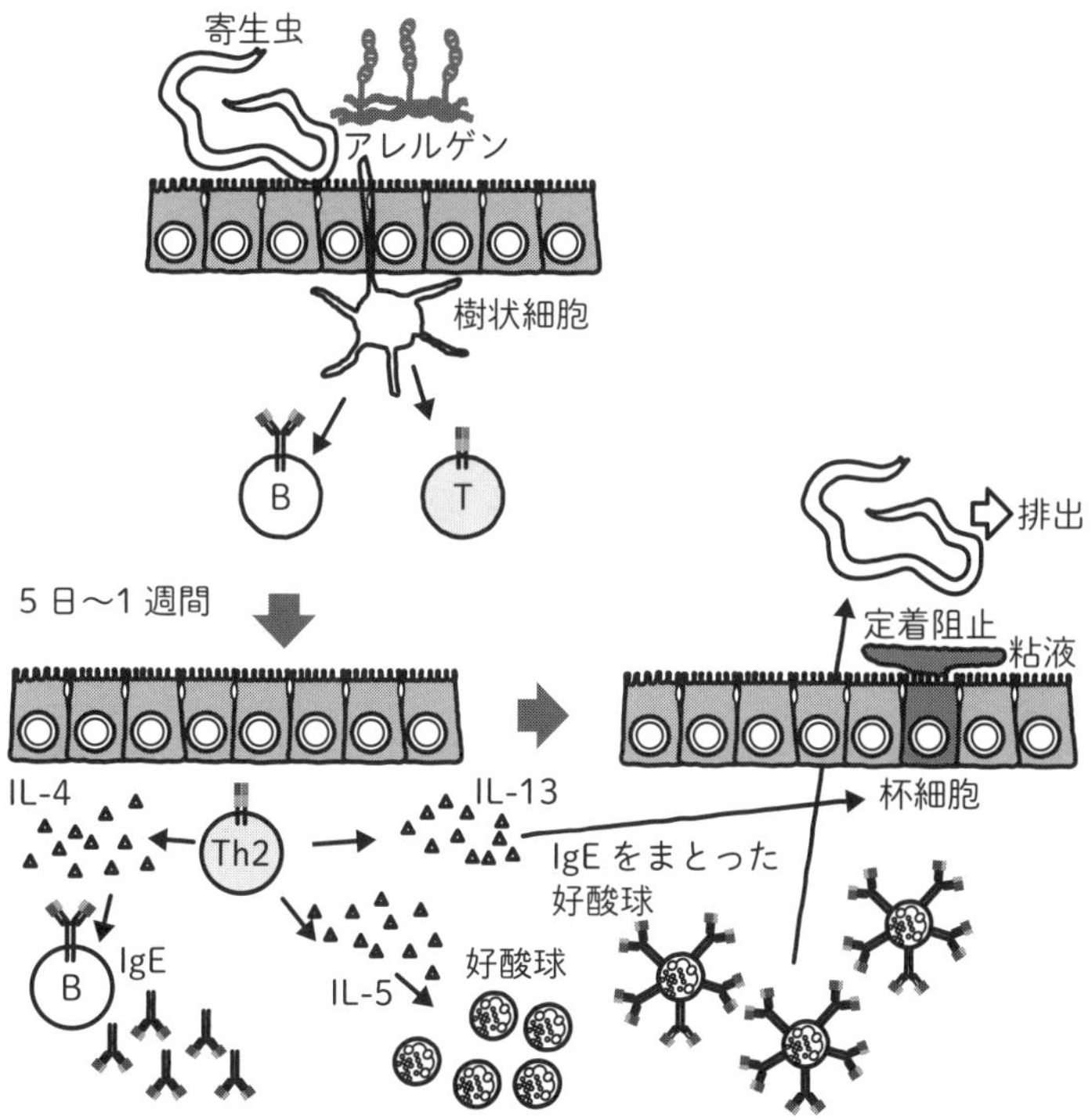

図6-17　寄生虫感染と戦う獲得免疫

るまでには五日〜一週間かかります。一方、２型サイトカインは寄生虫が感染して二、三日、まだＴｈ２が出てくる前につくられるのですが、どんな細胞がつくっているのかは長らく謎でした。二〇一〇年に私たちの研究室を筆頭に三つの研究室が、抗原をみる受容体をもたずに、ＩＬ-25やＩＬ-33というサイトカインで刺激されると大量の２型サイトカインをつくるリンパ球（２型自然リンパ球：ＩＬＣ２）を見つけました。この発見により、**寄生虫感染の初期に２型サイトカインをつく**

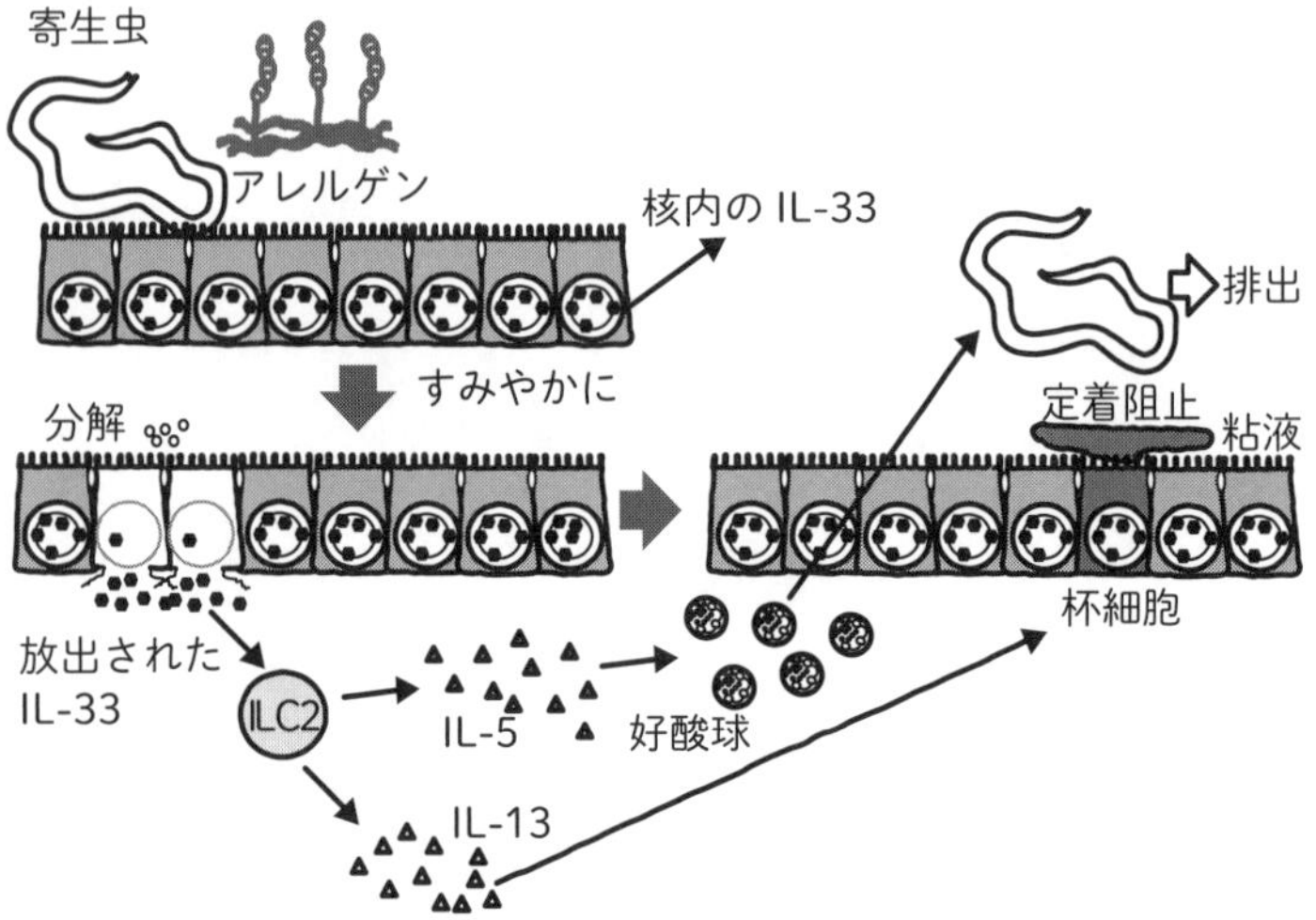

図6-18　寄生虫感染と戦う2型自然リンパ球による自然免疫

ることでTh2細胞が増える前に寄生虫を攻撃するしくみが明らかになり、これこそが寄生虫に対する自然免疫だということがわかりました(**図6-18**)。T細胞やB細胞はその後にはたらきます。樹状細胞によって寄生虫の成分が捉えられて、T細胞が活性化され、Th2が増えてIgEがB細胞からつくられます(**図6-17**)。いわば時間差攻撃によって寄生虫をからだから追い出すのです。

二一世紀になってこのような新しいリンパ球が次々に見つかったことには驚きました。二〇一三年にこれらの細胞の発見にかかわった研究者が集まって、**自然免疫ではたらくリンパ球ということでこれらのリンパ球を自然リンパ球(Innate Lymphoid Cell：ILC)と名付けることにしました**。そして、Th1のようにγ型インターフェロンをつくる細胞をグループ1、

表6-1　ヘルパーT細胞と自然リンパ球の分類

獲得免疫（T細胞）	CTL	Th1	Th2	Th17	
自然免疫（自然リンパ球）	NK	ILC1	ILC2	ILC3	LTi
つくるサイトカイン	γ型インターフェロン		IL-4、IL-5 IL-13	IL-17 IL-22	リンホトキシン
作用する細胞	マクロファージ		好酸球、杯細胞	上皮細胞	胎児期の腸
はたらき	**ウイルス 細胞内寄生微生物**		**寄生虫**	**腸管病原性大腸菌、真菌など**	**リンパ節形成**
自然リンパ球の分類	グループ1		グループ2	グループ3	

T細胞受容体

2型サイトカインをつくる細胞をグループ2、IL-17やIL-22をつくる細胞をグループ3と分類しました。その後の研究からNK細胞とILC1は分化のしくみが少し違い、LTi細胞もILC3とは少し分化のしくみが違うことから自然リンパ球には五種類あるということが確定しました（表6-1）。**自然免疫にもキラーT細胞やヘルパーT細胞と同じようなはたらきをする細胞がいたわけです。**

　T細胞、B細胞、NK細胞はからだのなかを循環していますが、ILC1は肝臓に多く、ILC2は脂肪組織や肺に多く、ILC3

は腸に多くいて、ほとんど循環しません。ＩＬＣ3は炎症が起こると一部が血管に入って循環しますが、他の自然リンパ球は組織に住みついているリンパ球です。いろいろな組織で組織の恒常性の維持にはたらいていると考えられますが、その役割はあまりわかっていません。これからの研究で明らかになっていくと思います。

新型コロナウイルスの研究が進むなかで自然免疫での新しい概念も生まれました。訓練免疫（Trained Immunity）という考え方です。これはマクロファージや自然リンパ球が感染を記憶しているという主張です。自然リンパ球の場合には、リンパ球は寿命が長いことから増えた自然リンパ球が二度目により強力にはたらけます。マクロファージなどの場合には、ＤＮＡやＤＮＡに結合しているヒストンというタンパク質の修飾（リン酸化やメチル化など）による遺伝子の読まれ方の違いが感染の前と後で違っていて、感染の後の方がよりすみやかにはたらけるという考え方です。免疫記憶という点からこれらがどのくらい重要であるのかは今後の研究を待ちましょう。

第7章

病気と免疫

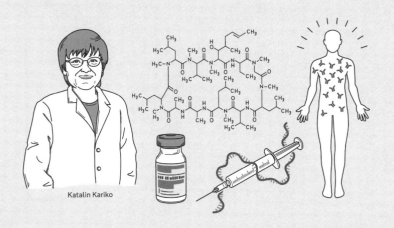

Katalin Kariko

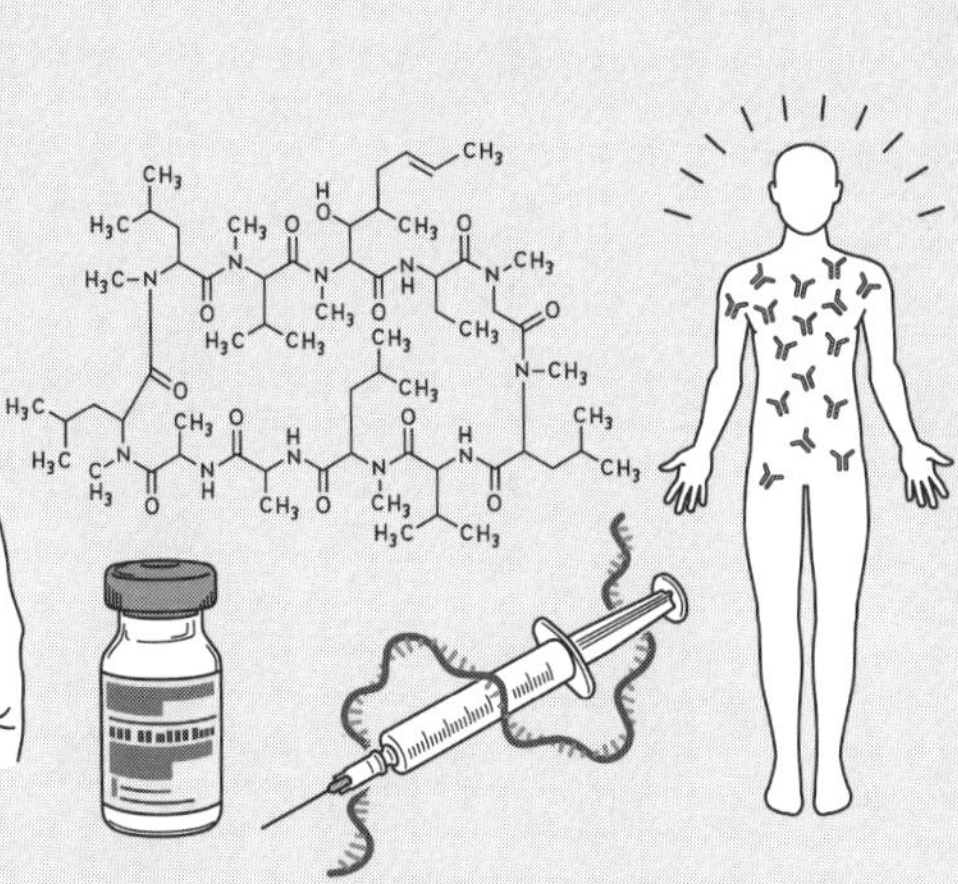

1 感染症を予防するワクチン

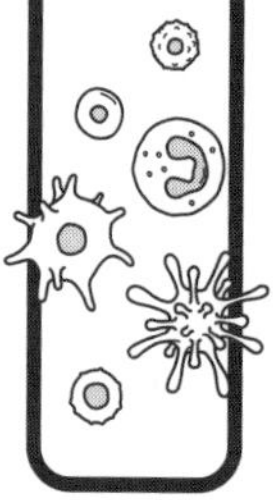

新型コロナウイルスで改めて注目されたワクチン

私たちは赤ん坊のときに三種混合ワクチンを受け、小児マヒのワクチンも受けています。さらに、はしかや水ぼうそうのワクチンを受けている人もたくさんいます。また、これまでお話ししてきたように、結核に対してはＢＣＧを接種してきました。あまり意識はしていないかもしれませんが、このような**ワクチンを受けることでいろいろな感染症、特に伝染病から守られてきたわけです**。これも人類の歴史のなかで免疫が果たした大きな貢献です。ここでもう一度ワクチンについて考えてみましょう。

ワクチンは病原微生物の成分を病気にならない程度に接種して私たちのからだに病原微生物に対する抗体をつくらせ、さらに病原微生物と戦えるヘルパーT細胞やキラーT細胞などのリンパ球を増やして、からだに病原微生物に対する免疫記憶をもたせることが目的です。

最初につくられたワクチンはジェンナーがはじめた天然痘に対するワクチン、種痘です。天然痘が根絶されたことから今では行われていませんが、第1章でお話ししたように、人類が伝染病を撲滅した記念すべき大きな一歩でした。種痘が成功したのはウシの天然痘ウイルスがヒトには重篤な病気を起こさないにもかかわらず、ヒトの天然痘ウイルスとよく似ているために、ウシの天然痘ウイルスと戦えるリンパ球がヒトの天然痘ウイルスとも戦えることが理由です。現在世界中で問題になっているサル痘はサルの天然痘ですが、これに対して種痘が効果があるということで、今後サル痘の予防のために種痘が復活するかもしれません。BCGもウシの結核菌を使ってヒトに結核を起こす結核菌と戦えるリンパ球を増やすことが目的です。パスツールがトリのコレラでやったように、病原微生物でも病気を起こす力が弱くなった微生物を接種すると、重篤な病気を起こさずに免疫を与えることができます。これを利用したのが小児マヒの生ワクチンでした。生ワクチンというのは生きてはいますが病気を起こす力が弱くなった（弱毒化した）病原微生物です。小児マヒの場合にはウイルスです。同じく症状は出ませんが、小児マヒのウイルスと戦えるリンパ球を増やすことができます。パスツールが炭疽菌でやったように、病原微生物を殺した後に接種することで免疫ができる場合もあります。A型肝炎ウイルスや狂犬病ウイルスに対するワクチンがそうです。細菌がつくる毒素によって病気が起こる、ジフテリア、百日咳、破傷風の場合には、毒素タンパク質に熱を加えたり、薬品で処理して毒性を失わせてから接種したりすることで毒素に対する抗体をつくらせます。これが三種混合ワクチンです。また、ウイルスがつくるタンパク質を使ったワクチンが成分ワクチンとよばれるワクチンです。例えば、インフルエンザワクチンはインフルエンザウイルスの表面にあるタンパク質を使います（第２章１参照）。ただし、タンパク質だけでは樹状細胞に刺激を入れられないので、なかなか抗体はできません。そこで第1章でお話ししたアジュバントを使う必要があります。現在ヒトに使われるアジュバントは水酸化アルミニウムです。フロイントの完全アジュバントはたいへん強力ですが、ヒトに使うとあまりにも強い炎症が起こるので使いません。

mRNAワクチンの登場

新型コロナウイルスに対しては全く新しいワクチン、mRNAワクチンが登場しました。これは**mRNAがタンパク質の設計図であることを利用して、からだの中でmRNAからウイルスのタンパク質をつくらせて抗体やヘルパーT細胞、キラーT細胞を誘導しようというものです**。実はこのアイデアはかなり前からあったのですが、うまくいきませんでした。というのは、RNAはTLR3やRIG-Iなどを介して強い炎症を起こすために、ヒトには接種できなかったのです。これを解決したのが、新型コロナウイルスに対するmRNAワクチンをつくったカリコです。彼女は、同じRNAでも私たちがもつトランスファーRNAやリボソームRNAはいろいろな化学修飾を受けていて炎症を起こさないことに注目し、RNAの塩基（A、G、C、U）を化学修飾することで炎症を起こす能力が弱くなったRNAをつくりました。それによってRNAをワクチンとして使うことができるようになったのです。

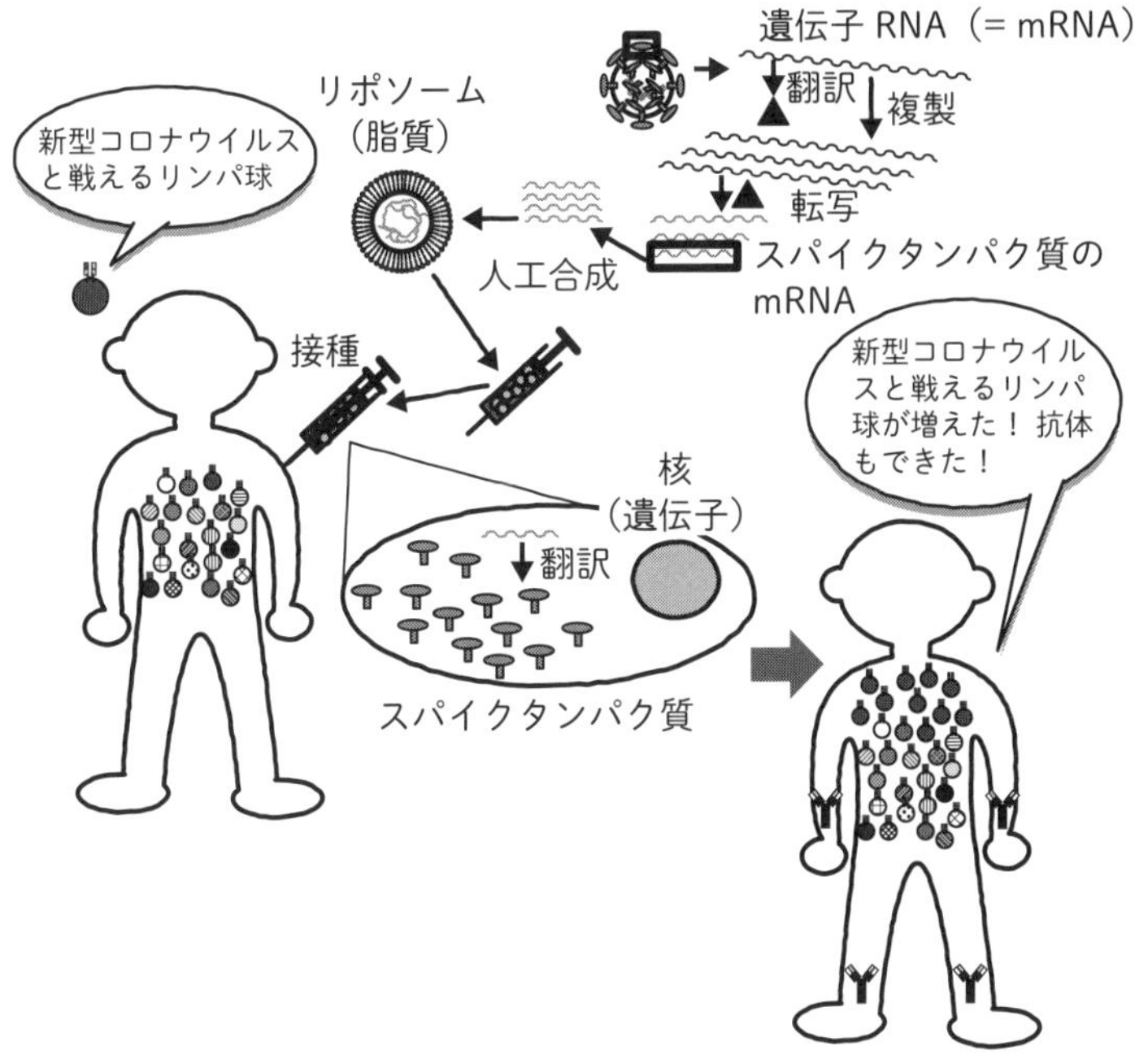

図7-1　新型コロナウイルスに対するmRNAワクチン

今使われているのは新型コロナウイルスの表面のスパイクタンパク質のｍＲＮＡを化学修飾しながら人工合成し、それを脂質でつくった膜で包んだものです。これを筋肉内注射すると筋肉の細胞でスパイクタンパク質がつくられると同時に、脂質で包まれたｍＲＮＡが樹状細胞に取り込まれ、リンパ管を通ってリンパ節に運ばれ、効率よくスパイクタンパク質と戦えるリンパ球を増やして抗体もつくるのです（**図7-1**）。この方法は**合成するｍＲＮＡの塩基の並び方を変えれば変異株にも対応できますし、また別のウイルスにも使えます**。今後いろいろなウイルスに対するワクチンとして利用されていくでしょう。

2 免疫は両刃の剣
―アレルギーと自己免疫疾患

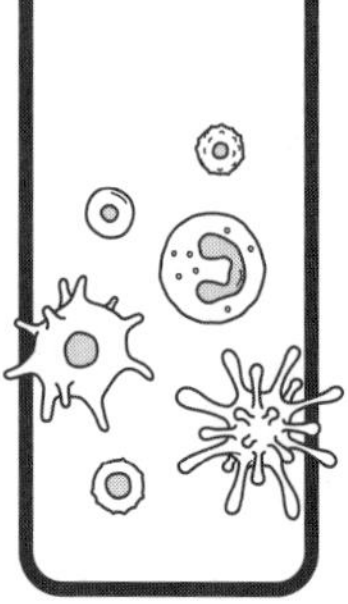

花粉症もそばアレルギーも根は一緒

これまでお話ししてきたように、免疫はいろいろなしくみで私たちのからだを外界の侵入者から守ってくれています。**でも免疫は、よいことばかりではありません。**第1章3でもお話ししたように、アレルギーや自己免疫疾患という病気は、免疫が私たちのからだに害を与えます。**異物（アレルギーの場合）や自分の成分（自己免疫疾患の場合）を無視すればよいのに無視できずに反応してしまうことから起きる病気といえます。**

アレルギーに悩まされる人の数は年々増加していますね。春になれば、花粉症の人がマスクをして歩く姿が目に入ります。でも、これはまだよいほうです。ぜんそくの場合には、ときには命にかかわるほどひどい発作が出ることがあります。そばを食べてショックを起こしたり、エビやカニなどの甲殻類を食べると必ず下痢をしたり、じんましんが出る人がいるように、食べ物にアレルギーのある人も多いですね。さらに、薬にアレルギーのある人もいます。最初に発見された抗生物質のペニシリンは、多くの細菌の感染症から私たちの命を救ってくれた、ある意味で人類の恩人です。しかし、このペニシリンもアレルギーの原因になります。かくいう私もその一人で、かつてペニシリンを誤って処方されたために、ひどい目に遭った経験があります。経口用の錠剤だったから発疹ですんでよかったものの、注射をされていたら〝アナフィラキシーショック〟を起こし一巻の終わりだったかもしれません。第１章でお話ししたショック死した犬のように…。

アレルギーを引き起こす抗体：ＩｇＥ

一九六〇年代、石坂公成、石坂照子夫妻は**アレルギーの患者さんの血中にアレルギーを起こす物質（抗原ですね）に結合する抗体があること、その抗体がそれまでに見つかっていなかった新しいタイプの抗体であることを示しました。これがＩｇＥの発見です**（⑩）。

血液中のＩｇＥの量はとても少なく、ＩｇＧが血液一リットル中に一〇グラム程度含まれるのに対して、ＩｇＥは一ミリグラム（一グラムの千分の一）以下しか含まれません。ＩｇＥは、血液中の好酸球や好塩基球、皮下や粘膜にいる肥満細胞の表面にあるＩｇＥを特異的に結合するＦｃε受容体に結合しています。ＩｇＥとＦｃε受容体の結合力はとても強いので、

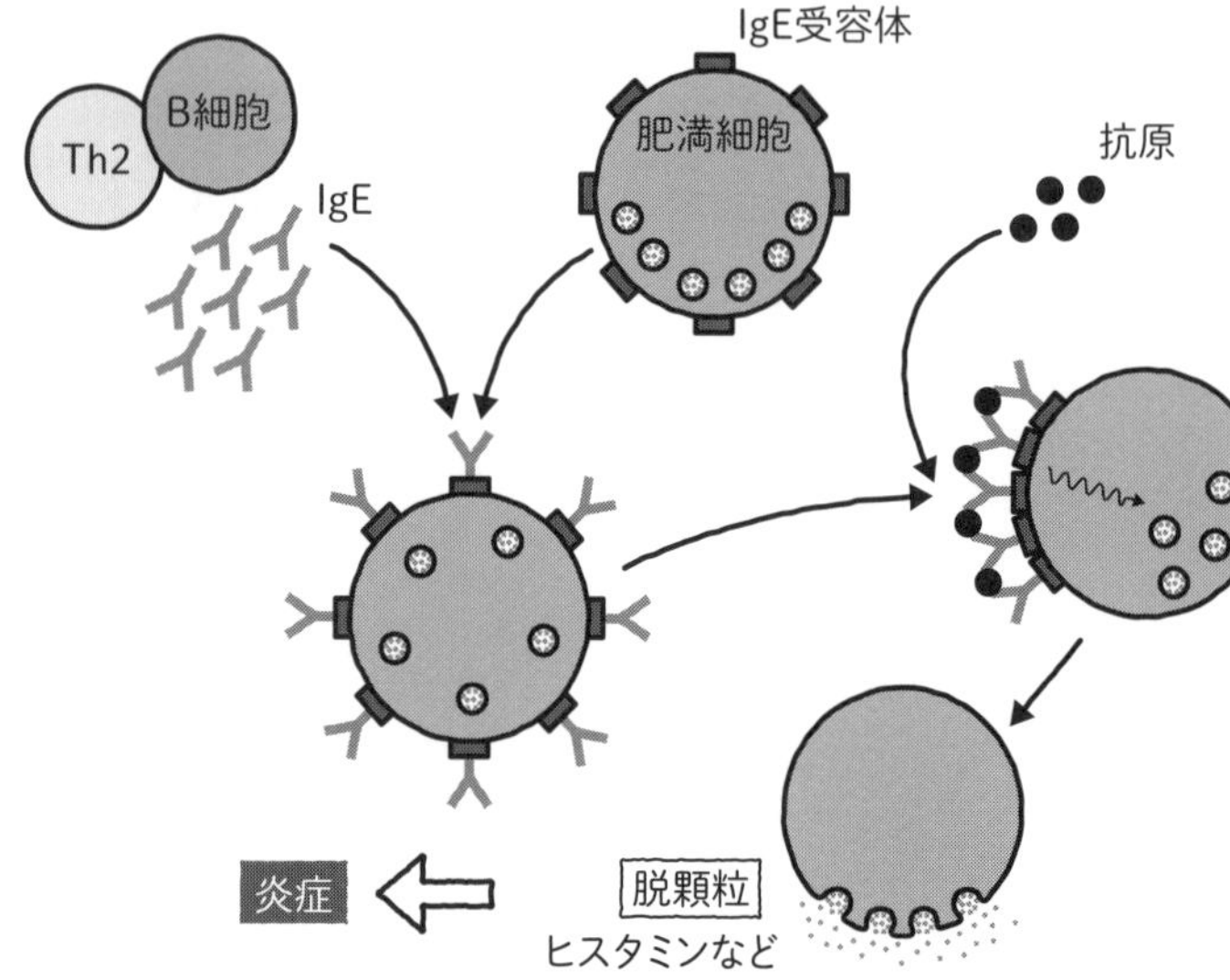

図7-2　アレルギー

IgEと肥満細胞が主役のＩ型アレルギー反応（即時型過敏症）。

血液中にはほとんどＩｇＥが流れていないのです。肥満細胞などの表面のＦｃε受容体にくっついたＩｇＥに抗原がさらに結合すると細胞が刺激され、細胞内に蓄えている顆粒の中身を細胞の外に放出します（脱顆粒、**図7-2**）。この顆粒の中にはヒスタミンやセロトニンなどのアレルギー性の炎症を起こす物質が大量に含まれています。これらの物質には血管を広げるはたらきがあるために血管から体液が浸み出して、皮下であれば、じんましんになります。また、平滑筋を収縮させるために鼻から抗原が入ればぜんそくの発作が起き、口から入れば吐き気をもよおしたり下痢をするのです。**大量に血液中に入った場合には、今度は全身の血管が拡張することによって急激な血圧降**

下を起こし、のどが腫れて呼吸困難となって死に至らしめることがあります。これがアナフィラキシーショックです。ＩｇＥによって起こるアレルギーをⅠ型アレルギーとよびます。

❿免疫学者の有名な背中

ＩｇＥは石坂公成、石坂照子夫妻の二人の研究によって発見されました。当時、アレルギーを起こす血液中の物質はレアギンとよばれており、血液中のレアギンをＩｇＧに結合する抗体で除こうとしても除けないことから新しい抗体と考えられました。レアギンの血液中の濃度もごく微量であったために鋭敏な検出法が必要でした。当時の最も感度の高い評価法は、レアギンと抗原を皮下注射し、抗原に特異的に起こる皮膚の赤い腫れを指標とした受動皮膚アナフィラキシー（開発者二人の名をとってプラウスニッツ・キュストナー反応ともいいます。レアギンと命名したのも彼らです）という方法でした。石坂夫妻は主に自らの背中の皮膚を使って実

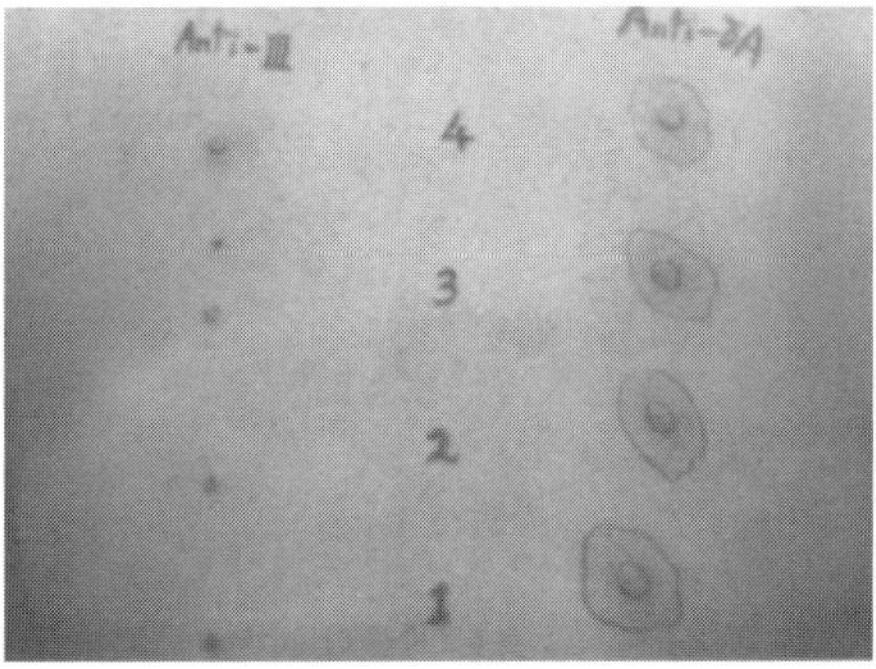

Ishizaka, K et al.：J. Immunol, 97：75–85, 1966 より引用。

験しましたが、ＩｇＥを発見した際に背中を提供したのは、当時、石坂研究室で研究員として研究に従事していた、後の東京大学医学部免疫学教授の多田富雄でした。必然的に世界中の人が多田の背中をみることになり、世界で一番有名な背中といわれたそうです。プラウスニッツとキュストナーにはじまり、当時の免疫学者は自らのからだを実験台にして研究を進めていたのです。写真もそのような実験結果を報告した論文に掲載されたものです。この実験ではアトピーの患者さんの血液から集めた新しい抗体（レアギン、つまりヒトＩｇＥです）をウサギに投与してレアギンに結合する抗体をつくりました。背中の右側にレアギンと抗原を皮下注射した部分は赤く腫れています。一方、新しくつくった抗体ではレアギンのはたらきが止められるために背中の左側は腫れていません。

アレルギーの話をするとＩｇＥには何もよいところはないように思えますね。では、

問 なぜ、ＩｇＥをつくるのでしょう？

実は、**ＩｇＥは寄生虫との戦いに重要なのです**（図6-17参照）。特に消化管に寄生する線虫などの感染では消化管に肥満細胞や好酸球がたくさん増え、好酸球は主要塩基性タンパク

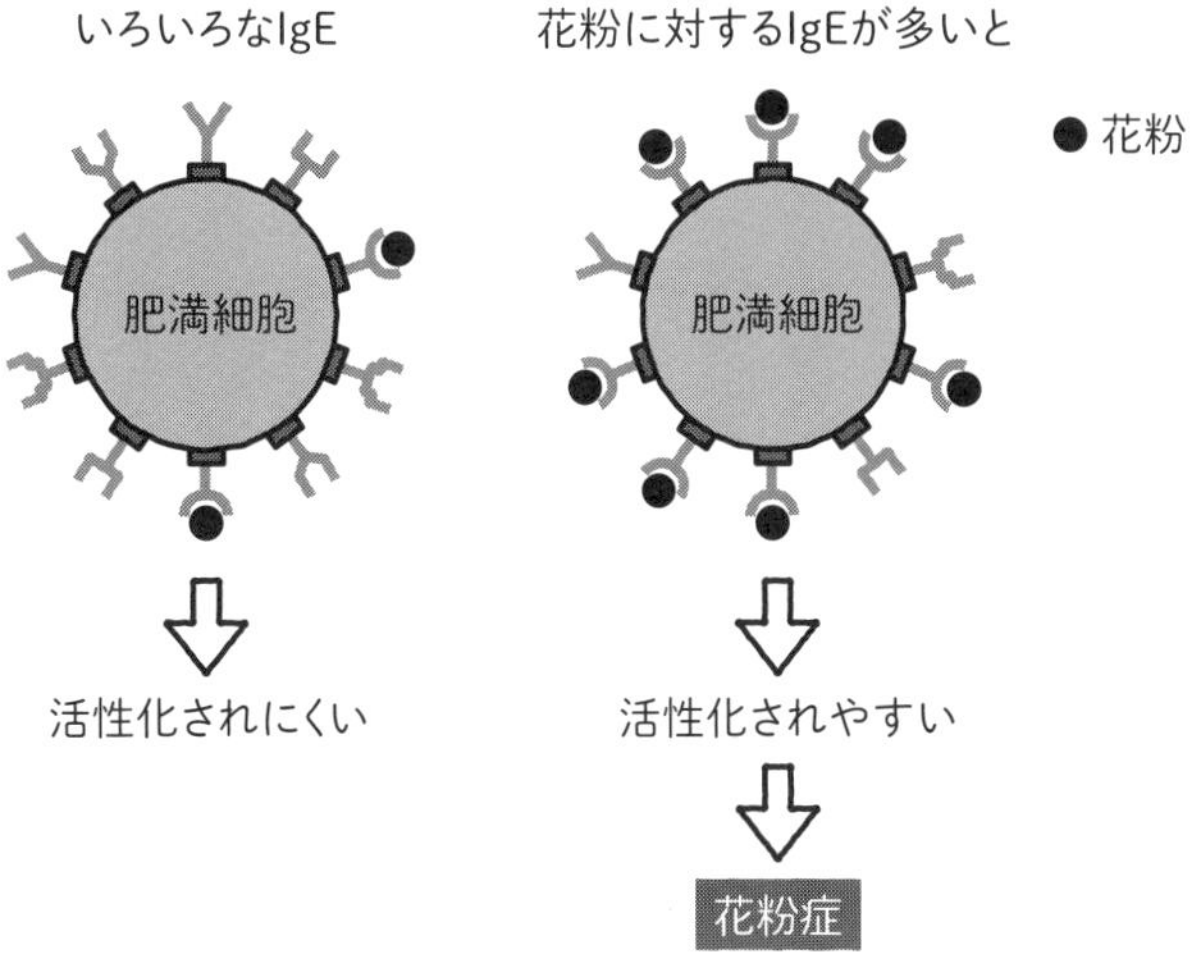

図7-3　IgEの量と花粉症の関係

質（MBP）をはじめとするいろいろな武器を放出して寄生虫を攻撃します。寄生虫に特異的なIgEは消化管の肥満細胞を刺激することで粘液の成分であるコンドロイチン硫酸を大量に分泌し、寄生虫は腸管内に定着できずに便とともに排除されるのです。

余談ですが、現在の日本では寄生虫に感染する人が少なくなり、IgEはあまり必要のない抗体になってしまったともいえます。だから、花粉などの戦わなくてもよいものに対するIgEの相対的な量が増えて肥満細胞が反応しやすくなったとも考えられます（**図7-3**）。これを逆手にとって花粉症を治すには寄生虫を飲めばよいという話もありましたね。私はちょっと試す気にはなりませんが…。

2型自然リンパ球と自然アレルギー

寄生虫に対する免疫では好酸球の増加やムチン産生が大事ですが、同じようなことはぜんそくなどのアレルギー性の病気でもみられます。実は寄生虫に対する免疫がアレルギーの原因ともいえそうです。寄生虫に対する自然免疫で大事なサイトカインとしてお話ししたIL-33は比較的最近見つかったサイトカインです。このサイトカインは通常は上皮細胞や血管をつくる内皮細胞などの核に含まれています。核で何をしているかはわかっていませんが、細胞がアポトーシスとよばれる死に方（胸腺でネガティブセレクションで死ぬT細胞はこの死に方です）で死ぬと分解されるのですが、やけどの場合のようなネクローシスとよばれる死に方で死ぬと外に放出されます。寄生虫が私たちのからだの中に入り込むためにはからだの表面の皮膚や上皮を通過しなければならず、このときに強力なタンパク質分解酵素（プロテアーゼ）を使います。それによって上皮細胞がばらばらになってネクローシスで死ぬとIL-33が放出され、放出されたIL-33が2型自然リンパ球（ILC2）を刺激し、ILC2がつくるIL-5によって好酸球が増え、IL-13によってムチンがつくられて寄生虫と戦います（**図6-17参照**）。

タンパク質分解酵素は実はアレルギーととても関係があります。かつて〝パパインぜんそく〟という職業病に認定された病気がありました。パパインというのは果物のパパイアがもっているタンパク質分解酵素ですが、これを使うと肉がやわらかくなるというので食肉の加工に使われていました。しかし、作業をする人たちに頻繁にぜんそく症状が出たのです。食物といえばそばに対するアレルギーも有名ですが、パパイアに対するアレルギーというわけです。細かい点は省きますが、実はこのパパイアによって起こるぜんそくはパパインが原因で、自然リンパ球が起こすアレルギーらしいということがわかってきました。マウスの鼻からパパインを入れると肺に好酸球がたくさん集まり、ぜんそくのような症状が起こります。このとき、Ｔ細胞もＢ細胞もいないマウスを使っても同じ症状が現れます。ところが、Ｔ細胞やＢ細胞に加えて自然リンパ球もいないマウスでは起こりません。詳しく調べてみると、寄生虫が感染したときと同じようなこと（**図6-18参照**）が起こっていました。パパインによって肺や気道の表面の上皮細胞同士をくっつけているタンパク質が分解されて上皮細胞が死に、ＩＬ-33が放出されていたのです。同じようなことがカビでも起こることがわかりました。カビもたくさんのタンパク質分解酵素をつくります。さらに花粉症ですが、花粉は受粉のときに花粉管を伸ばしてめしべ（胚）に到達するためにタンパク質分解酵素を使います。アレルギーを起こす花粉の成分はこのタンパク質分解酵素です。ダニに対するアレルギーでもアレルギーを起こす成分はタンパク質分解酵素です。そうです、共通項はタンパク質分解酵素です。**タンパク質分解酵素が上皮細胞を壊してＩＬ-33が放出され、それに反応したＩＬＣ2がアレルギーを起こすのです。**もちろん、その後には寄生虫感染と同じようにＢ細胞やT細胞がはたらいてそれぞれの成分に結合するIgEができてくるわけですが（**図6-18**参照）、最初はILC2がきっかけの自然免疫でアレルギーがはじまるのではないかと思います。そこで、このようなアレルギーを自然アレルギーとよんでいます。ILC2はIL-4やIL-13をつくります。これらのサイトカインはTh2細胞を誘導し、B細胞にIgEをつくらせます。**ILC2は寄生虫との戦いに大事ですが、寄生虫がほとんど問題にならなくなった現在の日本では、アレルギーを起こす自然リンパ球ともいえるようです。**

アレルギーにもいろいろある

患者さんにアレルギーを起こす物質、つまり抗原（特にアレルゲンとよぶこともあります）を知ろうとする場合に、心当たりの物質を少量皮膚に擦り込む方法があります。もしもアレルギーを起こす抗原であれば、その部分が赤く腫れます。ツベルクリン検査と同じようなものです。特に最近多い成人のアトピー性皮膚炎の場合には、イエダニやチリダニが犯人である場合が多く、この方法はよく使われます。こうやって犯人がわかったアレルギーの患者さんの治療法の一つに、脱感作療法というのがあります。これは抗原を少しずつ患者さんに投与する方法です。それによって**IgGやIgAなどIgE以外の抗体を誘導し、抗原がIgEに到達するまでに他の抗体で結合してしまおうというわけです。**

　ただし、この方法も万能ではありません。たくさんの抗原が侵入してくるとＩｇＧと抗原の複合体がつくられます。この複合体がマクロファージなどの表面のＦｃγ受容体に結合すると、マクロファージを刺激して、**ＩｇＥの場合と似たような炎症を起こす場合があります**。これは、Ⅲ型アレルギー、あるいは発見者の名をとってアルツス反応ともよばれます（**図7-4**）。抗毒素抗体の発見は多くの患者さんの命を救いましたが、異種動物の血清をくり返し投与するわけにはいきません。異種動物の血清タンパク質に対する抗体ができると投与後に抗原と抗体の複合体が多量に形成され、アルツス反応のような炎症が起こるからです。これは血清病とよばれます。このような**抗原と抗体の複合体、いわゆる免疫複合体は炎症の原因になります**。通常は貪食によってすみやかに血中や組織中から除去される免疫複合体も、その量が多くなると処理しきれなくなるのです。全身性エリテマトーデスの患者さんでは、ＤＮＡやヒストンという核のタンパク質に対する抗体が生産され、処理しきれなくなった免疫複合体や、免疫複合体にさらに補体が結合した複合体が関節や腎臓の糸球体に沈着して炎症が起こり、組織が破壊されます。これもⅢ型アレルギーに分類されます。

　前にお話ししたツベルクリン検査のように、Ｔ細胞がきっかけで起こる炎症は遅延型過敏症ともよばれ、これも広い意味ではアレルギーであり、Ⅳ型アレルギーに分類されます。

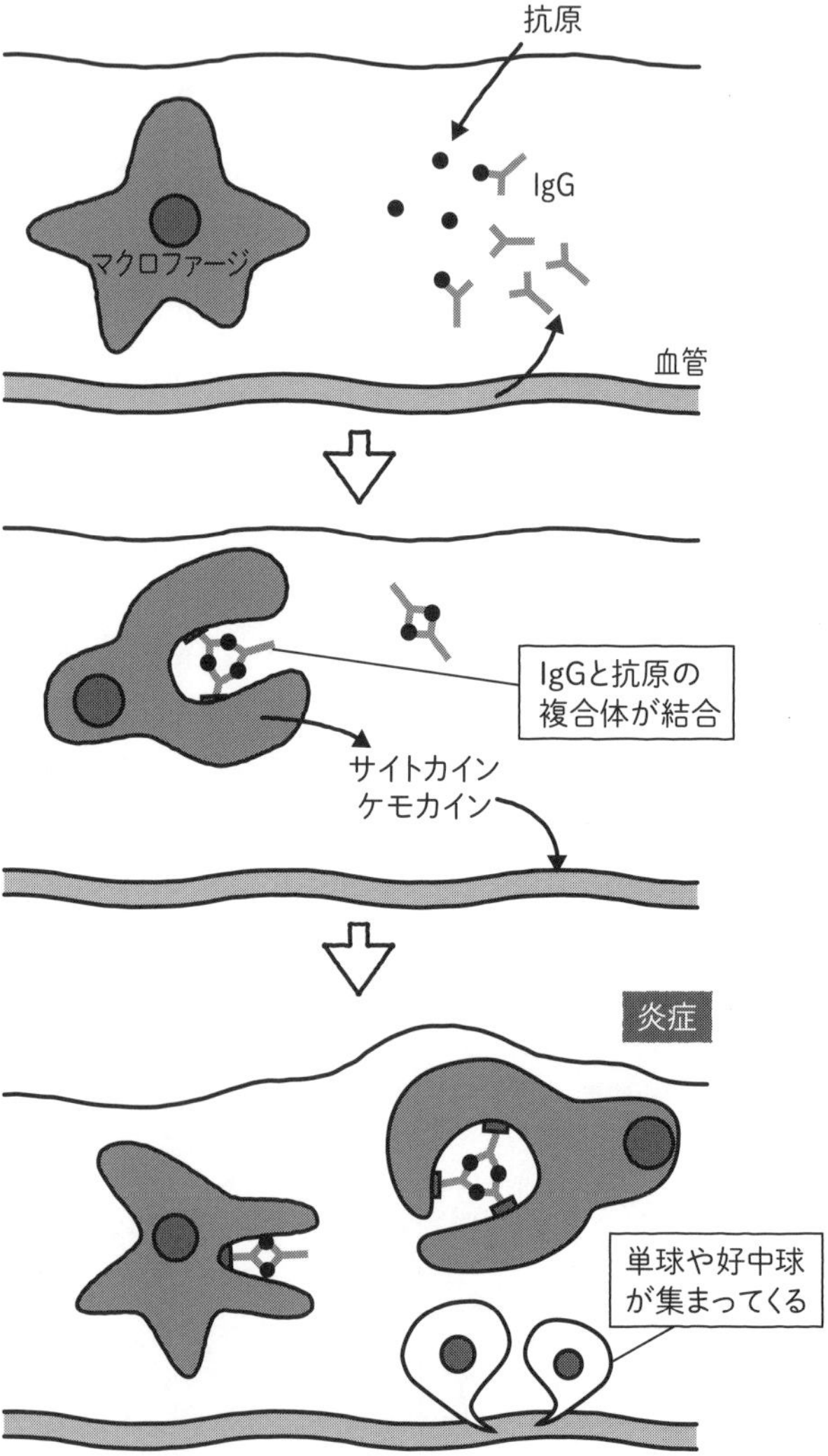

図7-4　アルツス反応（III型アレルギー）

自己免疫疾患

これまでお話ししてきたように、免疫は自分を攻撃する細胞をもたないようにする自己寛容というしくみをもっています。しかしこのしくみが狂い、自分のタンパク質などに反応する細胞や抗体が出てくると自己免疫疾患とよばれる病気になります。自己免疫疾患も広い意味ではアレルギーの一種です。**自己免疫疾患は、自分の臓器などを敵とみなすキラーT細胞が自分の臓器を攻撃したり、自分のタンパク質などを異物とみなすB細胞やヘルパーT細胞が刺激されて自分のタンパク質などに結合する抗体をつくったりすることによって引き起こされます。以前から、特定の自己免疫疾患とMHCの型が密接に関連している場合が多いことが知られていました。**例えば、MHCクラスⅡの一つ、DR遺伝子の型がDR3の人は、全身性エリテマトーデスにかかる率が他のDRをもつ人よりも数倍高いことが知られていま す。また、DR3とDR4を両方もつ人はインスリン依存性糖尿病にかかる確率が高く、一方、DR2をもつ人は逆にかかる率が低いこともわかっています。これらの結果は、MHCクラスⅡが、もともと特定の抗原に反応しやすいかどうかを決めるIr遺伝子として見つかったこと（第3章2参照）と矛盾しません。病気の原因となるタンパク質が分解されたペプチドを結合しやすいMHCかどうかが、自己免疫疾患の発症に強く関係するのは不思議ではありませんね。

自分を攻撃する抗体：自己抗体

自分のタンパク質など（自己抗原）に結合する抗体を自己抗体とよびますが、**自己抗体によって病気が起こる自己免疫疾患は、自分の細胞に危害を加えるものと、細胞機能を失わせるものに分類されます。**

前者の例に溶血性貧血という自己免疫疾患があります。これは赤血球に結合する抗体がつくられることによって、抗体が結合した赤血球が補体によって溶解したり、マクロファージに貪食されて貧血になる病気です。北里が抗体を発見してからしばらくして報告された寒冷凝集素がまさに溶血性貧血を起こす自己抗体でした。同様なことが血液型がＲｈ－（マイナス）の母親がＲｈ＋（プラス）の子どもを妊娠したときにも起こります。一人目の出産時にＲｈ＋の子どもの血液によって母体に抗Ｒｈ抗体がつくられると、二人目を妊娠したときにその抗体が胎盤を通過して胎児の赤血球に結合して貧血が起こるのです。皮膚病の一種である天疱瘡は、細胞同士が接着するのに重要なデスモグレインというタンパク質に結合する抗体がつくられることが原因で起こります（**図7-5**）。デスモグレインは皮膚を構成する上皮細胞同士が接着してバリア機能を発揮するために重要なタンパク質です。抗体によって接着が阻害されることで水疱ができて皮膚がぼろぼろになります。また、口の中にはびらんができてたいへんに痛いため、食べることが困難になることもあります。

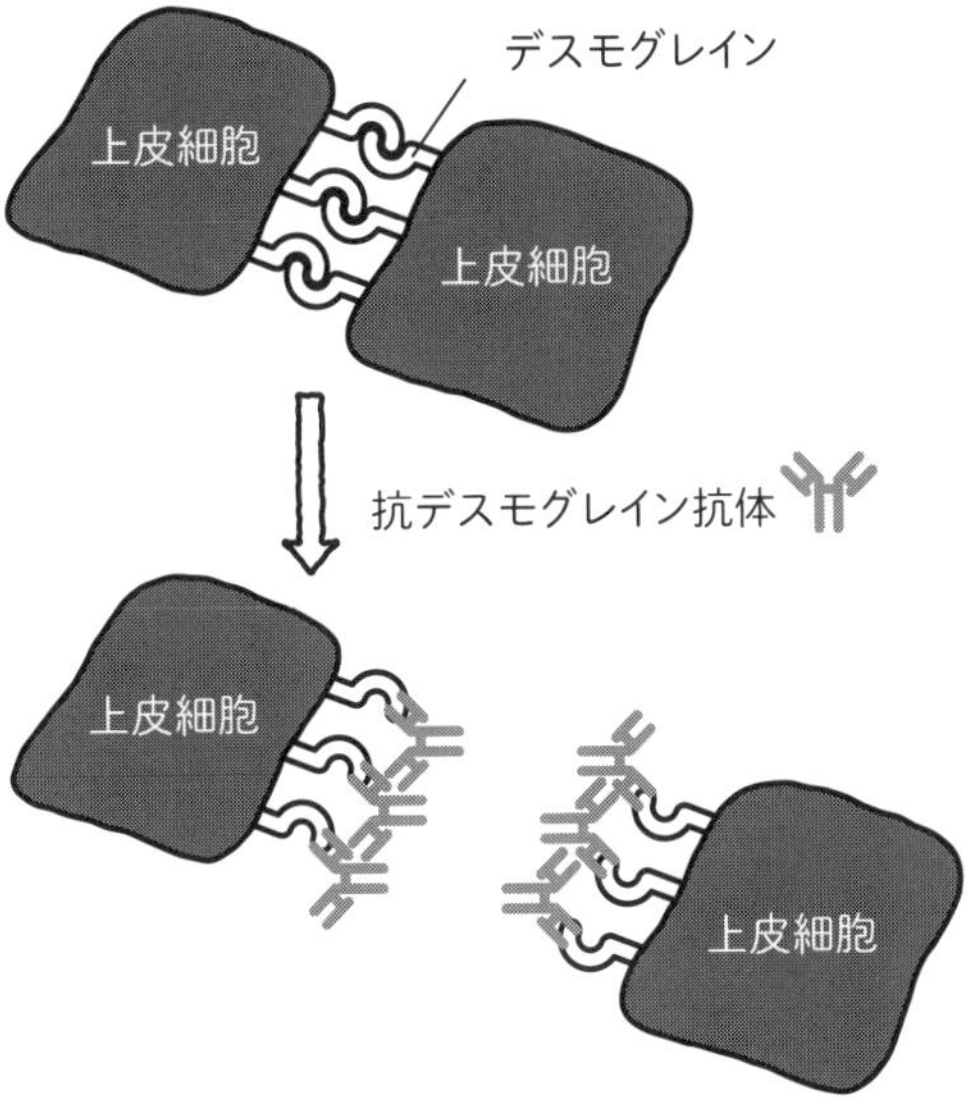

図7-5　尋常性天疱瘡：抗体が悪さをして水疱ができる
自己抗体の作用の模式図。

細胞機能を失わせる例に、インスリン抵抗性糖尿病やグレーブス病（別名バセドウ病）という自己免疫疾患があります。インスリンは血糖値を下げる大事なホルモンですが、インスリンがはたらくためには筋肉細胞の表面にあるインスリン受容体に結合して糖を細胞の中に取り込むことが必要です。ところが、インスリン受容体に結合する抗体ができて、インスリン受容体にインスリンが結合できなくなると、糖が細胞に取り込まれずに血糖値が上がって糖尿病になります。この場合、インスリン注射をしても血糖値は下がりませんので、インスリン抵抗性糖尿病とよばれます。甲状腺の病気であるグレーブス病の場合にも、同様なことが起きます（**図7-6**）。この病気では、甲状

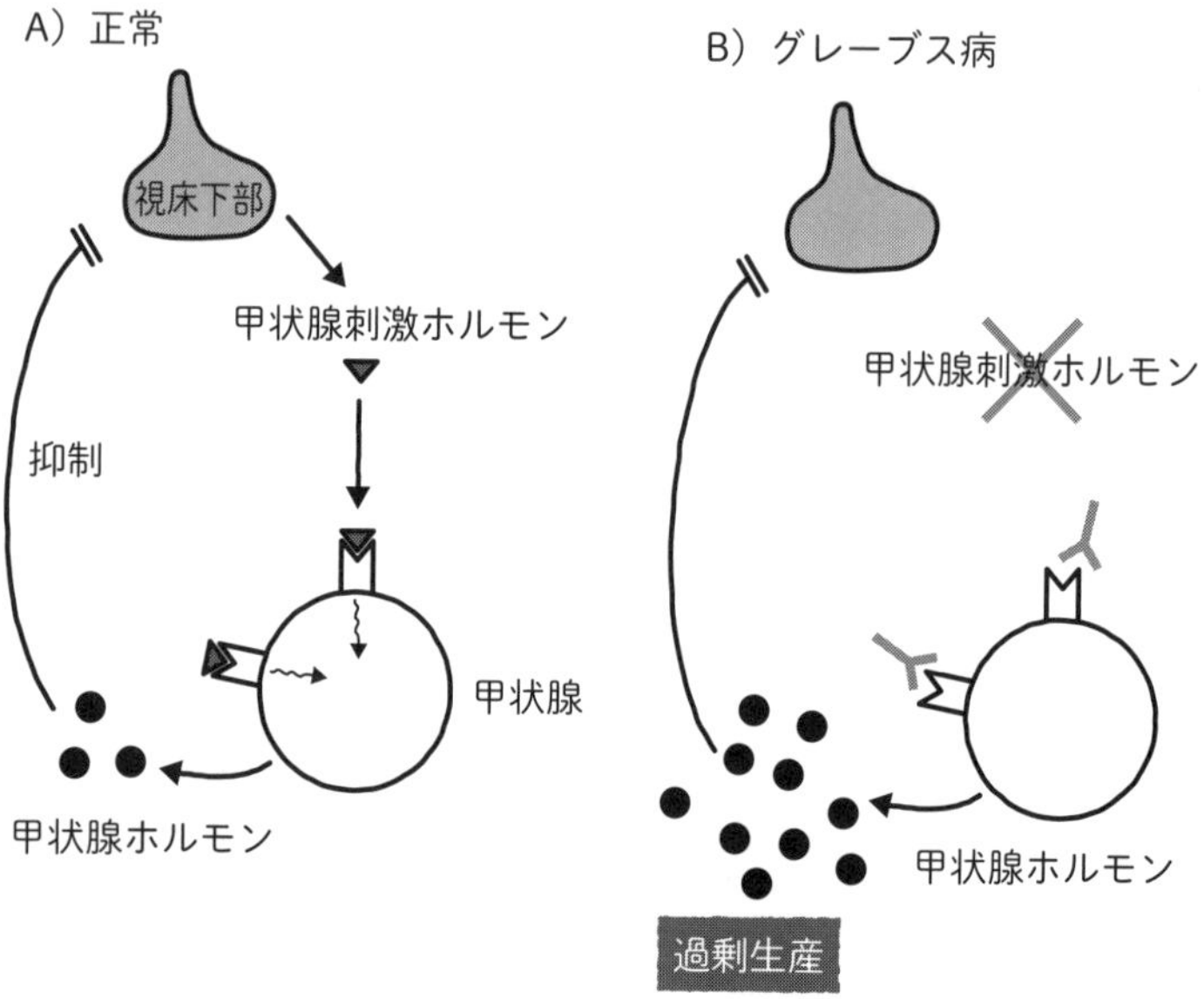

図7-6　グレーブス病のしくみ

A）正常な状態での甲状腺ホルモンの生産機構。B）甲状腺刺激ホルモンがなくてもつくられるグレーブス病での異常な甲状腺ホルモンの生産。

腺にある甲状腺刺激ホルモンの受容体に対する抗体ができます。この抗体がホルモンと同じようにはたらいて甲状腺を刺激して甲状腺ホルモンをつくらせます。普通は生産された甲状腺ホルモンが脳下垂体の視床下部という場所に作用して甲状腺刺激ホルモンの生産を止めるのですが（**図7-6A**）、この病気では甲状腺を刺激するのが本来の甲状腺刺激ホルモンではなく抗体であるために、甲状腺刺激ホルモンがなくても常に甲状腺ホルモンがつくられるようになります（**図7-6B**）。その結果、動悸や手のふるえ、眼球が突き出てくるなどの症状が現れます。

このように**自己抗体によって起こ**

る病気は、別名Ⅱ型アレルギーともよばれます。

自分を攻撃するＴ細胞

Ｔ細胞が自分の臓器や組織を攻撃することによって起こる自己免疫疾患もいろいろと知られています。インスリンを生産するのは膵臓のβ細胞ですが、β細胞をＴ細胞が攻撃して破壊するとインスリンが生産されなくなって血糖値が上がります。この場合にはインスリンを補充することで血糖値を下げることができるので、インスリン注射をします。これがインスリン依存性糖尿病です。甲状腺では、グレーブス病とは逆にキラーＴ細胞や自己抗体の攻撃によって甲状腺の機能が低下し、エネルギー代謝が落ちてだるさや無気力などの症状を呈する場合もあり、これは橋本甲状腺炎とよばれます。関節リウマチでは関節の滑膜の成分を異物としてみるＴ細胞が刺激され、刺激されたＴ細胞が生産する炎症性サイトカインによって炎症性マクロファージや好中球がはたらいて炎症が起こると考えられています。ツベルクリン検査に代表される遅延型過敏症が、自分の成分によって誘導されるようなものです。Ｔ細胞が中心となる自己免疫疾患の場合には、**Ｔ細胞がＭＨＣと抗原が分解されてできたペプチドの複合体をみるというしくみのために、自分のからだのどのような成分が攻撃されているかを特定するのは簡単ではありません。**

問 自己免疫疾患において、本来は除去されているはずの自己抗体や自分を攻撃するT細胞がどうして現れるのでしょうか？

実は、APECEDやIPEX（第5章参照）のような単一の遺伝子の異常によって起こる先天性の自己免疫疾患を除けば、**どうやって自己免疫疾患が起こるかはほとんどの場合にわかっていません**。ウイルスや細菌の感染が、自己免疫疾患の発症のきっかけとなる場合もあります。リウマチ熱はA群連鎖球菌に感染したときに起こりますが、これはA群連鎖球菌の成分が心筋の成分とよく似ており、抗体が細菌だけでなく心筋にも結合することが原因と考えられています。この例からわかることは、**自分と異物の区別は完全にはできず、とてもよく似ているものの場合には異物と自分の成分の両方を攻撃することがあるということです**。

T細胞がもともと自分のMHCと自分のタンパク質が分解されたペプチドの複合体に対してある程度結合するものが胸腺で選ばれていることを考えると、制御性T細胞による抑制のバランスが崩れることによって通常は抑えられているT細胞が自分の成分で刺激され、それが自己免疫疾患につながることは充分に考えられます。しかし、現実に何が発症のきっかけになるかを知ることは容易ではありません。免疫が効率よくはたらくためには樹状細胞が必要であることは第6章でお話ししましたが、TLRの刺激が最も強力な樹状細胞への刺激であることを考えると、何らかの微生物感染が自己免疫疾患のきっかけになる可能性は高いと思われます。ところが、自己免疫疾患の患者さんは発症してから病院を訪ねることになりますね。過去の感染歴を調べようとしてもちょっとしたかぜや傷などは覚えていないのが普通ですから、なかなか証拠をつかむのは難しいのです。

自己免疫疾患の治療法はとなるとこれも簡単ではありません。残念ながらほとんどの場合には根本的な治療法がなく、痛みを和らげる対症療法しかないのが現実です。制御性Ｔ細胞を除去すると自己免疫疾患が発症するということは制御性Ｔ細胞の機能を強くする、あるいは数を増やすことができれば治療につながるという考え方がありますが、今のところあまりうまくいっていません。そのようななか、関節リウマチでは炎症性のサイトカインを除くことで症状を抑えられることからＴＮＦαやＩＬ-６をはじめとする炎症性サイトカインに結合する抗体がよく効くことがわかり、臨床現場で使用されています。このようないわゆる生物製剤は、重症の患者さんの福音となっていますが、一方でたいへん高価であることが悩みの種です。そのため、生物製剤と同じようなはたらきをもつ比較的小さな化合物を使った薬の開発が求められています。自己免疫疾患に関しては、病気のしくみがある程度わかってきても、おかしくなった免疫のはたらきをからだの外から正常化するのはなかなか至難の業なのです。

3 ゲノムが教える病気との関係

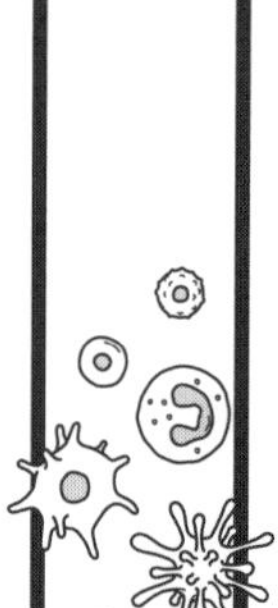

一つの遺伝子の変異で病気が起こる原発性免疫不全症：骨髄移植と遺伝子治療

免疫がなかったら、私たちがこの世のなかで生きていくことはできないでしょう。生まれつき免疫に問題がある原発性免疫不全症の患者さんにとっては、この世は致命的な微生物だらけです。特に重症の場合には、患者さんは一生を無菌室で過ごす以外にありません。また軽症でも、患者さんは私たちにとっては何でもない感染症に対しても注意深く対処しなければなりません。子どものうちに発症しますので、この病気が小児科医の領域であることは第1章でお話しした通りです。ヒトゲノムプロジェクトなどに代表される分子生物学や人類遺伝学の発展によって、いろいろな原発性免疫不全症の原因となる遺伝子の変異がわかってきました。例えば、Ｂ細胞が成熟できず、抗体がきわめて少量しかつくられないブルトン型無γグロブリン血症の原因となる遺伝子は、Ｂ細胞にあるタンパク質リン酸化酵素の一種でした。また、ＩＬ-2をはじめとする複数のサイトカインの受容体を構成する成分の一つが無くなることによって、自然リンパ球を含めたリンパ球が全くつくられなくなること、また、これらのサイトカインの受容体の信号伝達に重要なタンパク質リン酸化酵素の一種が欠損しても、同様の重症の免疫不全症となることがわかっています。

このような免疫不全症は、原因となる遺伝子の欠陥を正常に戻してやらない限り治りません。**治療法の一つは、正常な骨髄を患者さんに移植する骨髄移植です**。骨髄にはすべての血液細胞や免疫細胞のもとになる造血幹細胞がいますので、正常な骨髄を移植することで患者さんを救うことができます（**図７-７Ａ**）。他の臓器移植と同じようにＭＨＣはなるべく合わせた方がよいのはいうまでもありません。ただしこの場合には、移植する骨髄細胞が攻撃されないようにするという意味だけではありません。移植する相手は免疫がうまくはたらかないのですから、移植した骨髄細胞が拒絶される可能性は高くありませんが、**患者さんと同じＭＨＣをもたない場合にナチュラルキラー（ＮＫ）細胞による拒絶が起こる可能性（第４章参照）があります**。

もう一つの問題は、**移植した骨髄の細胞からちゃんとはたらけるリンパ球がつくられるかどうかです**。もう一度、Ｔ細胞ができる過程を復習してみましょう。Ｔ細胞は胸腺で皮質にいる上皮細胞によって自分のＭＨＣを学び、樹状細胞などの骨髄から来る細胞によって髄質で自分に反応する細胞をとり除きます（**図５-６**参照）。したがって、移植された骨髄からできるＴ細胞は移植を受けた患者さんのＭＨＣを自分のＭＨＣであると学習し、かつ患者さんの組織と移植した骨髄のどちらも攻撃しなくなるはずです。実際、移植した骨髄から成熟し

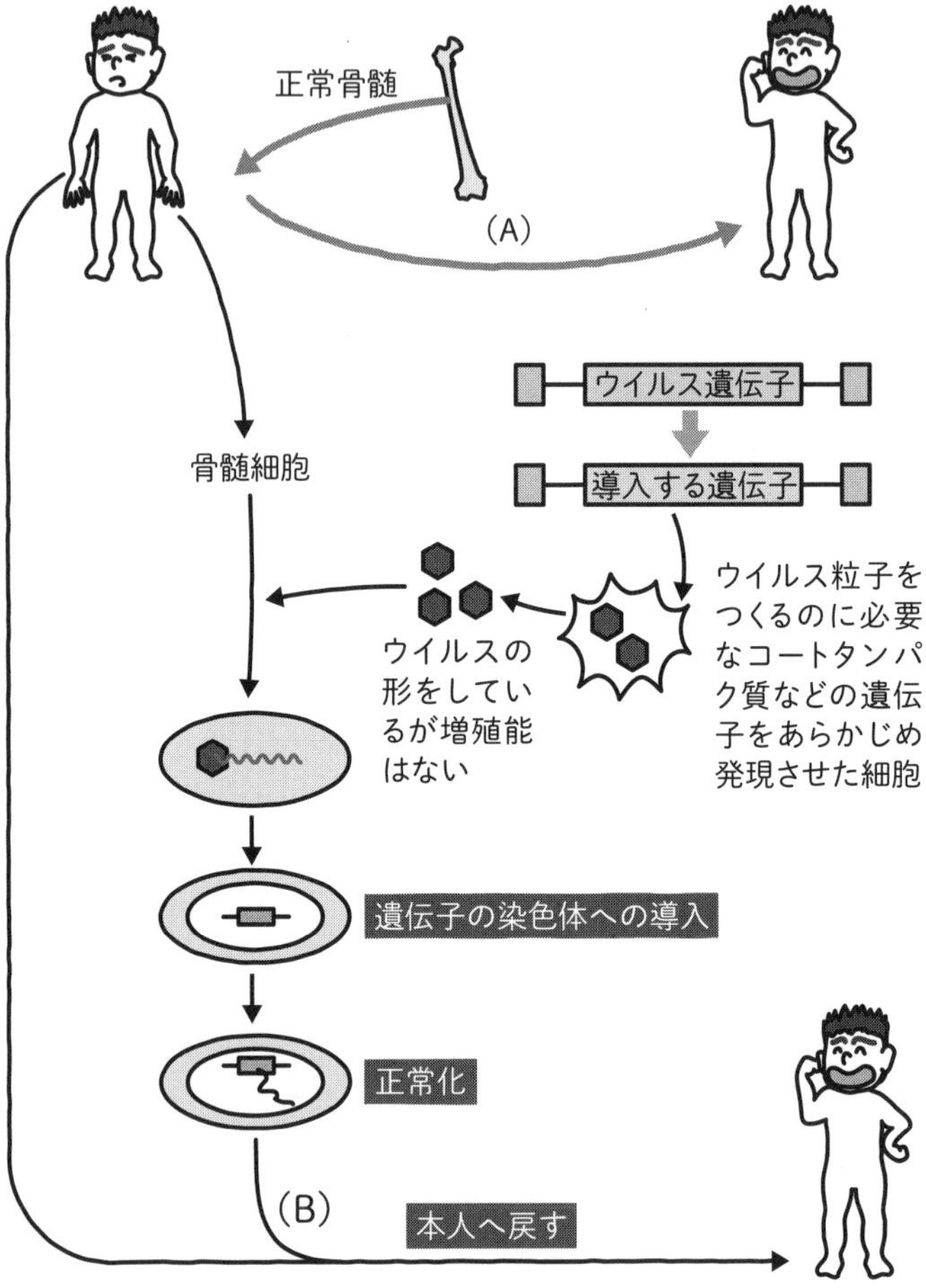

図7-7　骨髄移植と遺伝子治療

特定の遺伝子に異常をもつ免疫不全の患者さんは正常な骨髄の移植（A）、もしくは自分の骨髄細胞に正常遺伝子を導入した細胞を移植する（B）ことで治療ができる。

てきたT細胞は、移植された患者さんのからだを攻撃することはありません。また、外来の異物を患者さんのMHCと一緒にみます。この患者さんの体内で成熟してくるB細胞は移植した骨髄からできますから、そのMHCは移植された骨髄の細胞と同じ型です。ここに注意すべき点があります。骨髄の提供者と移植を受ける患者さんのMHCが違うと、患者さんのT細胞はB細胞のもつMHCを攻撃はしませんが、そのB細胞上のMHCは胸腺で学習したMHCとは違うので自分のMHCとはわかりません。そのために図6-12のような**T細胞とB細胞の会話が成り立たず、抗体をうまくつくれなくなります。このような状態を避けるためには患者さんと提供者のMHCの型がある程度一致することが必要です**。その結果、提供者はやはり親や兄弟がまず第一の候補となるのです。

患者さんが重症の免疫不全症の場合、骨髄の提供者からの感染も無視できません。例えば提供者が慢性のウイルス感染をもっていたりすると、それが移植された患者さんの命取りになることもあります。提供者の健康状態もまた大きな要素となるのです。さらに大きな問題は、移植した骨髄細胞の中に混在するT細胞は移植を受けた人を攻撃する可能性があることです。これを移植片対宿主反応とよび、しばしば致命傷となります。骨髄移植ではこのようなことが起きないかどうかを注意深くみなければなりません。

もう一つの治療法が遺伝子治療です。骨髄の提供者がなかなか見つからないのであれば、患者さんの骨髄細胞を取り出して、ウイルスベクターとよばれる組換えウイルスを用いて欠陥のある遺伝子の正常型を造血幹細胞に入れて、その後に患者さんのからだに戻して補うという考えです（**図7-7B**）。遺伝子治療がはじめて行われたのは一九九〇年でした。アデノシンデアミナーゼという酵素はDNAをつくるのに大事な酵素ですが、この遺伝子に変異が起こるとその影響は特に免疫細胞に強く現れ、患者さんは免疫不全症になります。骨髄移植によって治すことが可能であることや、酵素タンパク質の投与で症状が改善されることがわかっていたことから、遺伝子治療によって正常な遺伝子を導入してやれば完治することが期待されました。実際にアメリカとイタリアで遺伝子治療が行われ、症状の大幅な改善がみられました。その後、サイトカインの受容体の遺伝子の変異によって起こる重度の免疫不全症の患者さんの遺伝子治療が行われ、こちらも治療に成功しました。ところが、治療した患者さんのなかに白血病になる人がいたことで大問題になりました。詳しく調べると、用いたウイルスベクターが細胞の増殖にかかわる遺伝子に入り込んだことが原因で白血病になったことがわかりました。ウイルスベクターをつくるのに用いたもともとのウイルスがヒトの染色体のいろいろな場所に入り込むという性質から起こったことでした。この問題を解決するために、染色体の特定の場所に入り込むことがわかっているウイルスをもとにしたベクターの開発が行われています。最近ではベクターを使わない、CRISPR-Cas9（84ページ❹）を使った遺伝子編集という方法で変異を直接治すことも可能になってきていますので、今後の研究の進展に注目しましょう。

遺伝子の型を参考にした医療：個別化医療

原発性免疫不全症のように一つの遺伝子に変異が起こって病気になる場合もありますが、**一つひとつの遺伝子の影響は小さくてもたくさんの遺伝子が病気のなりやすさに関係している場合もあります**。このような病気を多因子疾患とよびます。同じ遺伝子であっても一卵性双生児でない限り、ヒトによって少しずつ塩基の並び方が違っているのが普通です。一つの塩基（A、G、C、T）が違うことでタンパク質のアミノ酸が変わったり、つくられるmRNAの量が変わったりすることがあります。このような一塩基が違うことと病気の関係を調べるゲノムワイド関連解析（GWASともよばれます）という方法があります。全身性エリテマトーデスで行われたGWASの結果が**図7-8**です。この図の横軸は左から右へ一番染色体から性染色体まで順番にゲノムを並べ、一塩基の違いが病気と強く関連のある場所が○で示されています。高さが高いほど強い関連があるという意味で、一番高い場所がHLAつまりヒトのMHCの場所です。本章2の自己免疫疾患の項でお話ししたようにMHCクラスⅡのDRの型が全身性エリテマトーデスになりやすいかどうかが決まることと矛盾しませんね。この図は摩天楼のようにみえるということでマンハッタンプロットとよばれます。

この方法を用いて糖尿病や心筋梗塞などの**いろいろな病気で、さまざまな遺伝子の一塩基**

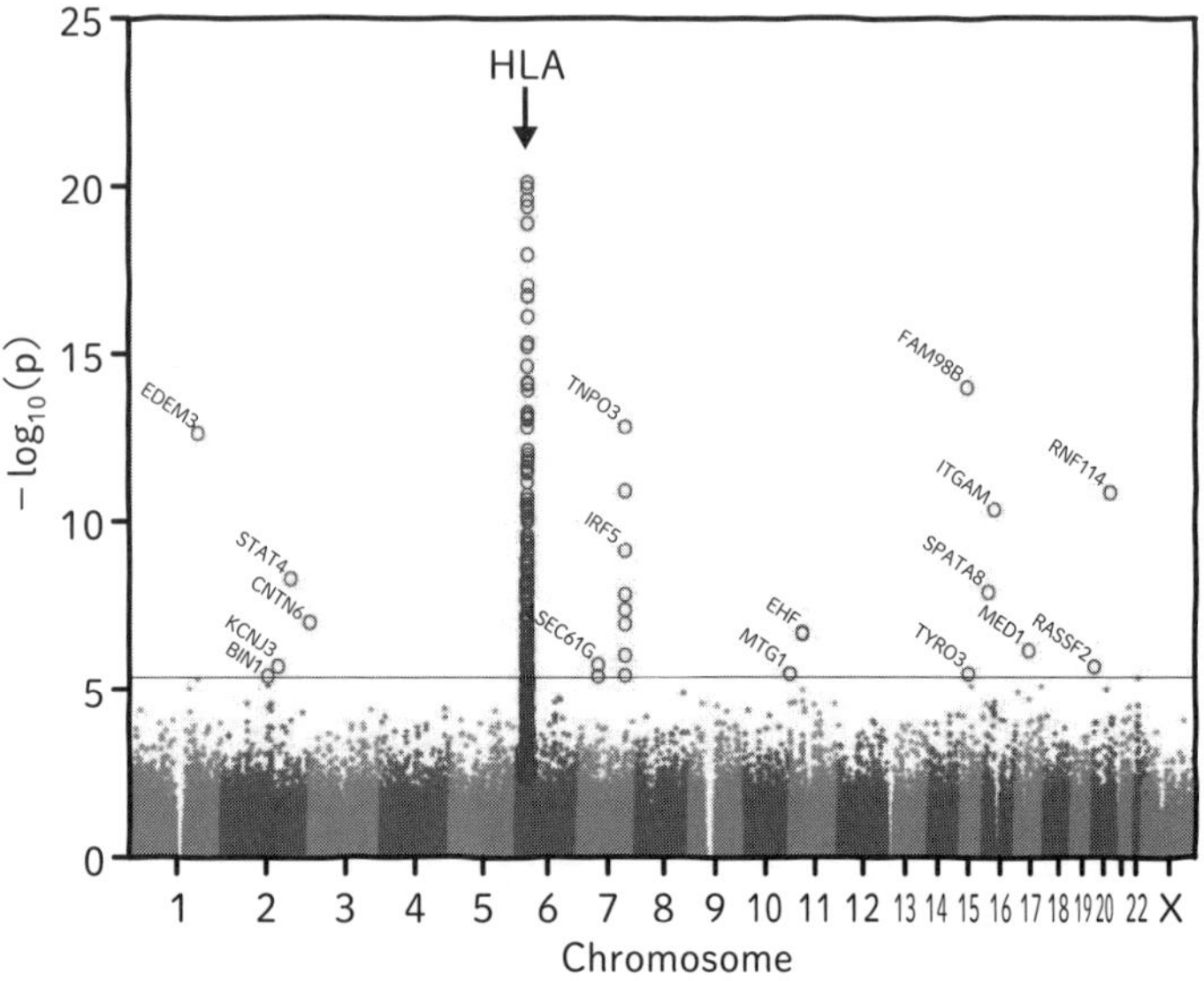

図7-8　全身性エリテマトーデスのゲノムワイド関連解析（GWAS）結果

Armstrong et al.：Genes ＆ Immunity 15：347-354（2014）より転載。

の違いが病気のなりやすさと関係することがわかってきました。いわば病気になりやすい体質のようなものです。これによって糖尿病になりやすい遺伝子の型をたくさんもっている人は、普段から糖尿病に気をつける生活を送ることで糖尿病を避けることができると考えられます。また、**一塩基の違いが薬の効き方にも関係することもわかっています。**遺伝子型を調べて使う薬の医療を多くしたり少なくしたりすることで効き目を最大にして副作用を最小にしようという試みもはじまっています。このような、**個人個人の遺伝子型に基づいて行う医療を個別化医療とよびます。**

4 臓器移植と再生医療

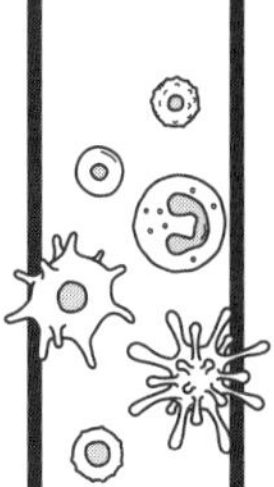

免疫抑制剤とアナジー

臓器移植を行うときには、移植する臓器と移植される人のMHCが同じであればよいのですが、兄弟姉妹でもない限り同じMHCの組合わせをもつ人を探すのはたいへん難しいことはお話ししてきた通りです（第3章2）。それゆえに多くの人が自分の臓器を死後に他人に移植する決意をして提供者（ドナー）登録をしておくことは役に立ちます。全く同じMHCではなくても近い組合わせであれば成功率は高まります。

前にもお話ししたように、**角膜や腎臓などの移植は比較的成功率が高く、よく行われますが、やけどの治療をしようとして他人の皮膚を移植しようとしても、まず絶対に成功しません**。皮膚移植の場合、移植した他人の皮膚にいた樹状細胞が、移植を受けた人のリンパ節内のT細胞を刺激した結果、刺激されて分裂・増殖したキラーT細胞がリンパ管から血管を通って移植した皮膚に到達し、攻撃するからです（図6-6参照）。動物実験では、移植する皮膚から樹状細胞を徹底的に除いてやると拒絶が遅れます。しかし異物は異物ですから、移植した皮膚由来の成分が移植された側の樹状細胞によって取り込まれ、結局はキラーT細胞が誘導されて移植した皮膚を攻撃するようになります。移植には皮膚の切開など組織の物理的な傷害が避けられませんが、その結果起こる炎症でつくられるTNFαなどの炎症性サイトカインも樹状細胞の成熟を促し、リンパ節への移動を促すことも知られています。

実は、皮膚に比べて心臓、肝臓、腎臓などの方が移植は簡単です。その理由の一つとして、これらの臓器には皮膚よりも樹状細胞が圧倒的に少ないことがあげられます。また、移植される側とする側が触れる部分を考えると、臓器の場合は血管などの縫合部位のみなのに対し、皮膚移植では広範な面積にわたることも大きな違いです。また、目は免疫にかかわる細胞が入らない場所なので角膜の移植もうまくいくのです。とはいえ、多くの臓器は結局は移植を受けた人の免疫に晒されます。では、

問 どうやったら移植を成功させることができるのでしょうか？

もしも**移植した臓器を攻撃するT細胞をアナジーの状態へもっていければ、成功率は上がるはずです**。第5章2でお話ししたように、アナジーはIL-2がつくられなくなると起こります。ということは、IL-2をつくれなくしてしまえばいいわけです。これを実現したのが、シクロスポリンAやタクロリムス（FK506）などの免疫抑制剤です。**最近の移植の成功率の上昇は免疫抑制剤に負うところが大きいのです**。これらの薬は、T細胞がIL-2を

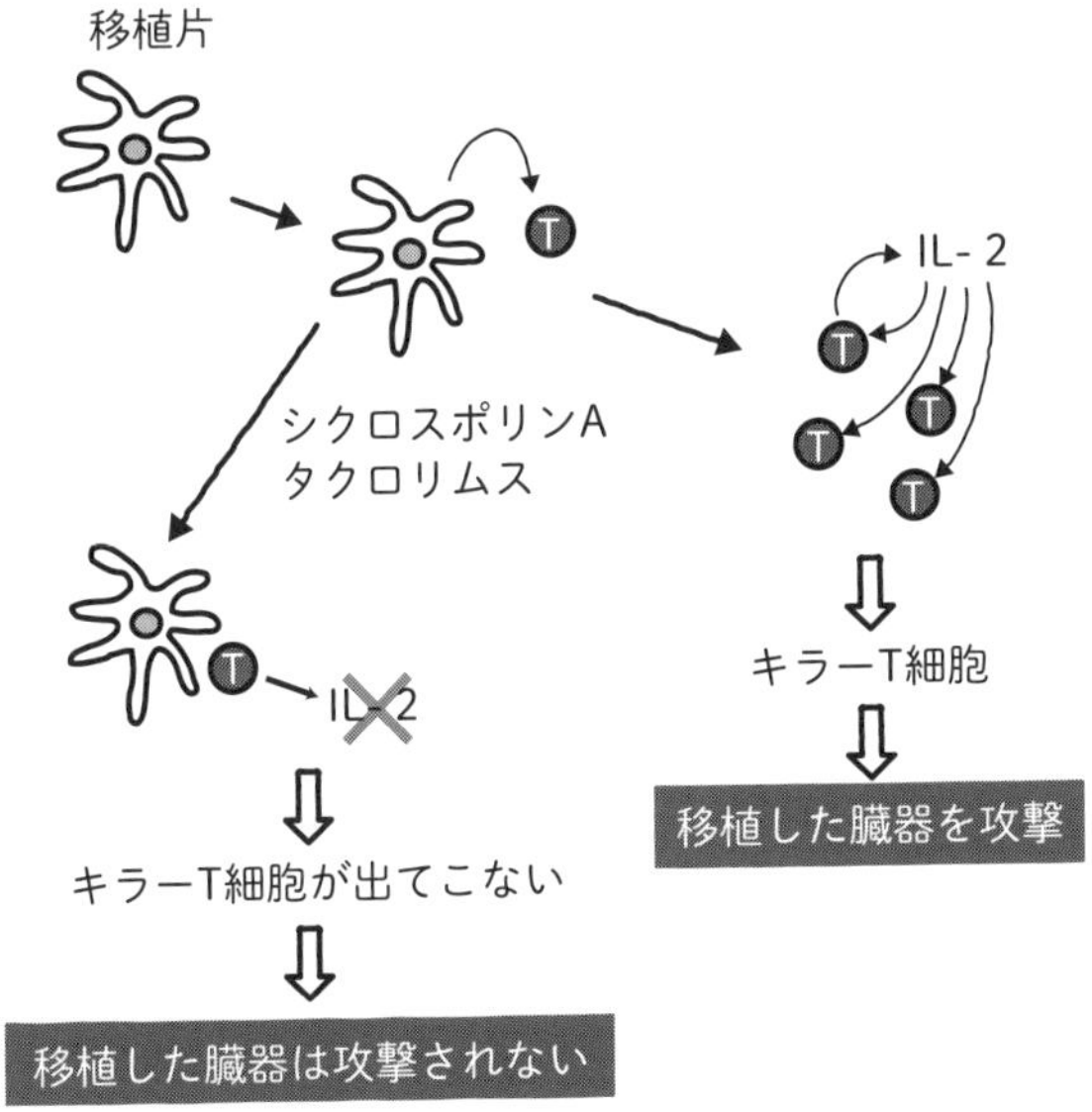

図7-9　免疫抑制剤の作用

つくるのに重要なタンパク質のはたらきを阻害して、ＩＬ-２の生産を止めてしまいます。ＩＬ-２はＴ細胞の増殖に必要ですが、同時にキラーＴ細胞が武装するためにも必要です。そこで、移植時にこれらの薬を与えておくと、Ｔ細胞はＩＬ-２を生産できないので分裂・増殖ができず、また武装してキラーＴ細胞になることもできず、アナジーに陥って移植した臓器に反応することもできなくなるのです（**図7-9**）。場合によっては、しばらく経ってから免疫抑制剤の投与をやめても拒絶反応が全く起こらなくなる場合もあります。おそらくアナジーが効率よく誘導されたのだと思われます。これはまさに他人の成分を攻撃しない状況（免疫寛容）を薬によって誘導できたわけです。ただし、これらの薬はすべての

T細胞に作用してその機能を低下させるので、使い過ぎると患者さんの免疫が全体的に低下してしまいます。すると、いろいろな感染によって悩まされることになるので、さじ加減には注意が必要です。

皮膚移植は免疫抑制剤を用いたとしてもほとんど成功しません。ところが面白いことに、心臓移植に成功した後であれば、心臓と同じ提供者からの皮膚を移植するとうまくいきます。これは心臓がもつ他人のMHCを攻撃する可能性のあるT細胞がアナジーに陥っているからだと想像されます。ここで重要なのは、このようなアナジーを持続するためには移植した臓器があることです。最初の移植した臓器（この場合、心臓）をとってしまうと、その後に皮膚を移植してもうまくいきません。B7ファミリーをもたない臓器によってT細胞のアナジーが継続的に誘導されていることが重要だと考えられます。心臓移植では、T細胞は常に血流を通ってB7ファミリーのない他人由来のMHCに晒され続けるわけですから、効率よくアナジーが維持されるのだと考えられます。

夢の治療法：再生医療

臓器移植は失われた臓器の機能を復活させる一つの方法ですが、これまでお話ししたような拒絶反応の問題があり、移植できる臓器をもつ提供者を探すことは容易ではありません。

そこで、何とか**人工的に臓器をつくれないかという研究が長年行われてきました。大きく二つのやり方があります**。一つ目の例としては、心臓がポンプであることから機械的なポンプを使った人工心臓や、腎臓の機能が落ちた場合、本来は尿と一緒に捨てられる老廃物をからだの外で取り出す透析治療などがあげられます。視力が落ちた近視や目のレンズがゆがんで起こる乱視を治すために使われる眼鏡も同じような考え方です。

二つ目の例が再生医療です。原発性免疫不全症の治療法として紹介した骨髄移植もある意味で再生医療です。骨髄移植は血液や免疫にかかわる細胞の異常を治療する方法ですが、これをさらに広げてすべての臓器や組織をつくり出そうという試みが進んでいます。私たちのからだのもとは受精卵ですが、受精卵の細胞はからだのすべての部分をつくり出すことができます。このような細胞を全能細胞とよびますが、その代表が受精卵からつくられる胚性幹細胞（ＥＳ細胞）です。**この細胞を使うと試験管の中で心筋細胞や膵臓のβ細胞などのいろいろな細胞をつくり出すことができます**。このようにしてつくった細胞を使って治療しようというのが再生医療です。ところがいくつか問題があります。まず、ヒトの受精卵を使ってよいのかという倫理的な問題。もう一つは、他人の受精卵からつくられた細胞ですから、当然ＭＨＣが異なり、拒絶反応が避けられません。そこで免疫抑制剤が欠かせなくなりますが、ＭＨＣが全く異なる場合には免疫抑制剤でも拒絶反応を完全に抑えることはできません。

そこに登場したのが山中伸弥が開発したiPS細胞でした（✎⑪）。大人のからだの細胞、例えば皮膚の細胞や白血球に四種類の遺伝子を入れることで受精卵からつくられたＥＳ細胞と同じような全能細胞をつくり出すことができたのです。これであれば自分の皮膚や白血球からｉＰＳ細胞をつくり、そこから必要な臓器の細胞をつくれば拒絶反応は避けられます。網膜色素上皮細胞という細胞がはたらかなくなった加齢黄斑変性という目の病気がありますが、この患者さんから作製したｉＰＳ細胞を使って正常にはたらく網膜色素上皮細胞をつくり、移植が行われたことは皆さんもご存じでしょう。この方法を用いれば拒絶反応なしに失われた臓器の機能をとり戻せると大きな期待がかかっています。ところが、一人ひとりからｉＰＳ細胞をつくるのは手間がかかりますから医療費が莫大なものになります。また、時間もかかりますから脊髄損傷のようにすぐに治療が必要な場合に間に合わないことも起こり得ます。そこで、日本人の多くがもっているＭＨＣ（例えばＨＬＡのＡ24）の組合わせを両方の染色体にもつｉＰＳ細胞をつくっておくことで多くの人に恩恵を施せないかという試みが進んでいます。それでも完全に一致させることのできる人口は限られますので、やはり免疫抑制剤は必要だと思われます。それでも臓器の提供者が見つからない場合などには患者さんの福音となると期待されています。

⑪山中のｉＰＳ細胞

山中伸弥がｉＰＳ細胞をつくって二〇一二年にノーベル生理学・医学賞を授与さ

れたことはよく知られていますが、ｉＰＳ細胞をつくっていた頃のことはあまり知られていないと思います。私は科学技術振興機構（ＪＳＴ）という研究資金提供機関の研究費をいただいて研究をしていたことがあります。私が所属していた班は主に微生物や免疫の研究者が集まっていたのですが、そこに一人だけ異色の研究テーマにとり組んでいる研究者がいました。それが山中でした。彼は全能細胞を体細胞からつくることを目指して研究をしていました。当時の彼の計画には「体細胞から分化多能性はもつが腫瘍形成能のない、理想的な幹細胞をつくり出すことを目指します」と書いてありました。研究の途中の話もいろいろと聞いていましたが、二〇余りの遺伝子をいろいろな組合わせで細胞に導入してその性質をＥＳ細胞と比較して調べていました。周りの私たちはおもしろいと思いつつも本当にできるのかな、いつになったらできるのかなと思っていました。ところが、会ってから四年くらいだったでしょうか。最終的には四つの遺伝子（Ｏｃｔ４、Ｓｏｘ２、Ｋｌｆ４、ｃ-Ｍｙｃ）を使って本当に皮膚の細胞から全能細胞をつくって、しかもその細胞からマウスまでつくってしまいました。大発見を身近でみる機会はそうそうありませんが、山中のｉＰＳは米原のＦａｓとともに近くで新しい発見をみることのできた貴重な機会でした。

5 がんは免疫で治る時代が来た

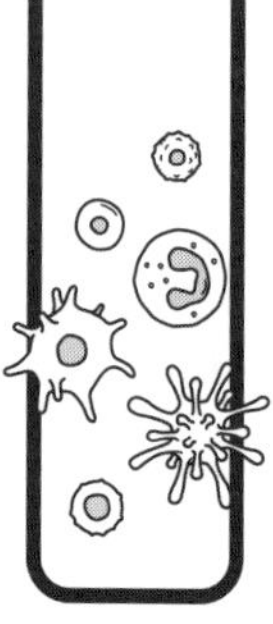

がんは遺伝子の病気

がんは現代人の死因のトップです。主な治療法は外科的な切除、放射線療法、化学療法の三つですが、**最近では免疫療法が注目されています**。がん細胞はもともとは自分の細胞ですから免疫には攻撃されないはずです。では、

問 なぜ、がんを免疫で治すことができるのでしょうか？

がんは遺伝子に起こる変異が原因の病気です。といっても原発性免疫不全症のようにからだのすべての細胞が変異しているわけではありません。大人になっても私たちのからだの中の細胞では常に一定の頻度で変異が起こり（体細胞変異：第6章3参照）、そのなかには細胞をどんどん増やすような変異があります。このような変異をもった細胞はがん予備軍と考えられますが、ほとんどの場合にNK細胞や変異したタンパク質を異物と認識するキラーT細胞によっても除去されているようです。しかし、そのような監視を逃れた細胞は分裂・増

殖が止まらずにがんとなります。通常はがんと診断されるほどの大きさになるためには最初の変異を起こした細胞が何十回も分裂して増える必要があり、その間にさらにいろいろな変異が起こります。こうして大きくなったがんは監視機構をくぐり抜けたことからすでに免疫にとっては脅威です。また、その過程で最初は反応できたかもしれないT細胞がアナジーに陥っているかもしれません。がん組織には制御性T細胞や抗炎症性マクロファージが多いことが知られ、これらの細胞も免疫を抑えることでがんに有利な環境をつくっているようです。

それでは、

問 制御性T細胞を除去すればどうなるのでしょうか？

マウスの実験ではがんは見事に排除されました。これがヒトでも使えるのかは今後の課題ですが、たとえ少々の自己免疫疾患の症状が現れたとしても、がんを排除できるのであれば一つの選択肢となるかもしれません。

免疫チェックポイント阻害剤

がんが遺伝子の変異で起こることから、正常細胞にはなくがん細胞だけがもつタンパク質などがあることが予想されました。実際、そのようなタンパク質や糖鎖（※）（がん抗原とよびます）があることはわかっていて、実験的にはキラーT細胞がつくられて、がんに効果があることはマウスなどで確かめられています。しかし、患者さんにおいてはがん細胞に対するキラーT細胞のはたらきはとても低いことがほとんどです。前述の制御性T細胞や抗炎症性マクロファージ以外にも第6章4で紹介したPD-1などのT細胞のはたらきを抑える受容体もはたらいているようです（図6-15参照）。特にPD-1に結合するPD-L1やPD-L2ががん細胞によってつくられると、**がん細胞の表面のPD-L1やPD-L2がT細胞の表面のPD-1に結合することでT細胞のはたらきを抑えるため、キラーT細胞であってもがん細胞を殺せなくなってしまうのです**。第6章でお話しした免疫チェックポイントというしくみです。そこで、PD-1やPD-1に結合するPD-L1やPD-L2に結合する抗体を使ってPD-1のはたらきを止めてしまおうというアイデアから免疫チェックポイント阻害剤と名付けられた薬が開発されました。これも生物製剤です。これは見事に効果を発揮してそれまで治療が難しかったがんが治る例がたくさん出てきました。PD-1と同じようにT細胞のブレーキ役のCTLA-4に結合する抗体にも同じような効果があることがわかり、この抗体もがん治療に使われるようになりました。ただし、これらの治療法も万能ではなく、効果のみられない患者さんもいます。なぜ、効く患者さんと効かない患者さんがいるのかはよくわかっていません。免疫チェックポイント阻害剤の開発に貢献のあった本庶佑とアリソンの二人に二〇一八年のノーベル生理学・医学賞が贈られたことは記憶に新しいことと思います。

CAR-T細胞療法

患者さんの体内のがん細胞を攻撃するキラーT細胞を取り出して増やすことができれば、それを患者さんの体内に戻すことで治療ができるというアイデアがあります。例えば、キラーT細胞が取り出せたらその細胞からiPS細胞をつくり、iPS細胞からもとのキラーT細胞をたくさんつくることを目指した研究も行われています。しかし、これも自分のMHCをみるというT細胞の性質のために、一人ひとりからiPS細胞をつくらなければならないのですから時間と手間がかかります。

そこで発想を変えて、**MHCと関係なく抗原をみるようなT細胞をつくってしまおうというのがCAR-T細胞療法です**。CARはChimeric Antigen Receptorの略で、キメラ抗原受容体という意味です。CAR-T細胞療法は簡単にいうと、T細胞に抗体を入れてしまおうという考えです。ただし、抗体をそのままT細胞の表面につくらせてもはたらかないので、

※…本来はつくられないものがつくられることがあります。例えば、胎仔期にしかつくられない糖鎖ががん細胞でつくられることがあります。

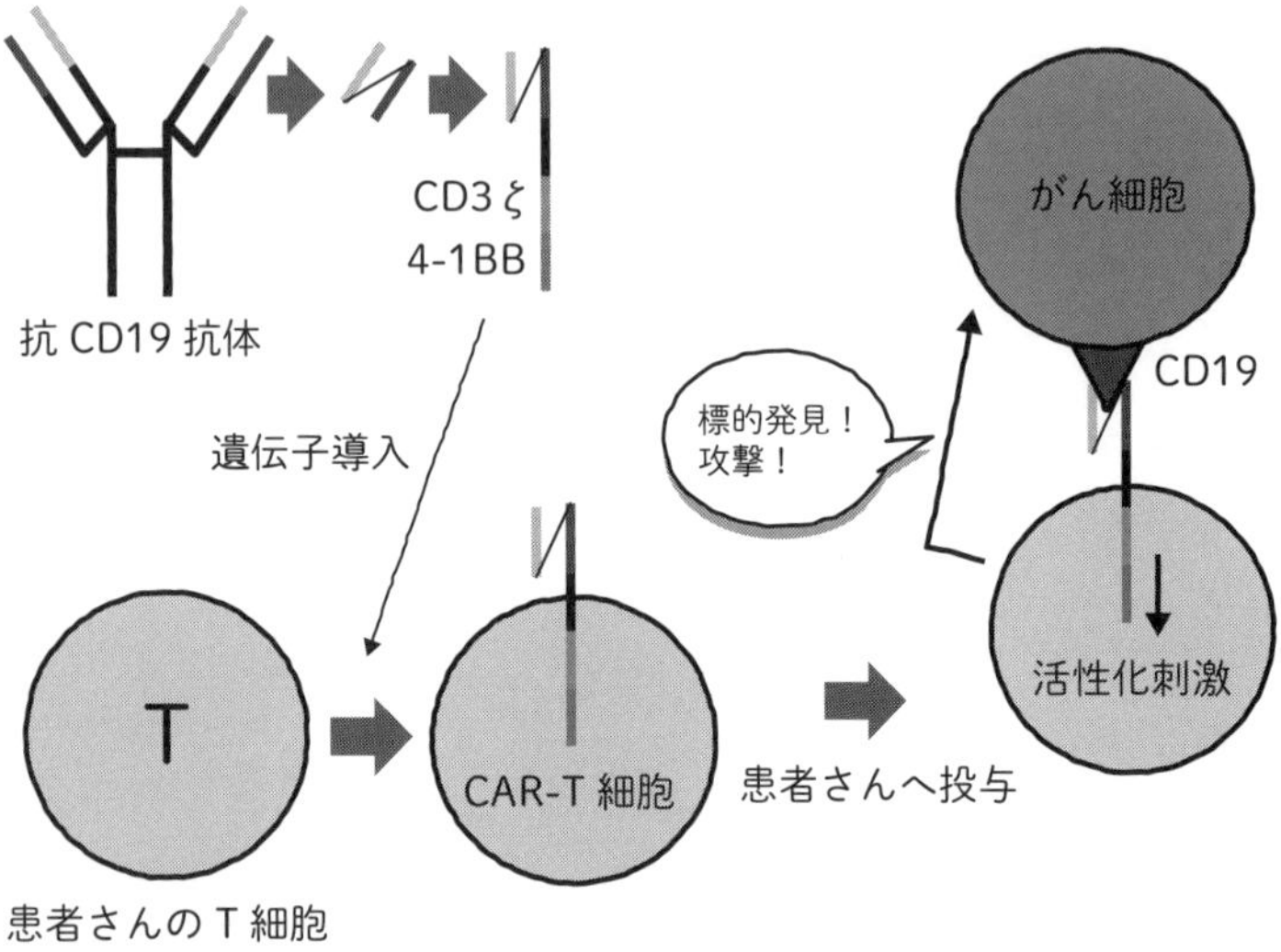

図7-10　CAR-T細胞療法

T細胞受容体から刺激を伝える信号やCD28から刺激を伝える信号に必要な部品を、抗体にくっつけます（**図7-10**）。まず行われたのはB細胞のがんの治療のためにB細胞がもっているCD19という細胞表面のタンパク質を目印にした治療法です。CD19に結合する抗体のH鎖とL鎖の可変領域を一本のタンパク質に繋ぎ、さらに細胞の内側の部分にT細胞受容体が刺激を伝えるCD3ζというタンパク質の一部分とCD28に似た第二の刺激を伝える4-1BBというタンパク質の一部分をつなげたタンパク質（いろいろと組合わせているのでキメラというわけです）をつくる遺伝子を合成しました。この遺伝子を患者さんのT細胞に入れて、CD4をもつT細胞とCD8をもつT細胞の両方にこのキメラタンパク質をつくらせます。キメラタンパク質をもつＴ細胞の表面に出てきた抗体ががん細胞の表面のＣＤ19に結合すると、Ｔ細胞が刺激されてヘルパーＴ細胞とキラーＴ細胞の両方ができてがん細胞を攻撃して殺します。**ＭＨＣとは関係なく使えるので、一度つくったキメラタンパク質の遺伝子が誰にでも使えるという利点があります**。この方法はすでに実用化され、難治性のびまん性大細胞型Ｂ細胞リンパ腫というがんに対して治療効果がみられています。

人工アジュバントベクター細胞

患者さんのがんでつくられている変異したタンパク質や、もっと広い意味でがん抗原がわかれば、そのタンパク質由来のペプチドで患者さんのＭＨＣに結合するものを合成することができます。それを投与すればキラーＴ細胞を誘導できて治療できるのではないかと考えて、いろいろな試みがなされました。しかし、ペプチドを用いたこれまでの結果は残念ながら期待されたほどではありません。これまでに、Ｔ細胞を活性化するために樹状細胞が重要だということや、キラーＴ細胞の誘導にはヘルパーＴ細胞、特にＴｈ１の協力が大事であることをお話ししてきました。つまり、樹状細胞をうまく使ってＴｈ１とキラーＴ細胞の両方を誘導することが必要なのです。キラーＴ細胞はＣＤ８をもつＴ細胞から生まれますからＭＨＣクラスⅠが大事です。しかし、ＭＨＣクラスⅠに結合するペプチドはＭＨＣクラスⅡには結合できないことがほとんどですから、Ｔｈ１は誘導できません。**変異したタンパク質の全体を使って、ＭＨＣクラスⅠに結合するペプチドとＭＨＣクラスⅡに結合するペプチドをつくる必要があります**。そこで、患者さんの血液から樹状細胞を取り出して変異したタンパク質を試験管の中で貪食させた後に、成熟刺激（ＴＬＲを刺激する物質）を与えてから患者さんのからだに戻してやれば、ヘルパーＴ細胞もキラーＴ細胞も誘導できるのではないかと考えられ、いろいろな試みがなされています。しかし、試験管の中で培養した樹状細胞がうまくがん組織の近くのリンパ節（所属リンパ節）に移動してくれないなど、さまざまな問題があり、改善が求められています。

さらに、その問題を解決しようとして理化学研究所の藤井眞一郎によって開発された人工アジュバントベクター細胞療法という新しい方法があります。これは**自然免疫と獲得免疫の両方を同時に刺激して効率よくがんを攻撃するキラーT細胞を誘導しようという試みです（図7-11）**。その考え方は、ＮＫＴ細胞を刺激してγ型インターフェロンをつくらせることでさらにＮＫ細胞を刺激し、同時に変異したタンパク質を貪食した樹状細胞を刺激して成熟を促し、効率よくキラーＴ細胞とＴｈ１を誘導しようというものです。実際にはヒトの腎臓からつくられた細胞にＣＤ１ｄのｍＲＮＡを入れて細胞の表面にＣＤ１ｄをつくらせます。その細胞にがん抗原（ただしタンパク質）の遺伝子のｍＲＮＡを入れてタンパク質をつくらせます。この細胞とαガラクトシルセラミドを混ぜてＣＤ１ｄにαガラクトシルセラミドを

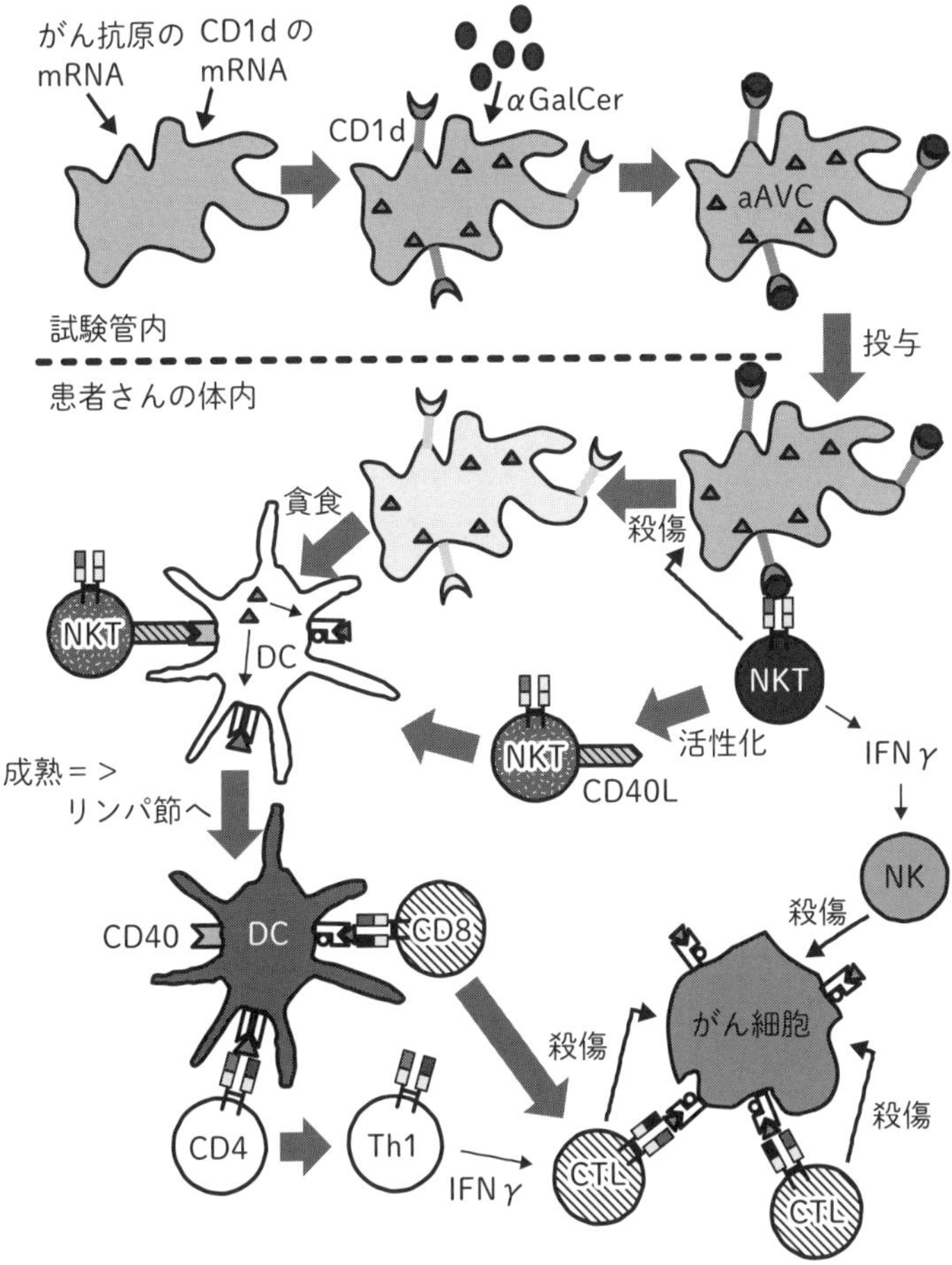

図7-11　人工アジュバントベクター細胞療法

人工アジュバントベクター細胞（aAVC）はCD1dとがん抗原のmRNAを入れた細胞にαガラクトシルセラミド（aGalCer）を振りかけた細胞。これを患者さんに投与。

結合させた人工アジュバントベクター細胞を患者さんに投与します。投与された人工アジュバントベクター細胞はNKT細胞を刺激してγ型インターフェロンをつくってNK細胞を活性化すると同時に、活性化されたNK細胞やNKT細胞は人工アジュバントベクター細胞を殺します。殺された細胞は樹状細胞に貪食され、がん抗原が分解されてできたペプチドがMHCクラスIとMHCクラスIIに結合します。刺激を受けたNKT細胞の表面にはCD40リガンドが出てきて樹状細胞の表面のCD40に結合することで樹状細胞を刺激して成熟させます。成熟した樹状細胞はリンパ節に移動してがんを攻撃できるキラーT細胞を誘導するというしくみです（**図7-11**）。**人工アジュバントベクター細胞療法はいわば細胞を使ったワクチン療法です**。マウスを使った実験では強力にがん細胞を殺すことができ、また一度人工アジュバントベクター細胞を投与したマウスは一年経っても同じがん細胞を強力に排除することができました。現在ヒトに投与する治験が行われており、いずれ病院で治療に使われるようになることが期待されています。人工アジュバントベクター細胞は入れる抗原のmRNAを変えればどんなワクチンにもなることから、今後の展開が期待されます。

このように、現在は新しい方法を用いてがんと戦う方法が開発されており、これらの方法の組合わせや既存の治療法との組合わせによってがんの治療が新しい段階に入るのではないかと期待しています。

6 微生物の逆襲
——エイズウイルスの驚きの戦略

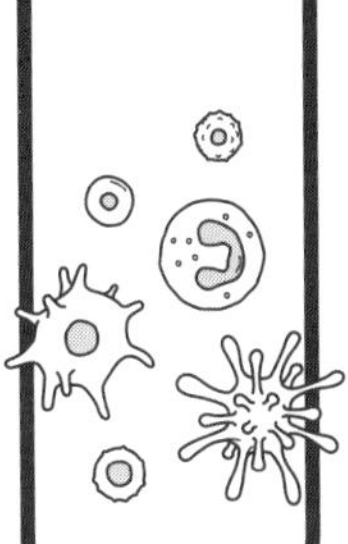

エイズ、正式には後天性免疫不全症候群とよばれる病気は、今では誰でも知っていますね。この病気は**HIV（Human Immunodeficiency Virus）というRNAを遺伝子としてもつウイルスによる感染症です**。体液や血液を介して感染することから、性行為によって感染します。この病気はアメリカで、一九八一年にはじめて報告されました。天然痘を撲滅した直後に新しい感染症が生まれたというわけです。日本では、一九八五年に調査がはじまって以来、一〇〇〇人を超える人が死亡しています。二〇二二年の時点で国内のＨＩＶの感染者は二万二〇〇〇人強です。

問　この病気がどうして怖いのでしょうか？

免疫系をねらったＨＩＶの巧妙さ

ＨＩＶは、白血球上の二つのタンパク質を受容体として感染します。一つはＣＤ４でもう一つはケモカインの受容体です（**図７-12Ａ**）。ケモカインの受容体のなかでもＣＣＲ５と名付けられた受容体を使うウイルスをＲ５ウイルス、ＣＸＣＲ４と名付けられた受容体を使うウイルスをＸ４ウイルスとよびます。ＣＤ４はＴ細胞以外にも樹状細胞やマクロファージの一部ももっているために、ＨＩＶはこれらの細胞にも感染します。ただし、ＣＤ４をもっているだけでは感染しません。白人のなかにはＨＩＶに曝露されても全く発症しない人がいます。この人たちを調べてみるとＣＣＲ５の遺伝子に変異があり、ＨＩＶはＣＤ４には結合するもののＣＣＲ５にくっつけないので感染できないことがわかりました。

ＨＩＶに感染すると、しばらくはかぜのような症状が出ますがやがて治まり、個人差はあるものの、それからは一〇年くらい何の症状も出ません。ＨＩＶの特徴は遺伝子であるＲＮＡから逆転写酵素という酵素でＤＮＡをつくり、そのＤＮＡがヒトの染色体のＤＮＡの中に入り込むことです。入り込んだ後はなりを潜めるため、ウイルスは見かけ上いなくなります。しかし、そのうちに再び活動しはじめてウイルスをつくり出します。感染した細胞の中でＨＩＶがウイルスを活発につくり出すと、その細胞は死んでしまいます（**図７-12Ｂ**）。そのために、患者さんの血液中からはヘルパーＴ細胞のもとになるＣＤ４をもつＴ細胞がどんどん

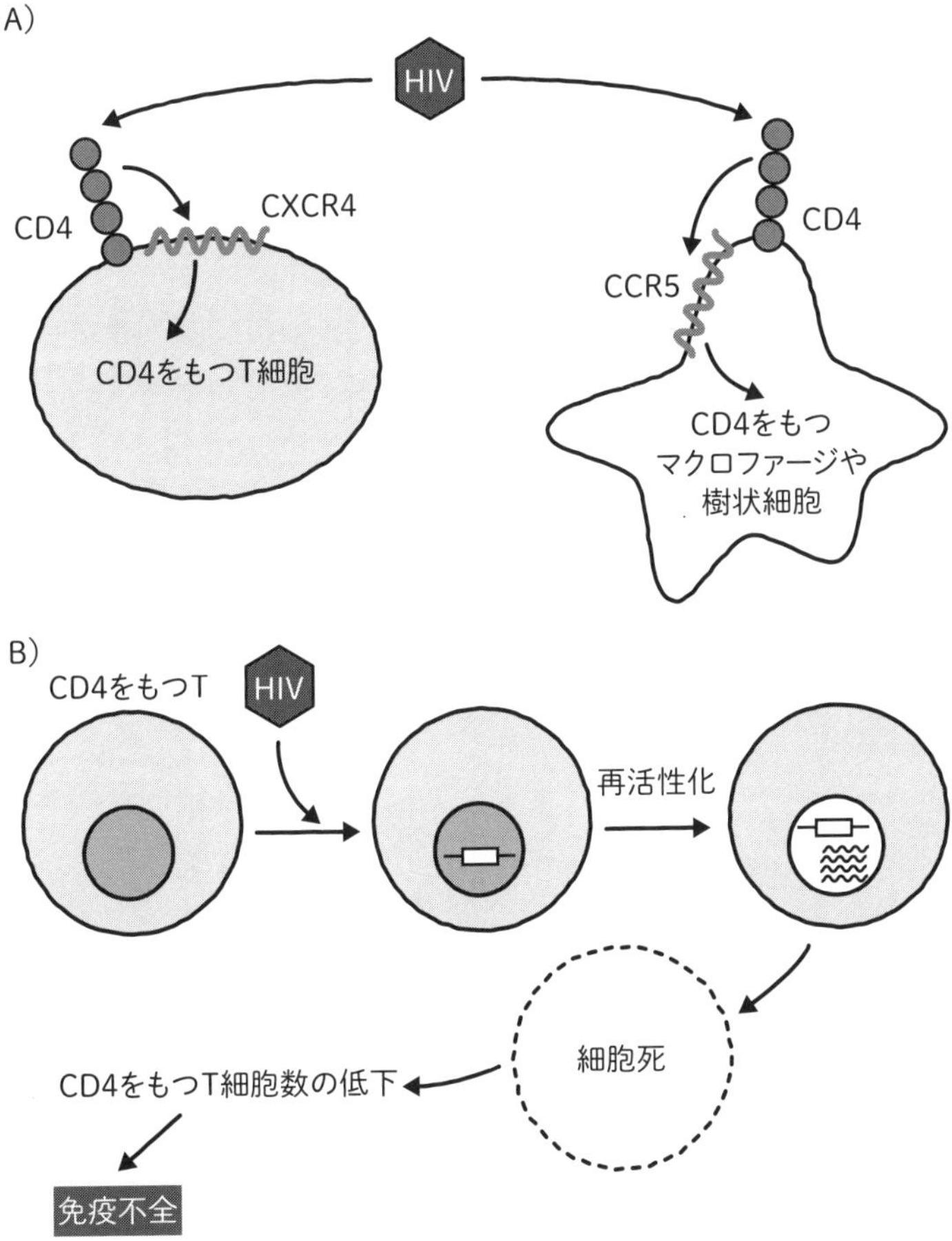

図7-12　エイズによってCD4をもつT細胞が減る

減っていきます。**ウイルスに感染した細胞を殺すキラーT細胞や抗体をつくるB細胞を助けるヘルパーT細胞のもとがどんどん減っていくために、患者さんは健常人にとっては何でもないカビや細菌感染、いわゆる日和見感染によって命を失っていきます。**これがエイズの最も怖い点です。患者さんが感染後に免疫不全症になることから、エイズは後天性免疫不全症候群と名付けられました。エイズはまさに免疫の盲点をついた感染症なのです。RNAを遺伝子としてもつウイルスであるHIVのもう一つの特徴として、DNAを遺伝子としてもつウイルスに比べて格段に変異を起こす速度が速いことがあげられます。新型コロナウイルスでもそうですが、ウイルスを構成するタンパク質の構造をどんどん変えるために、抗体をつくってもすぐに効かなくなってしまうのです。エイズに対してはいまだに有効なワクチンは開発されていません。

エイズ治療研究vs耐性ウイルスの出現

免疫を標的とするエイズとの戦いには治療薬の開発が有効でした。**私たちのからだがもっていない逆転写酵素のはたらきを止める薬の開発がまず進められました。**その結果、アメリカのNIHにいた満屋裕明によってAZTという薬が生まれました。これはデオキシチミジンというDNAの成分に似た物質です。この物質は私たちの細胞がもつDNAを複製する酵素にはほとんど影響がありませんが、ＨＩＶのもつ逆転写酵素のはたらきを止めることができます。その結果、この薬はウイルスが暴れだした患者さんに対して延命効果を示しました。その後もいくつかの類似した薬がつくられています。しかし、前にも述べたように**ＨＩＶは変異が起こる速度が速いので、耐性ウイルスが出てくることが問題でした**。使用しはじめてから早ければ数週間後に耐性ウイルスが現れて、薬が効かなくなる場合もあるのです。

次に薬の開発の標的になったのが、**ウイルスがタンパク質をつくった後にそれを切り分けて機能をもたせる、タンパク質分解酵素（プロテアーゼ）です**。この酵素のはたらきを止める薬がやはり開発されました。ちなみに、このときに開発された薬のなかには今回の新型コロナウイルスのタンパク質分解酵素にも効果があるものもあります。この薬も逆転写酵素に効く薬と同様に、はっきりとした延命効果を示しました。しかしこの場合にも、しばらくすると耐性ウイルスが現れました。そこで現在は、**はたらき方の違う逆転写酵素に効く薬を二種類と、タンパク質分解酵素に効く薬を合わせて三剤併用するという方法（ＨＡＡＲＴ療法という）がとられています**。これによって、患者さんの余命をはるかに延ばすことが可能になりました。しかしこの併用療法によっても、いずれの薬にも耐性のウイルスが現れます。現在では、さらに新しい薬の候補として、逆転写酵素によってつくられたＤＮＡを細胞の染色体に組込む、インテグラーゼという酵素のはたらきを止める薬も開発されています。エイズは特にアフリカで大きな問題になりました。感染した母親から生まれた子どもがＨＩＶに感染するという母子感染も大きな問題でした。現在ではすみやかなＨＡＡＲＴ療法などによって少しずつではありますが、アフリカにおけるエイズの脅威は下がってきています。複数の異なるしくみの薬が開発されれば、患者さんの余命はますます延長していくでしょう。ただし、院内感染で問題になっているＭＲＳＡ（メチシリン耐性黄色ブドウ球菌）やＶＲＥ（バンコマイシン耐性腸球菌）などの薬剤耐性菌のように、複数の薬に耐性を獲得したウイルスが出てくるかもしれません。ウイルスの変異との戦いは、薬の開発と使い方の工夫ということになると思われます。

微生物の感染戦略と宿主の免疫のせめぎ合い

ここではＨＩＶの巧妙さをとり上げましたが、**およそヒトに病気を起こす病原微生物には免疫から逃れるいろいろな戦略があります**。第1章でもお話ししたように、多くの細菌は貪食されても消化・殺菌されないためのさまざまな戦略をもっています。結核菌やらい菌はマクロファージに貪食されても取り込んだ菌を包む食胞とよばれる袋と細菌を消化する酵素などが入っているリソソームという袋が一緒になることを止めるしくみをもっていて消化されることを逃れています。また、リステリア菌やサルモネラ菌は食胞から細胞質へ逃れ、細胞質の中で増えます。一時期大騒ぎになったＯ-157などの腸管病原性大腸菌は貪食されること

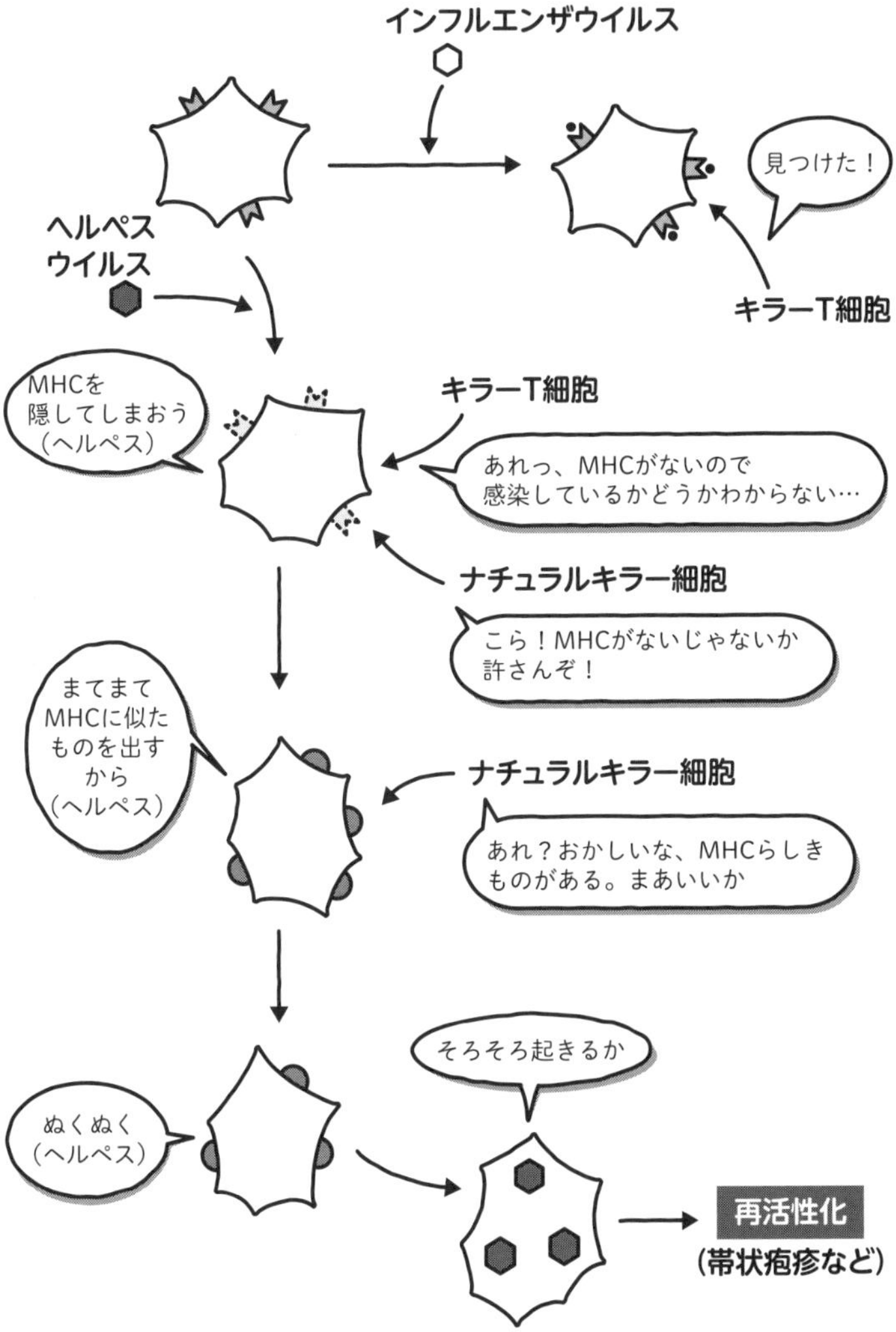

図7-13　ヘルペスウイルスの感染戦略

なく、食細胞の表面にくっついたまま増えます。腸管病原性大腸菌や赤痢菌などは菌体の表面に針をもち、この針から細菌がつくるさまざまなタンパク質を腸の上皮細胞などの相手の細胞に打ち込み、相手の細胞の性質を変えてしまうことも知られています。

ウイルスでもヘルペスウイルスの仲間は芸術的ともいえる戦略をもっています。ウイルスに感染した細胞はMHCクラスIにウイルスのタンパク質が分解されたペプチドを結合することでキラーT細胞に自分が感染していることを伝えます。しかし、ヘルペスウイルスは感染した細胞のMHCクラスIが細胞の表面に行けないようにすることでこれに対抗します。MHCクラスIをもたない細胞は今度はNK細胞の標的になるのですが、ヘルペスウイルスはMHCに似たタンパク質をつくることでこれに対抗します（**図7-13**）。水ぼうそうウイルスはヘルペスウイルスの一種ですが、このようにして免疫から逃れ、神経細胞に潜み続け、過労時に現れて帯状疱疹を起こします。

免疫を逃れる微生物の戦略をあげれば枚挙にいとまがありませんが、**抗生物質に頼るあまり多くの薬剤耐性菌を生み出してしまった以上、微生物の感染戦略を知ることは私たちが微生物に対抗するために重要であることは間違いありません**。今後も免疫の研究だけではなく、微生物の感染戦略を知る研究もたいへん重要です。

終章

残された疑問：まだまだわからないこと

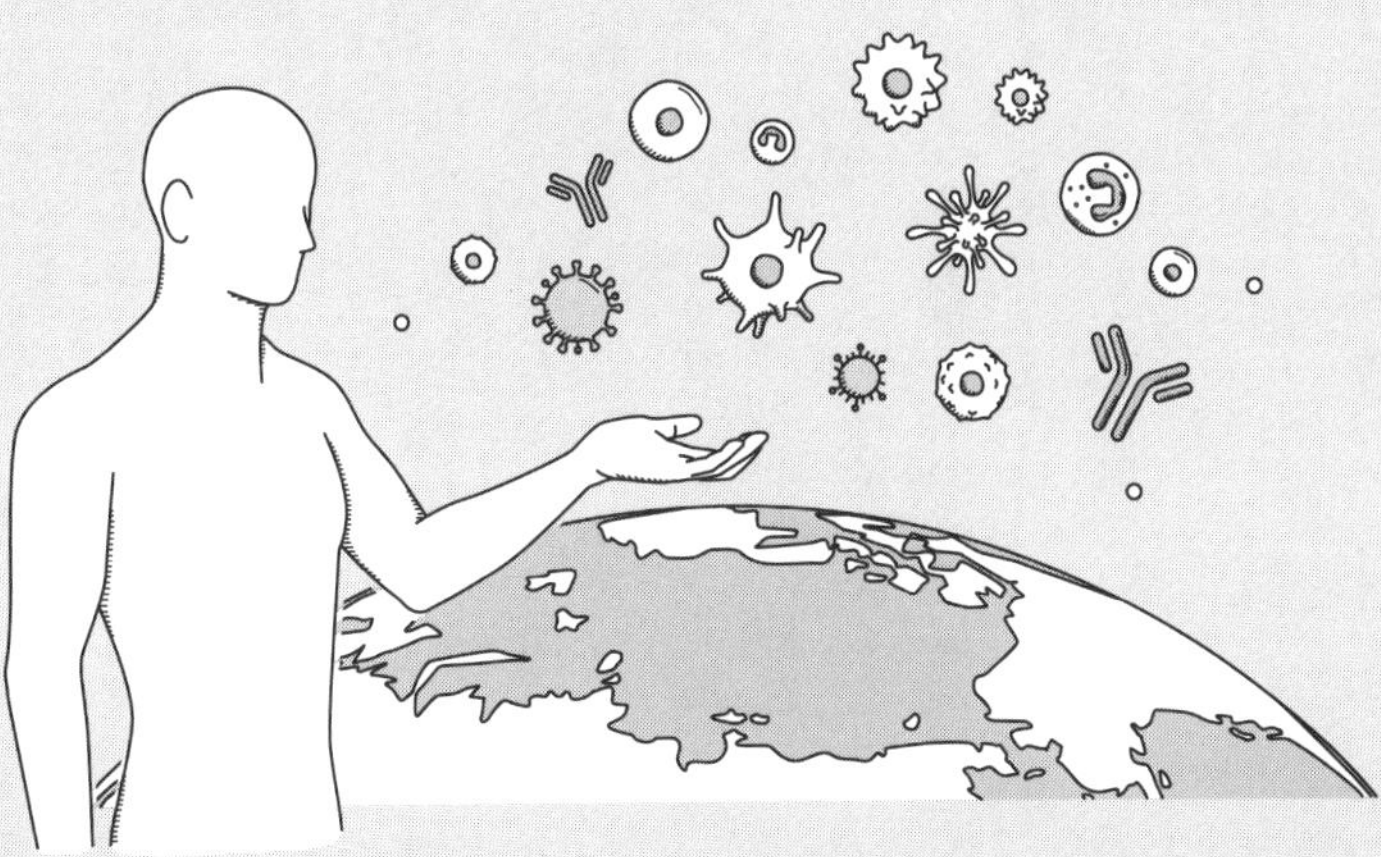

分子生物学や細胞生物学における技術の発展の恩恵に浴したことで、免疫のいろいろな謎が物質レベルで解き明かされてきました。もともとは伝染病や感染症を理解する学問として出発し、ワクチンや血清療法という画期的な予防・治療法を生み出した免疫学ですが、さらに広くからだの恒常性の調節のしくみを理解する学問として発展し、自分と他人の区別という哲学的な命題も提出しました。

先進国のように伝染病や感染症があまり問題にならなくなった社会では、今やアレルギーや自己免疫疾患によって多くの人が苦しんでいます。その一方で医療が行き届かない発展途上国では子どもを中心に今なお年間に一五〇〇万人もの人が感染症で命を失っています。そして、新型コロナウイルス感染症のパンデミックからは、先進国であっても私たちが決して伝染病や感染症を制圧できていないことを改めて確認しました。二度なしという免疫の特徴を活かして天然痘を撲滅した直後にエイズというウイルス感染症が現れ、その標的となったのが免疫そのものであったというのは、神のいたずらでしょうか? 薬剤耐性菌の蔓延は抗生物質の万能神話も崩壊させました。新型コロナウイルスによって世界中が大きな影響を受けている今、免疫学の原点であった感染症の問題にもう一度戻る必要があると感じています。

これまでくり返しお話ししてきたように、免疫の特徴は特異性と多様性にあります。その多様性が互いに干渉しあってからだの中でバランスを保っています。近年の研究からは、免疫は脳神経や内分泌とも密接な関係があることが明らかにされています。例えば、サイトカインの一つＩＬ-１βは中枢神経に作用して発熱を誘導します。傷が化膿して熱が出るのはこのためです。一方、ストレスを受けると脳下垂体視床下部の指令で副腎がつくるステロイドホルモンによって免疫が抑えられることは以前からよく知られています。自律神経と免疫の深い関係もいろいろと明らかになってきました。リンパ組織には交感神経が入り込んでいて、免疫細胞は神経細胞がつくるカテコールアミンの影響を受けていることもわかっています。そのため、好中球は昼間には組織に移動し、夜になると循環します。リンパ球はその逆です。ＢＣＧの接種は朝が一番効果的だという研究もあります。免疫は腸内細菌にはたらきかけますが、逆に腸内細菌がつくるいろいろな代謝物が免疫にはたらきかけたり脳神経にはたらきかけたりすることもわかってきました。今後は、免疫・脳神経・内分泌を合わせて理解することで、私たちのからだのはたらきやしくみの理解、病気の治療に活かせないかという研究がさかんになると思います。

免疫の謎でまだこれから解かれなければならないこともたくさん残されています。例えば、無視すればよいものにどうして戦いを挑んでアレルギーが起こるのか、はしかや水ぼうそうには一生続く免疫記憶ができるのに、なぜすべての微生物にそうはならないのか、そもそも免疫記憶の長さはどのようにして決まるのか、わからないことはたくさんあります。免疫記憶を人為的に制御できれば、記憶を長くしてワクチンの効果を増強することができるでしょうし、逆に記憶を消せればアレルギーや自己免疫疾患を治せるようになるでしょう。このような問題がこれからの研究で解決されていくことを祈っています。

あとがき

ひつじ科学ブックス『免疫学はおもしろい』（羊土社、一九九七年）や『免疫学はやっぱりおもしろい』（羊土社、二〇〇八年）で目指したのは〝口語体の免疫学〟でした。今では多くの免疫現象が分子細胞生物学の言葉で語られるようになり、免疫学は昔に比べて理解しやすくなったと感じています。このようななか、新型コロナウイルス感染症のパンデミックが起こり、改めて伝染病・感染症やそれと戦う免疫に対する関心が大きくなっています。ワクチンの原理を築いた免疫学はこれからも基礎生物学として重要であると同時に、実学としても重要であり続けると思います。皆さんに免疫のしくみを理解していただき、興味をもっていただくことが本書の大きな目的でしたが、成功したかどうかはわかりません。多くの若い人がまだ解かれていない免疫の問題に興味をもってチャレンジしてくれることを心から祈って筆を置きます。

二〇二一年八月

小安重夫

参考図書

（1）河本宏「マンガでわかる免疫学」オーム社、二〇一四
（2）宮坂昌之（監修）、小安重夫・椛島健治（編）「標準免疫学 第4版」医学書院、二〇二一
（3）Delves PJ. et al：“Roitt’s Essential Immunology, 13th ed.” WILEY Blackwell, 2017
（4）Murphy K, et al：“Janeway’s Immunobiology, 10th ed.” Garland Science, 2016（邦訳「免疫生物学 原著第9版」笹月健彦・吉開泰信監訳、南江堂）

免疫のしくみを明らかにしたさまざまな発見の年表

年	人名	できごと	
～1900年代			
一七九八	ジェンナー（Edward Jenner）	「牛痘の原因と効果の調査」（＊）という報告のなかで種痘を記載 ＊ "An Inquiry into the causes and effects of the Variolae Vaccinae, a disease discovered in some of the western counties of England, particularly Gloucestershire and known by the name of Cow Pox"	29
一八四八	ベンスジョーンズ（Henry Bence Jones）	多発性骨髄腫患者の尿に特徴的なタンパク質（ベンスジョーンズタンパク質）を報告	81
一八七四	ビルロート（Theodor Billroth）	細菌感染による発熱を記載 "Investigations of the Vegetal Forms of *Coccobacteria septica*"	47
一八七六	コッホ（Robert Koch）	炭疽菌の発見	35
一八八〇	パスツール（Louis Pasteur）	ニワトリコレラワクチンの開発：ワクチンの原理の発見	35
一八八一	パスツール	炭疽菌ワクチンの野外実験	37
一八八二	コッホ	結核菌の発見	34
一八八三	メチニコフ（Ilya Mechnikov）	食細胞（マクロファージの命名）	44
一八八五	パスツール	狂犬病ワクチンの開発	37
一八八八	メチニコフ	パスツール研究所へ入所	42
一八八八	ナトール（George Nuttall）	血清による溶菌現象の発見	44
一八八九	北里柴三郎（Shibasaburo Kitasato）	破傷風菌の純粋培養	38
一八九〇	北里	抗毒素（抗体）の発見	40
一八九一	バフナー（Hans Buchner）	溶菌現象における血清中の易熱性成分（アレキシン：alexin）の発見	44
一八九二	北里 ベーリング（Emil von Behring）	血清療法の開発	40
一八九二	ファイファー（Richard Pfeiffer）	エンドトキシンの命名	47
一八九四	ファイファー	免疫した動物の体内における溶菌現象（ファイファー現象）の発見	44

一八九五	ボルデ（Jules Bordet）	抗体と血清による赤血球の溶血現象の発見	234
一八九七	エールリッヒ（Paul Ehrlich）	側鎖説の発表	64
一八九九	エールリッヒ	アレキシンを補体（Complement）と命名	44
1900			
一九〇一	ボルデ	補体の結合反応の発見	44
一九〇一	メチニコフ	オプソニン化の概念を提唱	45
一九〇一	ラントシュタイナー（Karl Landsteiner）	ABO血液型の発見	97
一九〇一	ベーリング	血清療法でノーベル生理学・医学賞	40
一九〇二	リシェ（Charles Richet） ポアティエ（Paul Portier）	アナフィラキシー（Ⅰ型アレルギー）の報告	225
一九〇三	アルツス（Nicolas Arthus）	局所アナフィラキシー（アルツス反応：Ⅲ型アレルギー）の報告	231
一九〇五	コッホ	結核に関する研究でノーベル生理学・医学賞	34
一九〇六	フォン・ピルケ（Clemens von Pirquet）	血清病の報告（Ⅲ型アレルギー）の報告とアレルギーの命名	54
一九〇六	カレル（Alexis Carrel）	血管吻合法の開発と腎臓の移植による拒絶反応の観察	90
一九〇七	ラントシュタイナー	寒冷凝集素（自己抗体）の発見：（Ⅱ型アレルギー）の報告	234
一九〇八	エールリッヒ メチニコフ	免疫の研究でノーベル生理学・医学賞	42 64
一九一二	カレル	血管吻合法の開発と臓器移植法の開発でノーベル生理学・医学賞	90
一九一三	リシェ	アナフィラキシーショックの研究でノーベル生理学・医学賞	225
一九一九	ボルデ	補体の研究でノーベル生理学・医学賞	44
1920			
一九二一	プラウスニッツ（Carl Prausnitz） キュストナー（Heinz Küstner）	皮内反応（プラウスニッツ・キュストナー反応）の記載と「レアギン」の命名	225
一九二五	ジンサー（Hans Zinsser） ミュラー（Howard Mueller）	遅延型過敏症（Ⅳ型アレルギー）の概念を提唱	231
一九二七	バウアー（Karl Bauer）	一卵性双生児において移植した皮膚が生着することを報告	72
一九二九	フレミング（Alexander Fleming）	ペニシリンを発見	41

一九三〇	ラントシュタイナー	赤血球の血液型の発見でノーベル生理学・医学賞	97
一九三九	ティゼリウス（Wilhelm Tiselius） カバト（Elvin Kabat）	γグロブリンが抗体であることの発見	77
1940			
一九四二	ラントシュタイナー チェイス（Merrill Chase）	遅延型過敏症が細胞性免疫によることの証明	231
一九四二	メダワー（Peter Medawar）	同一ドナーからの二度目の移植で皮膚が早く拒絶されることを観察	97
一九四五	オーウェン（Ray Owen）	牛の二卵性双生仔における寛容の成立を報告	97
一九四五	天野重安（Shigeyasu Amano）	形質細胞が抗体を分泌することを報告	60
一九四五	フレミング チェイン（Ernst Chain） フローリー（Howard Florey）	ペニシリンの発見と実用化でノーベル生理学・医学賞	41
一九四八	スネル（George Snell）	マウスでＭＨＣクラスＩを発見	94
1950			
一九五二	ブルトン（Ogden Bruton）	無γグロブリン血症の発見	55
一九五二	ヴェストファール（Otto Westphal）	エンドトキシンの本体がリポ多糖のリピドAであることを発見	47
一九五三	メダワー	マウスにおける新生仔寛容（後天的寛容）の発見	99
一九五四	ピルマー（Louis Pillemer）	補体の活性化の副次経路の発見	111
一九五四	マレイ（Joseph Murray）	一卵性双生児間の腎臓の移植に成功	90
一九五四	長野泰一（Yasuichi Nagano） 小島保彦（Yasuhiko Kojima）	ウイルス抑制因子の発見	49
一九五六	トーマス（Donnall Thomas）	一卵性双生児間の骨髄移植に成功	132
一九五六	グリック（Bruce Glick）	ファブリキウス嚢が抗体産生に重要であることを発見	56
一九五七	バーネット（Macfarlane Burnet）	クローン選択説の発表	66
一九五七	アイザック（Alick Isaacs） リンデマン（Jean Lindenmann）	長野とは独立にウイルス抑制因子を発見しインターフェロンと命名	51
一九五八	クームス（Robin Coombs） ゲル（Philip Gell）	アレルギーの四分類を提唱	222
一九五八	ポーター（Rodney Porter）	パパイン分解によるＦａｂとＦｃの分離	77

一九五八	ドーセ (Jean Dausset)	被輸血者に抗白血球抗体を発見	95
一九五八	ノッサル (Gustav Nossal) レーダーバーグ (Joshua Lederberg)	一細胞一抗体の原理の提唱	64
一九五九	エーデルマン (Gerald Edelman)	還元アルキル化によるＨ鎖とＬ鎖の分離	78
1960			
一九六〇	バーネット メダワー	免疫寛容の研究でノーベル生理学・医学賞	100
一九六一	ミラー (Jacques Miller) グッド (Robert Good)	胸腺が拒絶反応に重要であることを発見	56
一九六二	エーデルマン ポーター	抗体の四本鎖モデルの確立	81
一九六三	ヤーネ (Niels Jerne)	一細胞一抗体の原理の証明	64
一九六三	ベナセラフ (Baruj Benacerraf)	モルモットでＩｒ遺伝子（免疫調節遺伝子：ＭＨＣクラスII）を発見	94
一九六五	ドーセ	ＨＯ系白血球型＝ＨＬＡを報告	95
一九六六	石坂公成 (Kimishige Ishizaka) 石坂照子 (Teruko Ishizaka)	ＩｇＥを発見	223
一九六八	ディジョージ (Angelo DiGeorge)	先天性の胸腺低形成を報告	56
一九六八	トーマス	白血病患者への骨髄移植に成功	132
一九六九	エーデルマン ポーター	抗体の四本鎖構造とアミノ酸配列の決定	81
1970			
一九七二	エーデルマン ポーター	抗体の構造決定でノーベル生理学・医学賞	81
一九七二	サンド社 (Sandoz) （現ノバルティス：Novartis）	シクロスポリンの発見（論文報告は一九七七年）	248
一九七三	スタインマン (Ralph Steinman)	樹状細胞を報告	173
一九七四	ツィンカーナーゲル (Rolf Zinkernagel) ドハティ (Peter Doherty)	抗原をＭＨＣとともにみるしくみ（ＭＨＣ拘束性）の発見（＊）	142

＊本文中ではインフルエンザウイルスをたとえに使いましたが、実際には彼らはリンパ球性脈絡髄膜炎ウイルス（ＬＣＭＶ）というウイルスを使いました。

一九七五	ミルシュタイン（César Milstein） ケーラー（George Köhler）	単クローン抗体の作成法を発表	204
一九七五	仙道富士郎（Fujiro Sendo） キースリング（Rolf Kiessling） ハーバーマン（Ronald Herberman）	ナチュラルキラー（NK）細胞を発見	132
一九七六	利根川進（Susumu Tonegawa） 穂積信道（Nobumichi Hozumi）	抗体遺伝子の再構成を報告	82
一九七八	スタインマン	樹状細胞が強力なT細胞活性化能をもつことを報告	173
1980			
一九八〇	ベナセラフ ドーセ スネル	MHCの発見でノーベル生理学・医学賞	90
一九八〇	谷口維紹（Tadatsugu Taniguchi）	インターフェロンのクローニングに成功	51
一九八一	バレシヌシ（Françoise Barré-Sinoussi） モンタニエ（Luc Montagnier）	HIVを発見	263
一九八二	川上正也（Masaya Kawakami）	補体のレクチン経路を発見	110
一九八二	ノッサル	B細胞でアナジーを報告	156
一九八二	坂口志文（Shimon Sakaguchi） 西塚泰章（Yasuaki Nishizuka）	制御性T細胞の発見	158
一九八四	ミルシュタイン ケーラー	単クローン抗体の発明でノーベル生理学・医学賞	204
一九八四	ヤーネ	免疫制御の理論でノーベル生理学・医学賞	86
一九八四	デイビス（Mark Davis） マック（Tak Mak）	T細胞受容体の遺伝子を発見	90
一九八四	ビョークマン（Pamela Bjorkman） ワイリー（Don Wiley）	MHCクラスIの立体構造を解明	127
一九八四	藤沢薬品工業（現アステラス）	タクロリムス（FK506）を発見（論文報告は一九八七年）	248
一九八六	モスマン（Tim Mosmann） コフマン（Robert Coffman）	ヘルパーT細胞にTh1とTh2の二種類があることを発見	206

一九八七	ジェンキンス（Marc Jenkins） シュワルツ（Ronald Schwartz）	T細胞でアナジーを報告	156
一九八七	ゴルシュタイン（Pierre Golstein）	ヒトのキラーT細胞が表面にもつタンパク質としてCTLA-4をクローニング	201
一九八七	利根川	抗体の多様性が産み出す遺伝子再構成の発見でノーベル生理学・医学賞	86
一九八八	満屋裕明（Hiroaki Mitsuya） ブローダー（Samuel Broder）	ＡＺＴがＨＩＶに効果のあることを報告	266
1990			
一九九〇	マレイ トーマス	腎臓の移植と骨髄移植の手法の開発でノーベル生理学・医学賞	132 90
一九九二	本庶佑（Tasuku Honjo） 石田靖正（Yasumasa Ishida）	細胞死に関連する遺伝子としてＰＤ-1をクローニング	201
一九九五	坂口	制御性Ｔ細胞がＣＤ４とＣＤ25の両方をもつＴ細胞であることを報告	158
一九九六	ホフマン（Jules Hoffmann）	ショウジョウバエのToll遺伝子がカビに対する免疫に関わることを発見	48
一九九六	ツィンカーナーゲル ドハティ	抗原をＭＨＣとともにみるしくみ（ＭＨＣ拘束性）の発見でノーベル生理学・医学賞	119
一九九七	メビウス（Reina Mebius）	リンパ組織誘導（ＬＴｉ）細胞を発見	211
一九九八	ボイトラー（Bruce Beutler）	ＴＬＲ４がリポ多糖（エンドトキシン）の受容体であることを発見	48
2000			
二〇〇八	バレシヌシ モンタニエ	ＨＩＶの発見でノーベル生理学・医学賞	263
二〇一一	ホフマン ボイトラー	自然免疫の研究でノーベル生理学・医学賞	164
二〇一一	スタインマン	樹状細胞の発見でノーベル生理学・医学賞	173
二〇一八	本庶 アリソン（James Allison）	免疫チェックポイント療法の発見でノーベル生理学・医学賞	256

※近年の発見の多くは省略し、二〇〇〇年以降はノーベル賞だけにしてあります。

な

は

さ

た

か

和文

あ

さくいん

数字

欧文

小安重夫（こやす しげお）
1978年東京大学理学部生物化学科卒、同大学院（岡田吉美教授）。1981年（財）東京都臨床医学研究所（細胞生物学研究部：矢原一郎部長）研究員。1988〜1995年ハーバードメディカルスクール、ダナ・ファーバー癌研究所（Laboratory of Immunobiology：Ellis L Reinherz教授）においてポストドクトラルフェロー、助手、助教授、准教授。1995〜2013年慶應義塾大学医学部教授（微生物学・免疫学教室）。2013年から（独）理化学研究所統合生命医科学研究センター［現（国研）理化学研究所生命医科学研究センター］へ異動。2015年に統合生命医科学研究センター長から（国研）理化学研究所の研究担当理事となり、その後は総括担当理事。2023年から国立研究開発法人量子科学技術研究開発機構の理事長を務めている。ダイナミックな免疫系の機能を解析できるという点で感染免疫に惹かれ、宿主と寄生体の両方において遺伝学と分子細胞生物学の手法を駆使して宿主と寄生体の相互作用を理解すべく研究を続けている。その過程で寄生虫の自然免疫ではたらく2型自然リンパ球の発見という幸運に巡り会った。現在は生命医科学研究センターの免疫細胞研究チームで生体の恒常性維持における2型自然リンパ球の機能に興味をもって研究を続けている。

小説《しょうせつ》みたいに楽《たの》しく読《よ》める免疫学講義《めんえきがくこうぎ》

2022年10月10日　第1刷発行
2023年 6月20日　第2刷発行

著　者　小安重夫《こやすしげお》
発行人　一戸敦子
発行所　株式会社　羊　土　社
〒101-0052
東京都千代田区神田小川町2-5-1
TEL　03（5282）1211
FAX　03（5282）1212
E-mail　eigyo@yodosha.co.jp
URL　www.yodosha.co.jp/
装　幀　羊土社編集部デザイン室
印刷所　日経印刷株式会社

ISBN978-4-7581-2123-1